国家科学技术学术著作出版基金资助出版

前列腺靶向穿刺与局灶治疗（附视频）

Prostate Targeted Biopsy and Focal Therapy

主　编　郭宏骞

副主编　李　磊　吴　松　张　青

编　者（按姓氏笔画排序）

丁秋播	王　迅	王国利	王信武	王啸峰
付　尧	吕晓宇	朱　岩	庄君龙	李　磊
李丹燕	时静妍	吴　松	邱雪峰	汪　维
张　帆	张　青	张胜捷	张梦洁	陈梦霞
林凌益	郜　澍	徐林锋	高　杰	郭宏骞
黄海锋	梁　静	蒋　振	貊程浩	

科学出版社

北　京

内 容 简 介

本书主要内容包括：磁共振/超声影像融合引导靶向穿刺活检术的基本原理与操作方法；局灶治疗的患者筛选标准、病灶精确定位技术、局灶消融策略的制定，以及治疗效果评估体系；当前广泛采用的前列腺癌局灶治疗方法，如高强度聚焦超声（HIFU）、冷冻治疗、激光消融、光动力治疗、不可逆电穿孔、射频消融及近距离放射治疗等；同时对各治疗方法的肿瘤学预后、术后并发症发生率、再治疗需求等关键指标进行了综合评估。此外，本书还介绍了前列腺癌局灶治疗方面的经典案例，旨在为读者提供丰富的实践参考与讨论素材。

本书理论丰富，且与临床实践紧密结合，辅以大量典型案例与精美配图，适合各级泌尿外科医师阅读、参考。

图书在版编目（CIP）数据

前列腺靶向穿刺与局灶治疗 / 郭宏骞主编. -- 北京：科学出版社，2024. 12.
ISBN 978-7-03-080131-9

Ⅰ. R737.25

中国国家版本馆CIP数据核字第2024S12S44号

责任编辑：王灵芳 / 责任校对：张 娟
责任印制：师艳茹 / 封面设计：涿州锦辉

科 学 出 版 社 出版

北京东黄城根北街 16 号
邮政编码：100717
http://www.sciencep.com

三河市春园印刷有限公司印刷
科学出版社发行 各地新华书店经销

*

2024 年 12 月第 一 版 开本：787×1092 1/16
2024 年 12 月第一次印刷 印张：10
字数：238 000

定价：98.00 元
（如有印装质量问题，我社负责调换）

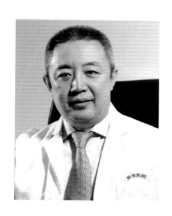

郭宏骞 主任医师、教授、博士研究生导师。南京鼓楼医院（南京大学医学院附属鼓楼医院）泌尿外科行政主任，南京大学泌尿外科学研究所所长，享受国务院政府特殊津贴专家。擅长复杂泌尿生殖系统肿瘤的诊治、肾移植、微创泌尿外科，尤其是泌尿系统肿瘤的精准微创手术治疗。自 2014 年引入第一台达·芬奇手术机器人以来，带领团队完成机器人手术总量超过 10 000 例，年机器人手术量稳居全国第一，个人机器人手术量连续 5 年全球第一。自 2014 年在国内率先开展磁共振、超声影像融合引导的前列腺癌靶向穿刺活检术，目前已完成 1.5 万余例，发表了国内第一篇前列腺癌靶向穿刺临床研究的 SCI 文章。在国内率先开展前列腺癌精准局灶治疗工作，在控制肿瘤的同时，最大限度保留前列腺组织及相关功能。在国内率先开展泌尿肿瘤单病种全程管理工作，创立了前列腺癌、肾脏肿瘤、肾上腺与腹膜后肿瘤以及尿路上皮肿瘤诊疗中心，设立了临床药物与器械试验中心、泌尿肿瘤超声介入诊疗中心、前列腺癌筛查办公室、泌尿肿瘤随访办公室等单元。在国内率先开展前列腺癌公益筛查项目，在南京地区共筛查 40 余万例，帮助中老年男性早期诊断前列腺癌，提高生存率和生活质量。研究成果在 *Molecular Cell*、*Nature Communications*、*Cancer Research*、*Journal of Urology*、*Journal of Nuclear Medicine* 等国际知名期刊发表。主持国家自然科学基金项目 5 项，包含中德国际合作交流项目 1 项，面上项目 4 项。获得华夏医学科技奖、江苏医学科技奖等省市级医学奖项 10 余项。担任中国抗癌协会前列腺癌整合防筛专业委员会主任委员、江苏省泌尿外科医疗质量控制中心主任、江苏省医师协会医学机器人专业委员会主任委员、江苏省预防医学会泌尿外科疾病预防与控制专委会主任委员、中国医师协会机器人外科医师分会委员、中国医师协会泌尿外科医师分会委员等学术职务。

前列腺癌是美国男性发病率排名第一的恶性肿瘤，也是美国男性癌症死亡的第二大原因，仅次于肺癌。美国癌症统计数据显示，前列腺癌约占男性新诊断恶性肿瘤的 1/4，其中 2024 年预估新诊断前列腺癌 299 010 例和死亡 35 250 例，约 14% 的男性将罹患前列腺癌。局限性前列腺癌患者的 5 年生存率接近 100%，但转移性前列腺癌的 5 年生存率仅为 28%。中国抗癌协会数据显示，2020 年我国前列腺癌发病率为 15.6/10 万，位列男性恶性肿瘤发病率的第六位，但上升率位列第一位。早期前列腺癌无症状，主要依靠血清前列腺特异性抗原（PSA）检测、多参数磁共振检查（mpMRI）和前列腺穿刺活检进行诊断。mpMRI 是当前诊断前列腺癌最佳的影像学检查，可以准确定位临床有意义前列腺癌病灶、评估前列腺癌肿瘤分期。经直肠超声引导的 12 针系统穿刺活检术是当前常用的前列腺癌穿刺活检技术，而通过将超声图像与多参数磁共振图像融合、引导进行的靶向穿刺，可提高穿刺的精准度，显著提高前列腺癌的检出率。

目前，早期局限性前列腺癌主要以根治性前列腺切除术或根治性放射治疗为主，但无法完全避免根治术导致的尿失禁、勃起功能障碍和放射治疗后的出血、放射性膀胱炎等并发症，这些并发症严重影响患者的生活质量。另外，一些基础状况较差的患者因不能耐受全身麻醉而无法接受根治性的手术治疗。因此，针对符合指征的早期、局限性前列腺癌的患者，采用仅需局部麻醉或静脉麻醉的前列腺癌局灶治疗可能拥有更大的优势。前列腺癌局灶治疗需要如 mpMRI 等影像技术对病灶准确定位，但局灶治疗技术的应用时间不长，尚缺乏长期的随访数据，需要更多的研究和探索。

本书通过对国内外相关文献进行总结，结合笔者所在单位前列腺癌的综合诊治经验，重点对磁共振成像、磁共振 / 超声影像融合引导的靶向穿刺活检术的原理和基本方法进行了详细阐述。同时，本书总结了局灶治疗的患者入选标准、病灶的定位方法、局灶消融策略、疗效评估等，对目前应用较多的几种前列腺癌局灶治疗方法进行了描述，包括高强度聚焦超声（HIFU）、冷冻治疗、激光消融、光动力治疗、不可逆电穿孔、射频消融和近距离放射治疗等。此外，通过对近年来的临床研究进行回顾，总结了各方法的肿瘤学预后、术后并发症发生率、再治疗率等情况。最后，本书还列举了前列腺癌局灶治疗的经典案例供大家参考讨论。本书的具体内容有：

第 1 章对前列腺癌的流行病学特征、临床特点、诊断和治疗方法进行了介绍。早期前列腺癌无症状，血清前列腺特异性抗原（PSA）是诊断前列腺癌的特异性肿瘤标志物，但假阳性比例高。当患者 PSA 升高或怀疑前列腺癌时应行前列腺穿刺活检，通过病理明确诊断。第 2 章主要概述了正常前列腺和前列腺癌的解剖学、组织学特征和病理。前列腺癌常表现为多灶性疾病，目前认为前列腺癌中存在主要病灶，主要病灶是代表肿瘤侵袭性生物学行为的病灶，是治疗干预的理想靶点。前列腺癌有多种病理类型，部分类型与不良预后密切相关。第 3 章介绍了前列腺癌筛查，其有助于发现早期前列腺癌，提高治疗疗效。南京鼓楼医院泌尿外科自 2014 年起在南京地区开展前列腺癌公益筛查，开创"PSA-mpMRI-靶向穿刺"的新型筛查模式，是国内筛查量最大的中心，本章主要介绍该部分工作。第 4 章主要对前列腺磁共振成像的相关技术问题进行了综述，重点讨论了硬件问题、解剖成像和功能成像序列。第 5 章介绍了前列腺影像报告和数据系统（PI-RADS），该系统规范了 mpMRI 应用、解读与报告，促进了前列腺 mpMRI 检查的标准化。第 6 章讨论了 MRI 在前列腺癌靶向穿刺中的作用，包括早期筛查、分期、定位和穿刺引导等。重点介绍 MRI 在靶向穿刺活检中的应用，分享南京鼓楼医院泌尿外科磁共振 / 超声影像融合引导下经会阴靶向穿刺活检术的经验及最新研究进展。第 7 章重点介绍 mpMRI 及 PSMA PET/CT 等影像学检查在前列腺癌分期中的作用。第 8 章重点关注前列腺癌局灶治疗的技术要点，包括患者的选择和肿瘤定位，对现有的局灶治疗方法，包括冷冻疗法、高强度聚焦超声、激光消融、光动力治疗和不可逆电穿孔等进行归纳总结。详述了各方法的肿瘤学预后和并发症的发生率。第 9 章介绍了前列腺癌局灶治疗术后的随访方案，包括对肿瘤控制、并发症、尿控和性功能等方面的监测，以及局灶治疗术后复发的定义和处理。第 10 章中罗列了一些前列腺癌局灶治疗的案例，并附详细的病情介绍、影像学检查和病理学图像。

本书为国内第一本研究前列腺癌靶向穿刺与局灶治疗的书籍，其特点主要体现在既对理论知识进行了详细论述，又附加了许多典型案例，内容翔实，配图丰富，具有重要的临床指导意义，相信会对国内泌尿外科同行开展前列腺癌靶向穿刺与局灶治疗提供一些参考和帮助，推动靶向穿刺和局灶治疗在国内的应用，提高早期前列腺癌患者的检出率、生存率及生活质量，减轻患者经济和心理负担。

编写中，我们力求精益求精，但由于时间及精力有限，错漏之处恳请各位读者及同道给予批评指正。

编 者

2024 年 8 月

目　录

一、发病率、人口统计学和生存率

前列腺癌（prostate cancer，PCa）是美国男性发病率排名第一的恶性肿瘤，也是美国男性癌症死亡的第二大原因，仅次于肺癌[1, 2]。癌症统计数据显示，前列腺癌约占男性新诊断恶性肿瘤的 1/4，其中 2024 年预估新诊断前列腺癌 299 010 例和死亡 35 250 例[2]。约14%的男性将罹患前列腺癌，确诊的中位年龄为 66 岁，约每 38 名男性中就有一人死于前列腺癌[1]。局限性前列腺癌患者的 5 年生存率接近 100%，但转移性前列腺癌患者的 5 年生存率仅为 28%[1]。根据中国抗癌协会发布的数据，2020 年我国前列腺癌发病率为 15.6/10 万，位列男性恶性肿瘤发病率的第六位，但增长率居第一位。前列腺癌的发病率随年龄增长而不断升高，在 50 岁以后前列腺癌的发病率快速升高，我国前列腺癌平均发病年龄为 72.35 岁，而 5 年生存率（64%）明显落后于西方发达国家（92%～95%）。

二、公共卫生负担

随着社会人口老龄化，前列腺癌逐渐成为极为重要的公共卫生问题，将产生庞大的医保费用。人口统计学数据显示，预计在 2050 年，全球老年男性人口将从 2000 年的 4 亿增加至 15 亿左右，再加上前列腺癌患者 10 年相对生存率的增加，前列腺癌诊疗方面的经济负担将显著增加[3]。通过血清前列腺特异性抗原（prostate-specific antigen，PSA）筛查，可实现前列腺癌的早期诊断。但通过 PSA 筛查被更早诊断为前列腺癌患者，又进一步增加了前列腺癌的社会经济负担。2006 年美国用于前列腺癌的支出约 100 亿美元，2010 年约 120 亿美元，2020 年约 200 亿美元[4]。自确诊为前列腺癌后，每位患者初始阶段的平均成本约为 10 612 美元/年，护理费用为 2134 美元/年，生命的最后一年费用为 33 691 美元[5]。依据患者治疗方案的不同，其费用模式差异显著。研究显示，观察等待的初始治疗成本最低（4270 美元），内分泌治疗和放射联合内分泌治疗的初始治疗成本最高（17 474 美元），根治手术治疗成本也较高（15 197 美元）。5 年总费用最高的是单纯内分泌治疗（26 896 美元），其次是内分泌治疗联合放射治疗（25 097 美元），然后是根治手术治疗（19 214 美元）[6]。在美国，每年因前列腺癌"过度治疗"的累计成本已接近 600 亿美元。研究显示，前列腺癌中约 80% 为无死亡风险的低度恶性前列腺癌患者，如果不对此类患者治疗，那么预计美国全国范围内可节省 13.2 亿美元[7]。因此，优化前列腺癌临床治疗模式，可显著降低成本，特别是低风险惰性肿瘤患者，其预期寿命将不受影响。

三、危险因素

认识前列腺癌发病的危险因素有助于针对危险因素开展前列腺癌筛查和预防干预措施，通过改变生活方式等可改变因素和预防性治疗均可降低罹患前列腺癌的风险。年龄是最重要的不可改变因素，在未进行筛查的人群中，前列腺癌的年龄-发病率曲线是所有恶性肿瘤中最陡峭的，70 岁后发病率增长迅速。前列腺癌发病率的种族差异也很大，美国非洲血统的黑种人男性相比于欧洲血统白种人男性的前列腺癌发病率高 58%，死亡率高 144%，而西班牙裔男性的发病率则低 14%，死亡率低 17%[8]。前列腺癌家族史很重要。前列腺癌患者一级亲属关系的男性罹患前列腺癌的相对风险约是普通人的 2.5 倍，但只有 35% 的家族性风险可以由已知基因解释[9]。环境因素也在前列腺癌的发展中发挥重要作用。首先，吸烟（特别是重度吸烟者）与前列腺癌的罹患风险增加轻度相关，对于侵袭性前列腺癌患者，前列腺癌和吸烟之间的相关性更强。其次，肥胖与黑种人男性罹患低-高风险前列腺癌的风险显著增加有关，但在白种人男性中肥胖和前列腺癌之间的关系尚未明确。虽然尚未确定是否与特定饮食因素有关，但红肉、乳制品蛋白质、膳食脂肪和咖啡都被认为是前列腺癌的危险因素[10]。另外，慢性前列腺炎症和尿路感染病史的男性罹患前列腺癌的风险可能会增加，但炎症在前列腺癌变中的确切作用仍有争议。

四、症状

大多数前列腺癌患者在早期阶段无明显症状，晚期前列腺癌可能会伴有排尿困难、血精、骨盆部位不适、骨痛和勃起功能障碍等症状和体征。良性前列腺增生（benign prostatic hyperplasia，BPH）也常有类似的症状和体征，因此，无法通过这类症状及体征有效区分良性前列腺疾病和前列腺癌。

五、检查

1. 前列腺特异性抗原（PSA）筛查 用于前列腺癌早期诊断。前列腺特异性抗原（PSA）是一种公认的前列腺癌的肿瘤标志物，有助于前列腺癌的诊断、分期和随访。PSA 是一种丝氨酸蛋白酶，也称为"人激肽释放酶 3（HK3）"。其中，前列腺产生的大部分 PSA 排泄至精液中，小部分进入到体循环中，后者可通过检测血清 PSA 定量。前列腺癌组织向血液循环中释放的 PSA 比正常前列腺组织多 30 倍。尽管 PSA 已被用于前列腺癌的早期筛查，但仍存在争议。研究数据显示，PSA 筛查有助于早期诊断前列腺癌并降低死亡率。缺点包括 PSA 假阳性导致的非必要穿刺活检、临床无意义癌的过度诊断及活检和（或）治疗的潜在副作用。尸检研究表明，在死于其他原因的男性中，无症状局限性前列腺癌的检出率很高。据报道，前列腺癌的患病率在＜ 50 岁、50 ～ 59 岁、60 ～ 69 岁和≥ 70 岁年龄组的男性中分别为 0.5%、23%、35% 和 46%，其中大多数是低风险前列腺癌[11]。尽管 PSA 筛查可明显降低前列腺癌的死亡率，但现有数据依然不足以证明基于人口的筛查是合理的。

2. PSA 衍生物与新型前列腺癌生物标志物 除血清总前列腺特异性抗原（tPSA）以外，各种 PSA 指标如 PSA 速度（PSAV）、PSA 密度（PSAD）、游离 PSA（fPSA）和 PSA 倍增时间（PSADT）均已被纳入 PSA 筛查，用于提高前列腺癌筛查的敏感性和特异性。研究显示，PSAV 与前列腺癌风险和侵袭性有关，在前列腺癌筛查时可能会提高发现临床有意义前列腺癌（clinically

significant PCa，csPCa）的特异性，但其是否能提高预测价值尚存在争议。PSA 密度（PSAD）被定义为 PSA 水平除以前列腺体积，已被证明是肿瘤进展的重要预测因子，可用于主动监测。此外，PSA 以两种方式在血液中循环：与其他蛋白质结合或未与其他蛋白质结合，后者被称为游离 PSA（fPSA）。fPSA 主要测量非结合 PSA 的百分比，而传统的 PSA 检测是测量游离和结合 PSA 的总量（tPSA）。在患有前列腺癌的男性中，fPSA 的比例似乎较低，表现为 fPSA 与 tPSA 的比值下降。在一项研究中，研究者根据 f/t PSA 比值是否 < 25% 来判断是否需要进行前列腺穿刺活检，通过该方法最终检测出 95% 的前列腺癌，同时避免了 20% 的非必要活检[12]。基于上述发现，美国 FDA 批准 f/t PSA 比值来指导 PSA 4～10ng/ml 区间的男性患者进行穿刺活检。然而，游离 PSA 是不稳定的，即使在 4℃ 时也会迅速降解，影响该比率的临床应用。最后，PSA 倍增时间，即 PSA 值翻倍所需的时间，已被用于预测前列腺癌患者的临床进展。例如，较短的 PSA 倍增时间（< 3 个月）与肿瘤复发和死亡的风险增加显著相关。PSA 倍增时间越长，发生肿瘤转移的时间则越长，以及因前列腺癌和各种原因死亡的时间就越长[13]。

除了利用传统 PSA 衍生物加强基于 PSA 的前列腺癌筛查之外，还有一系列新的前列腺癌生物标志物。这些基于血清、尿液或组织分析的生物标志物正被用于各种场景，包括以下几种。

（1）帮助临床医师确定穿刺活检对象，如 PCA3[14]、前列腺健康指数（PHI）[15] 和 4K 得分[14]（后两者代表 PSA 异构体的高级比率）。

（2）帮助临床医师确定既往穿刺阴性后何时执行重复穿刺活检，例如 Coniff MDx、前列腺核心染色体检测、TMPRSS2-ERG，以及磷酸酶和张力蛋白同源基因（PTEN）[16]。

（3）帮助临床医师确定哪些活检阳性的男性患者需要治疗或不治疗，例如 Oncotype DX32 和 Prolaris[16]。

（4）帮助临床医师预测前列腺癌根治术后转移的可能性，如 Decpher[16]。上述生物标志物有望改进前列腺癌的风险评估、减少过度治疗，为高危疾病患者提供更多的治疗选择，但进一步了解它们的潜在益处和缺陷，则需要更多的临床数据。

六、经直肠超声引导前列腺穿刺活检

在美国，为了确诊或排除前列腺癌而进行的前列腺穿刺活检术约为 100 万人次 / 年，最常见的原因是血清 PSA 升高。前列腺穿刺活检术大多数是由经直肠超声（TRUS）引导，最常用的是 12 针系统穿刺活检，该技术可系统地获得前列腺组织。与传统的六分取样法相比，12 针系统穿刺活检包含前列腺癌尖部和侧面，可提高前列腺癌的检出率、降低重复穿刺活检率、不增加临床无意义前列腺癌的检出率，获得更准确的肿瘤风险分层[17]。

目前，经直肠超声的端扫式（Endfire）探头和侧扫式（Sidefire）探头配置都被用于前列腺穿刺活检。两类超声探头引导的穿刺活检具有相似的癌症检出率和并发症，因此在临床实践中都有使用。一些研究文献提示端扫式探头的前列腺癌检出率略高[18]，而经直肠的侧扫式探头患者的耐受性较好[19]。

局部麻醉技术的改进使泌尿外科医师能够获得更多的前列腺组织样本以及不同腺体位置的样本，并使饱和穿刺活检变为可能。在经直肠超声引导的穿刺活检过程中，通常在前列腺的每侧注射 5ml 浓度为1% 的利多卡因来阻滞前列腺周围神经，这足以缓解穿刺导致的疼痛。最佳的注射部位是前列腺 - 精囊角区域，该区域经直肠超声易识别，表现为低回声区域。尽管缺乏标准化的剂量或最佳技术，前列腺周围神经阻滞仍是临床的黄金方案。

前列腺穿刺活检最常见的并发症包括血尿、直肠出血、血精、尿路感染和急性尿潴留等。前列腺穿刺活检后也可能会发生勃起功能障碍和血管迷走神经反应，但通常耐受性良好且呈自限性。大多数穿刺活检后的感染相关并发症仅限于有症状的尿路感染和低热，通过口服或静脉注射抗生素一般可达到治疗效果。但穿刺活检后脓毒症则是严重并发症之一。大型多中心临床研究显示，前列腺活检后感染并发症的发生率为 0.1% ～ 7%，与抗菌预防方案相关[20, 21]，其中 30% ～ 50% 的患者伴有菌血症[22]。一项对前列腺穿刺活检结果的荟萃分析表明：经会阴和经直肠活检的主要或轻微并发症的发生率没有显著差异[23]。目前，预防前列腺穿刺活检后出血的策略为提前停用抗凝剂，包括华法林、非类固醇抗炎药、草药补充剂和氯吡格雷等。尽管对喹诺酮类药物的耐药比率正在增加，但喹诺酮类或头孢菌素类仍然是推荐的预防性抗生素。有中心提出可通过直肠拭子进行活检前筛查，明确患者的内源性肠道菌群是否耐药，根据药敏选择敏感抗生素[24]。

七、现行系统穿刺活检技术的局限性

前列腺癌灶通常很小，且夹杂着良性间质，在腺体内分布不均匀。传统的 12 针系统穿刺活检策略依赖于肿瘤检测的采样效率，容易受到采样误差的影响[25]。因此，会有漏诊临床有意义前列腺癌的情况出现。

此外，在超声引导穿刺活检过程中对前列腺取样不足也会导致对肿瘤的风险分层不准确，从而错误地将临床有意义前列腺癌归类为低体积或低级别肿瘤。随机的非靶向前列腺穿刺活检可能会对肿瘤病灶进行不充分的抽样，通常是因为穿刺到了病灶的外围部分。例如，穿刺活检到低 Gleason 评分的肿瘤，但在其阳性针芯附近可能依然存在较高 Gleason 评分的组织。此外，尸检结果显示，30% ～ 50% 50 岁以上的男性罹患临床无意义前列腺癌（clinically insignificant PCa，ciPCa）。ciPCa 常在系统穿刺活检中偶然发现，在一定程度上导致了过度诊断和治疗。此外，对临床上持续怀疑前列腺癌的患者的重复活检进一步增加了 ciPCa 的检出。临床上常通过增加单次活检针数或重复活检来避免取样误差，进一步增加 ciPCa 的检出率，但会导致费用增加。

八、局限性前列腺癌的治疗选择

前列腺癌治疗方案的选择主要取决以下几个因素，包括患者的预期寿命、整体健康状况和肿瘤特征等。

1. 主动监测 对于罹患早期低风险前列腺癌的男性患者（低 Gleason 评分、低 PSA 水平和局限性病灶），积极治疗可能并不能获益。尸检研究表明：在非前列腺癌相关死亡的老年男性中，在前列腺内部发现了前列腺癌的比例高达 60%[26]。不立即接受治疗的患者可在主动监测下随访，密切监测疾病进程，在有任何癌症进展的证据时进行干预并给予根治性治疗。NCCN指南建议，在排除临床指征后，主动监测方案包括：①每 6 个月内检测一次 PSA 值；②每 12 个月内进行一次直肠指诊和重复前列腺穿刺活检。研究表明，在确诊后的10 ～ 15 年内，低级别局限性前列腺癌患者的临床进展风险非常低[27]。患者在主动监测过程中，肿瘤有可能从低风险进展到高危状态，从而接受根治治疗，但这并未降低治愈的概率。但高危前列腺癌患者如果不进行治疗，其不良病理、进展、转移和死亡的风险相对较高，因此不适合主动监测。美国泌尿外科协会（American Urological Association，AUA）指南认为，对于被诊断为中低风险前列腺癌的患者，主动监测、粒子植入治疗、外照射放射治疗和前列腺癌根治术是合适的治疗选择。NCCN 指南定义了一个非常低风险的群体：临床分期为 T1c，< 3 个阳性穿刺活检针数，每针肿瘤组织占比 ≤ 50%，PSA < 0.15ng/ml。NCCN 指南建议将主动监测作为预期寿命低于 20 年的患者的首选方案。此外，NCCN 指南建议对预期寿命小于 10 年的低风险组患者（Gleason 评分 ≤ 6 分，T1-T2a，PSA < 10ng/ml）实施主动监测，而将主动监测、放射治疗和根治手术作为预期寿命较长患者的选择。

2. 前列腺放射性粒子植入治疗 临床局限性前列腺癌患者被认为是放射性粒子植入治疗的候选对象。一些专家只针对低危前列腺癌使用这种治疗方案，而有一些专家会同时治疗低危和中危患者。通常是在经直肠超声或磁共振成像的引导下经会阴途径植入放射性粒子至前列腺内。常见的放射治疗方案采用 120Gy 射线（钯）或 140Gy 射线（碘 -125），在植入后进行剂量测定，评估植入的放射性粒子在整个前列腺中的剂量分布。放射性粒子植入效果较好的标准为：≥ 90% 的前列腺体积获得 100% 的处方剂量[28]。

3. 放射治疗 对于没有炎症性肠病或既往盆腔放射治疗病史的前列腺癌患者，外照射放射治疗可作为前列腺癌的一种根治性治疗选择。放射治疗的应用方式根据患者的风险水平不同而有所不同。对于低风险患者，较高的辐射剂量可改善患者无生化复发生存结果，这表明剂量递增是有好处的。对于局部晚期或高风险（Gleason 评分 > 7 分）的前列腺癌患者，2 ~ 3 年的雄激素剥夺治疗（ADT）联合标准辐射剂量放射治疗(约 70Gy)可提高患者生存率[29]。对于中等风险的患者，可选择短程 ADT 治疗（约 6 个月）联合标准剂量外照射放射治疗，或者选择剂量递增的外照射放射治疗（78 ~ 79Gy）[30, 31]。

4. 根治性前列腺切除术 根治性前列腺切除术或称前列腺癌根治术，是一种切除整个前列腺、精囊及输精管壶腹部的外科手术。可经耻骨后或经会阴开放手术途径，或使用腹腔镜或机器人辅助技术。根治性前列腺切除术的目的不仅是通过切除所有肿瘤病灶（无阳性切缘）来优化肿瘤管理，还要兼顾功能（尿控、性功能）的保留及恢复。术中保留勃起相关的海绵状神经鞘（位于前列腺的下方和两侧）与术后性功能和排尿功能的改善有关。在根治手术后第 1 年的随访中，尿失禁的发生率约为 20%，此外 70% ~ 75% 的男性在同一时期存在勃起功能障碍[32]。根据肿瘤特点和患者基础性功能，非神经保留入路可在一侧或双侧进行。具有淋巴结转移风险的患者可在前列腺癌根治术同时进行盆腔淋巴结清扫。

5. 冷冻外科治疗 冷冻外科治疗（也称为冷冻疗法）是利用极低的温度（通常利用液氮或氩气）破坏异常前列腺癌组织。在超声或磁共振的引导下，冷冻针经会阴进入前列腺并监测细胞的冻结情况，降低对邻近健康组织的损害。AUA 指南推荐：对于临床上合并有其他不同程度的基础疾病且未转移的前列腺癌患者，冷冻手术是一种选择。冷冻手术是一种微创手术，根据需要可重复治疗，用于治疗因年龄或其他原因而无法接受根治手术或放射治疗的患者。冷冻外科治疗后的效果似乎比外照射放射治疗要好，特别是在治疗后前列腺癌复发率方面。高危患者在接受冷冻手术时可能需要多方案联合治疗。临床 T3 期前列腺癌患者接受冷冻手术治疗的数据有限，疗效尚不确定。此外，其他消融疗法，包括高强度聚焦超声（HIFU）、不可逆电穿孔、射频消融和血管靶向光动力治疗等，均可通过局部作用的方式靶向肿瘤区域而不累及整个前列腺。局灶治疗仍然是前列腺癌治疗的热门研究领域，但尚缺乏其疗效的长期随访数据。本书将在第 8 章和第 9 章详细介绍局灶治疗的相关内容。

九、前列腺癌分级

肿瘤的侵袭性是由病理学家通过显微镜观察肿瘤细胞的镜下形态进行判定。最常用的前列腺癌分级系统是 Gleason 教授在 1966 年首次描述的 Gleason 分级系统。该系统根据组织学评估肿瘤细胞的形态结构，将肿瘤划分为从 1（最低侵袭性）到 5（最高侵袭性）的等级，等级越高，分化程度越低。肿瘤通常在前列腺内甚至在一个活检组织内表现出多个分级的形态结构。为了反映这种变异性，Gleason 评分是通过为所识别肿瘤区域的主要成分评分和次要成分分别评分组成的。例如，Gleason 评分 3+4 分，其中 3 和 4 代表两个最主要成分的评分结果。通常病理学家不会给 Gleason 评分低于 3 分，所以总体的 Gleason 评分不会低于 3+3 分。此外，肿瘤侵袭性随着 Gleason 评分的递增而增加，并与死亡风险相关。Gleason 评分 3+3 分的肿瘤一般被认为是低级别的，Gleason 评分 4+4 分或更高的肿瘤被认为是高级别的。Gleason 评分为 3+4 分或 4+3 分在不同的情况下被认为是中或高级别。

十、前列腺癌分期

肿瘤分期是指肿瘤侵犯前列腺或扩散到前列腺以外的程度。

美国癌症联合委员会（AJCC）已经建立了一套广泛应用于临床的肿瘤学分期系统。

T1：不能被扪及和影像发现的临床隐匿性肿瘤；

T1a/b：偶发肿瘤体积＜所切除组织体积的 5%/ 偶发肿瘤体积＞所切除组织体积的 5%；

T1c：穿刺活检发现的肿瘤（如由于 PSA 升高）；

T2：局限于前列腺内的肿瘤；

T3：肿瘤超出前列腺腺体范围，可能延伸至精囊（T3b），若不累及精囊则为 T3a；

T4：肿瘤侵犯邻近结构（精囊除外）。

随着 T 分期的增加，患者治疗后的效果逐渐变差。肿瘤扩散到淋巴结、骨骼或其他远处转移部位的患者预后最差。目前制订了一些方案对患者的风险水平进行分层，指导选择临床治疗方案。这些方案是基于 PSA 水平、活检组织的 Gleason 评分和 AJCC 临床 T 分期，所有这些指标都与前列腺癌根治术、外照射放射治疗或前列腺粒子植入治疗后前列腺癌特异性死亡风险有关[33]。

美国医学会支持以下风险类别。

低风险：PSA ＜ 10ng/ml，Gleason 评分≤ 6 分，临床分期为 T1c 或 T2a。

中等风险：PSA 为 10 ～ 20ng/ml，或 Gleason 评分为 7 分，或临床分期为 T2b，但不符合高风险。

高风险：PSA ≥ 20ng/ml，或 Gleason 评分≥ 8 分，或临床分期≥ T2c[34]。

十一、前列腺癌临床诊断与治疗路径

在前列腺癌筛查时,如果患者的PSA值、直肠指诊或辅助生物标志物出现异常,则建议行前列腺穿刺活检。前列腺系统穿刺活检通常以经直肠或经会阴的方式进行,由经直肠超声引导对前列腺进行定位。穿刺活检病理确诊为前列腺癌的患者则需要根据其风险分层来制订治疗方案。穿刺活检阴性患者则需持续监测PSA水平。由于PSA及其他临床生物标志物对前列腺癌尚缺乏足够的特异性,导致一些活检结果为阴性。此外,由于系统穿刺为随机取样,初次穿刺有漏诊的风险,当临床持续怀疑前列腺癌时,则需要进行一次或多次的重复穿刺活检。此外,系统穿刺活检经常诊断出临床无意义前列腺癌,可导致过度治疗。而目前的风险分层策略可能会错误地将高风险患者归类为低风险患者,存在治疗不足的情况。因此,需要能更精准定位前列腺内病灶且准确评估其侵袭性水平和患者风险的方法。

多参数磁共振成像(mpMRI)解决了上述问题。前列腺MRI在20世纪80年代首次在临床上应用,主要是通过识别是否存在前列腺包膜外侵犯、精囊侵犯和异常盆腔淋巴结等,帮助已确诊前列腺癌患者进行局部分期。然而,早期MRI技术在检测和定位前列腺内部肿瘤方面的作用有限,后续补充的非标准解剖成像序列[最重要的是弥散加权成像(DWI)和动态对比增强(DCE)]的开发、扫描仪和接收器线圈技术的改进以及影像科医师阅片技术的不断优化,提高了MRI在定位前列腺内肿瘤方面的性能(图1-1、图1-2)。此外,mpMRI对高危、临床有意义前列腺癌具有高敏感性,而对低风险、临床无意义前列腺癌的敏感性相对较低,从而有助于临床前列腺癌的选择性诊断和风险分层。因此,mpMRI对前列腺癌患者管理的作用巨大,在决定是否穿刺活检、治疗决策、疾病分期、监测方案和图像引导干预方法各个方面均发挥重要作用。通过将最新前列腺MRI技术与临床实践整合,临床医师能够可靠地诊断和治疗临床有意义前列腺癌,并避免过度诊断与治疗。本书概述了前列腺MRI知识,重点关注获取、解释、分期、图像引导靶向穿刺活检、局灶治疗和监测等方面内容,帮助读者实现高质量的磁共振诊断及其指导下的前列腺癌靶向穿刺与局灶治疗。

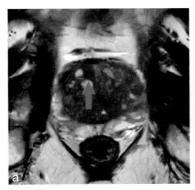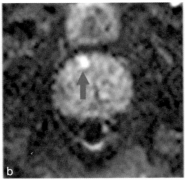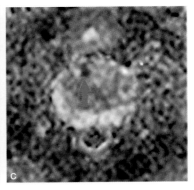

图 1-1　病例 1：71 岁男性,PSA 5.6ng/ml。a. 前列腺磁共振 T2 加权像（T2WI）显示前列腺右侧体部移行带信号减低（箭头）; b. b 值 1500s/mm² 弥散加权成像（DWI）显示该病灶弥散受限; c. 表观弥散系数图（ADC）显示信号减低。行经会阴前列腺穿刺活检术 14 针,其中第 1 ~ 12 针为系统穿刺,第 13 ~ 14 针为靶向穿刺。病理结果提示：12 针系统穿刺结果阴性,2 针靶向穿刺结果为前列腺腺癌,Gleason 评分 3+4=7/10 分

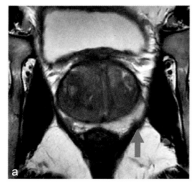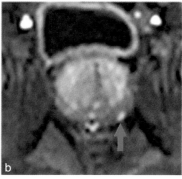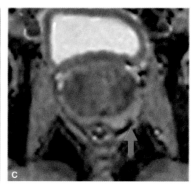

图 1-2　病例 2：58 岁男性，PSA 8.95ng/ml，既往前列腺穿刺活检阴性。a. 前列腺磁共振 T2 加权像（T2WI）显示前列腺左侧体部外周带紧靠前列腺包膜处信号减低，不易辨识（箭头）；b. b 值 1500s/mm^2 弥散加权成像（DWI）显示该病灶信号弥散受限；c. 表观弥散系数图（ADC）显示信号减低。行经会阴前列腺穿刺活检术 14 针，其中第 1 ~ 12 针为系统穿刺，第 13 ~ 14 针为靶向穿刺。病理结果提示：第 1 ~ 12 针系统穿刺和第 14 针靶向穿刺结果阴性，第 13 针靶向穿刺结果结合免疫组化结果诊断为前列腺腺癌，Gleason 评分 4+3=7/10 分

参考文献

[1] Cao Y, Zhang W, Li Y, et al. Rates and trends in stage-specific prostate cancer incidence by age and race/ethnicity, 2000-2017. Prostate, 2021 oct, 81(14):1071-1077.

[2] Siegel RL, Giaquinto AN, Jemal A. Cancer statistics, 2024. CA: a cancer journal for clinicians, 2024, 74:12-49.

[3] Lunenfeld B. The ageing male: demographics and challenges.World Journal of Urology, 2002, 20:11-16.

[4] Mariotto AB, Yabroff KR, Shao Y, et al. Projections of the cost of cancer care in the United States: 2010-2020. Journal of the National Cancer Institute, 2011, 103:117-128.

[5] Roehrborn CG, Black LK. The economic burden of prostate cancer. BJU international, 2011, 108:806-813.

[6] Snyder CF, Frick KD, Blackford AL, et al. How does initial treatment choice affect short-term and long-term costs for clinically localized prostate cancer? Cancer, 2010, 116:5391-5399.

[7] Aizer AA, Gu X, Chen MH, et al. Cost implications and complications of overtreatment of low-risk prostate cancer in the United States. Journal of the National Comprehensive Cancer Network : JNCCN, 2015, 13:61-68.

[8] Merrill RM, Sloan A. Risk-adjusted incidence rates for prostate cancer in the United States. The Prostate, 2012, 72:181-185.

[9] Lichtenstein P, Holm NV, Verkasalo PK, et al. Environmental and heritable factors in the causation of cancer--analyses of cohorts of twins from Sweden, Denmark, and Finland. The New England Journal of Medicine, 2000, 343:78-85.

[10] Cuzick J, Thorat MA, Andriole G, et al. Prevention and early detection of prostate cancer. The Lancet Oncology, 2014, 15:e484-492.

[11] Yin M, Bastacky S, Chandran U, et al. Prevalence of incidental prostate cancer in the general population: a study of healthy organ donors. The Journal of Urology, 2008, 179:892-895, discussion 895.

[12] Catalona WJ, Partin AW, Slawin KM, et al. Use of the percentage of free prostate-specific antigen to enhance differentiation of prostate cancer from benign prostatic disease: a prospective multicenter clinical trial. Jama, 1998, 279:1542-1547.

[13] D'Amico AV, Chen MH, Roehl KA, et al. Preoperative PSA velocity and the risk of death from prostate cancer after radical prostatectomy. The New England Journal of Medicine, 2004, 351:125-135.

[14] Vedder MM, de Bekker-Grob EW, Lilja HG, et al. The added value of percentage of free to

total prostate-specific antigen, PCA3, and a kallikrein panel to the ERSPC risk calculator for prostate cancer in prescreened men. European Urology, 2014, 66:1109-1115.

[15] Stephan C, Vincendeau S, Houlgatte A, et al. Multicenter evaluation of [-2]proprostate-specific antigen and the prostate health index for detecting prostate cancer. Clinical Chemistry, 2013, 59:306-314.

[16] Boström PJ, Bjartell AS, Catto JW, et al. genomic predictors of outcome in prostate cancer. European Urology, 2015, 68:1033-1044.

[17] Bjurlin MA, Carter HB, Schellhammer P, et al. Optimization of initial prostate biopsy in clinical practice: sampling, labeling and specimen processing. The Journal of Urology, 2013, 189:2039-2046.

[18] Eichler K, Hempel S, Wilby J, et al. Diagnostic value of systematic biopsy methods in the investigation of prostate cancer: a systematic review. The Journal of Urology, 2006, 175:1605-1612.

[19] Moussa AS, El-Shafei A, Diaz E, et al. Identification of the variables associated with pain during transrectal ultrasonography-guided prostate biopsy in the era of periprostatic nerve block: the role of transrectal probe configuration. BJU International, 2013, 111:1281-1286.

[20] Liss MA, Chang A, Santos R, et al. Prevalence and significance of fluoroquinolone resistant Escherichia coli in patients undergoing transrectal ultrasound guided prostate needle biopsy. The Journal of Urology, 2011, 185:1283-1288.

[21] Nam RK, Saskin R, Lee Y, et al. Increasing hospital admission rates for urological complications after transrectal ultrasound guided prostate biopsy. The Journal of Urology, 2010, 183:963-968.

[22] Zaytoun OM, Vargo EH, Rajan R, et al. Emergence of fluoroquinolone-resistant Escherichia coli as cause of postprostate biopsy infection: implications for prophylaxis and treatment. Urology, 2011, 77:1035-1041.

[23] Shen PF, Zhu YC, Wei WR, et al. The results of transperineal versus transrectal prostate biopsy: a systematic review and meta-analysis.Asian Journal of Andrology, 2012, 14:310-315.

[24] Steensels D, Slabbaert K, De Wever L, et al. Fluoroquinolone-resistant E. coli in intestinal flora of patients undergoing transrectal ultrasound-guided prostate biopsy--should we reassess our practices for antibiotic prophylaxis? Clinical microbiology and infection : the official publication of the European Society of Clinical Microbiology and Infectious Diseases, 2012, 18:575-581.

[25] Bjurlin MA, Meng X, Le Nobin J, et al. Optimization of prostate biopsy: The role of magnetic resonance imaging targeted biopsy in detection, localization and risk assessment. The Journal of Urology, 2014, 192:648-658.

[26] Zlotta AR, Egawa S, Pushkar D, et al. Prevalence of prostate cancer on autopsy: cross-sectional study on unscreened Caucasian and Asian men. Journal of the National Cancer Institute, 2013, 105:1050-1058.

[27] Johansson JE, Andrén O, Andersson SO, et al. Natural history of early, localized prostate cancer. Jama, 2004, 291:2713-2719.

[28] D'Souza WD, Thames HD, Kuban DA. Dose-volume conundrum for response of prostate cancer to brachytherapy: summary dosimetric measures and their relationship to tumor control probability.International Journal of Radiation Oncology, Biology, Physics, 2004, 58:1540-1548.

[29] Bolla M, Collette L, Blank L, et al. Long-term results with immediate androgen suppression and external irradiation in patients with locally advanced prostate cancer (an EORTC study): a phase III randomised trial. Lancet (London, England), 2002, 360:103-106.

[30] Jones CU, Hunt D, McGowan DG, et al. Radiotherapy and short-term androgen deprivation for localized prostate cancer. The New England Journal of Medicine, 2011, 365:107-118.

[31] Denham JW, Steigler A, Lamb DS, et al. Short-term neoadjuvant androgen deprivation and radiotherapy for locally advanced prostate cancer: 10-year data from the TROG 96.01 randomised trial. The Lancet Oncology, 2011, 12:451-459.

[32] Haglind E, Carlsson S, Stranne J, et al. Urinary

前列腺靶向穿刺与局灶治疗

incontinence and erectile dysfunction after robotic versus open radical prostatectomy: A prospective, controlled, nonrandomised trial. European Urology, 2015, 68:216-225.

[33] D'Amico AV, Whittington R, Malkowicz SB, et al. Biochemical outcome after radical prostatectomy, external beam radiation therapy, or interstitial radiation therapy for clinically localized prostate cancer. Jama, 1998, 280:969-974.

[34] Thompson I, Thrasher JB, Aus G, et al. Guideline for the management of clinically localized prostate cancer: 2007 update. The Journal of Urology, 2007, 177:2106-2131.

一、正常前列腺和前列腺癌的解剖学和组织学

（一）正常前列腺的解剖学和组织学

成年男性无明显增生的前列腺重量为 20 ～ 30g，呈倒锥形，基底部位于膀胱颈，尖部位于泌尿生殖膈。解剖学上，前列腺可分为 3 个腺区带（即外周带、中央带和移行带）和第 4 个非腺体区，即前纤维肌间质（图 2-1）。中央带约占前列腺体积的 25%，呈倒锥形结构，其导管从精阜分叉到前列腺基底部，并且围绕射精管。移行带占前列腺体积的 5%，位于腺体两侧基底部至中部，由从尿道壁向外侧延伸并向前内侧弯曲的导管组成。外周带占前列腺体积的 70%，围绕着中央带和远端前列腺尿路向后外侧延伸[1, 2]。

组织学上，前列腺由上皮细胞和间质细胞组成。上皮细胞排列在管泡状腺中，管泡状腺由从尿路发出的导管组成，止于腺泡。腺体轮廓不规则，管腔起伏并有乳头状内折。腺体主要由两类细胞组成：分泌细胞和基底细胞。分泌细胞呈柱状或立方体，细胞质呈透明至苍白，细胞核呈假

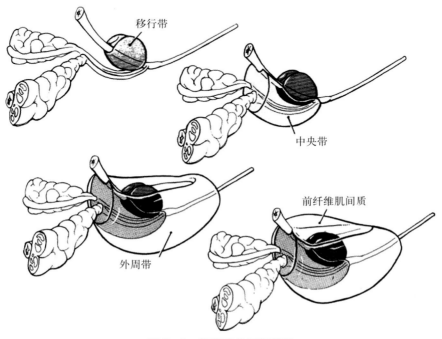

图 2-1　前列腺分区解剖图

复层状。基底细胞小而平，位于分泌细胞下方的腺体外围（图2-2）。中央带的腺体比外周带和移行带的腺体大，也更复杂，有腔内脊及乳头状内折，偶见上皮弓和筛状腺，类似于前列腺上皮内肿瘤。腺泡主要由分泌细胞和基底细胞构成。前列腺管的近端排列着尿路上皮细胞。在前列腺管的远端部分和一些腺泡，混合有尿路上皮的立方和柱状上皮。

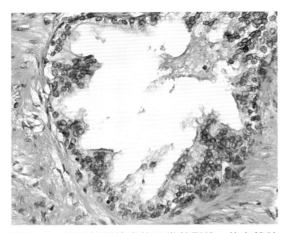

图2-2　呈不规则轮廓的正常前列腺，伴有管腔乳头折叠。它主要由两种细胞类型组成：分泌细胞和基底细胞。分泌细胞呈柱状或立方体，细胞质呈透明至苍白，细胞核呈假复层状。基底细胞小而平，位于分泌细胞下方的腺体外围。中间为腺腔

良性前列腺增生（BPH），又称结节状增生，是一种常见的泌尿系统疾病，与移行带和尿路周围的上皮和肌纤维组织过度生长有关。大体上，结节增生症由大小不一的结节组成，结节呈黄灰色，表面隆起，质地如橡胶状，坚硬或柔软。结节状增生由不同比例的上皮和间质（平滑肌和纤维结缔组织）组成。良性前列腺增生的腺体成分由增生性的大小腺泡组成，常呈囊性变（图2-3）。腔内分泌上皮由高大的柱状细胞组成，细胞质淡染。基底细胞数目则呈多样化，一部分腺体几乎观察不到基底细胞，一部分腺体则具有大量基底细胞。

（二）前列腺癌的解剖学和组织学研究

大多数前列腺癌发生于外周带，有些可以通过直肠指检发现异常。组织学上，前列腺癌具有一系列的细胞质、细胞核和腔内结构。在结构上，前列腺癌的腺体比正常的前列腺腺体更加拥挤并呈现典型的随机生长模式，这些恶性腺体彼此垂直并被肌纤维束不规则地分开。恶性腺体位于良性腺体之间或两侧，呈浸润性生长（图2-4）。当癌组织分化程度较低时，它会部

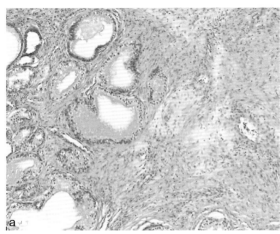
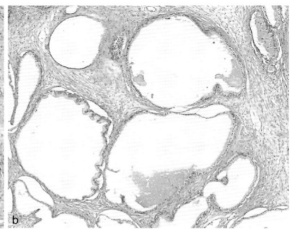

图2-3　良性前列腺增生（BPH）。a. 腺体增生（左半部）和间质增生（右半部）；b. 良性前列腺增生结节中的囊性扩张腺体

分或全部失去腺体分化，形成筛状结构、融合的腺体、轮廓不清的腺体、实心片状或索状，甚至成为单细胞（图 2-5）。前列腺癌细胞通常表现为细胞核增大、核仁突出。有丝分裂和凋亡小体在前列腺癌中并不常见。

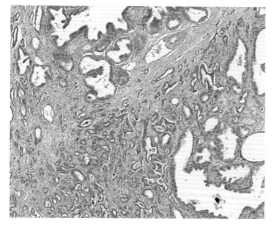

图 2-4 前列腺癌腺体呈浸润性生长，恶性腺体（主体位于左下）位于良性腺体（左上、右下）之间

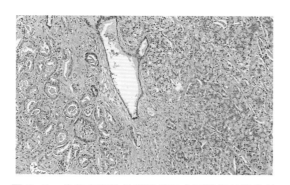

图 2-5 分化良好的前列腺癌具有可辨识的腺体结构。恶性腺体比正常腺体表现出更多的拥挤结构，并且典型地呈现随意的生长模式（左半部）。低分化前列腺癌部分或全部丧失腺体分化，形成筛状结构、融合的腺体、轮廓不清的腺体、实心片状或索状甚至单个细胞（右半部分）

（三）前列腺癌的多灶性和主要病灶

前列腺癌（PCa）是一种多灶性疾病，在大多数病例中，前列腺内有两个或多个肿瘤病灶[3, 4]。前列腺中的不同肿瘤病灶之间也表现出异质性。组织学上，同一前列腺切除标本中的不同肿瘤病灶常表现出不同的 Gleason 评分[3, 5]。Arora 等发现，87%的前列腺癌根治（RP）标本中存在多灶性癌。然而，只有 9% 的多灶性癌症病例中所有前列腺癌病灶的 Gleason 分级与 RP 标本整体的 Gleason 分级相同[3]。在分子和基因水平上，Cheng 等研究了具有两个或多个单独癌灶的前列腺癌患者的等位基因丢失模式，18 例患者中有 15 例的等位基因丢失模式在不同癌灶之间是不同的，这支持了单个患者多癌灶的独立克隆起源的学说[6]。最近针对多灶性前列腺癌中 TMPRSS2 基因重排的研究表明，不同癌灶间的基因排列状态和类别不同，进一步为多灶性癌灶的独立克隆起源提供了分子证据[7]。多灶性前列腺癌的形态和遗传异质性表明了不同癌灶在生物学上可能是不同的，推测某些癌灶比同一前列腺内的其他癌灶更具侵袭性。

主要病灶（index lesion，IL）的概念最初由 McNeal 等提出，是指前列腺内多灶性肿瘤病灶中最有可能具有侵袭性生物学行为并决定肿瘤整体生物学行为的肿瘤病灶[8]。2005 年，国际泌尿病理学会（ISUP）共识建议使用主要病灶进行肿瘤分级，并将组织库用于 RP 标本的研究。主要病灶概念在前列腺癌局灶治疗中受到重视，因为其是治疗干预的理想靶点。然而，对于应该使用哪些病理参数（肿瘤大小、Gleason 分级或分期）来确定哪个病灶是主要病灶的定义是不明确的。2009 年 ISUP 共识会议上，泌尿病理专家未能就定义 RP 标本中的主要病灶的病理参数达成共识。目前，主要病灶一般被定义为多灶性肿瘤病灶中体积最大的肿瘤病灶。但是，最大的肿瘤体积、最高的 Gleason 评分和分期参数（比如前列腺外扩散）并不总是发生在同一肿瘤病灶中。研究表明，在大多数的多灶性

前列腺癌中，重要的预后相关病理参数（最大肿瘤体积、最高 Gleason 评分和分期参数）是出现在同一肿瘤病灶中（88.7%）。因此，主要病灶的概念在这些患者中是有效的[9]。在这些情况下，主要病灶可用于确定总体 Gleason 评分和获取用于研究的组织。但是，在剩下 11.3% 的病例中，不利的病理参数（最大肿瘤体积、最高 Gleason 评分和分期参数）不会出现在同一肿瘤病灶中。这种情况下，病理学家则会淡化主要病灶的概念，转而报告所有独立肿瘤病灶的多灶性和病理特征。

（四） 病理无意义和有意义前列腺癌

近 20 年来，临床无意义前列腺癌（ciPCa）的概念逐渐出现。研究表明，一些低级别、小体积和器官局限性的前列腺癌可能是惰性的，在不接受治疗的情况下不太可能进展到具有生物学意义。准确定义临床无意义前列腺癌对临床医师的治疗决策至关重要，医师可以更好地管理接受根治性治疗的患者并更自信地提出替代疗法（主动监测）。临床无意义前列腺癌最常用的判定标准是基于对根治手术标本的病理评估，包括三个公认的预后因素。

（1） Gleason 评分 6 分，没有任何 Gleason 4 分或 5 分。

（2） 器官局限性疾病：无前列腺包膜外侵犯（EPE）、精囊侵犯（SVI）、淋巴结转移（LNI）。

（3） 肿瘤体积 < 0.5cm³。如果将年龄、PSA 水平和合并症等单独的病理特征与其他因素结合起来，可以改进临床无意义前列腺癌的病理标准[10]。根据前列腺活检区分临床有意义和无意义前列腺癌患者可能更重要。临床无意义前列腺癌患者可选择主动监测，而有意义前列腺癌则需要明确的治疗，如前列腺癌根治术等。对于临床无意义前列腺癌最常用的穿刺活检病理标准是 Epstein 标准：Gleason 3 分、非 Gleason 4 或 5 分，穿刺活检组织肿瘤 Gleason 6 分针数少于 3 针，并且每针肿瘤占比 < 50%[11]。然而，根据肿瘤大小和分级、前列腺外侵犯或阳性切缘，穿刺活检病理报告的微小病变并不能可靠地预测前列腺根治切除标本中的微小病变。因此，将主动监测或放射治疗作为单一疗法之前，应合理考虑其他指标，特别是 PSA 动力学和其他潜在的生物标志物。

二、前列腺癌与组织学变异

前列腺癌通常由常见的腺泡型腺癌伴少量的腺泡细胞癌和非腺泡细胞癌的变种组成。常见的腺泡腺癌的变种包括萎缩性变异、假性肥大性变异、腺体泡沫样变异、黏液性（胶样）变异、印戒样变异、嗜酸性变异和淋巴上皮瘤样变异。其中萎缩性变异、假性肥大性变异、腺体泡沫样变异与普通腺泡腺癌无显著不同，就前列腺癌根治术后的患者预后而言，预后类似于传统低级别腺泡型 Gleason 6 分的前列腺癌。黏液性（胶样）腺癌过去被认为预后较差，但后续有研究报道表明，前列腺癌根治术治疗的黏液腺癌并不比常规的腺泡腺癌侵袭性更强，甚至可能更低。而前列腺癌的印戒样变异或淋巴上皮瘤样变异很少见，临床预后通常很差。

前列腺癌的非腺泡癌变种占原发性前列腺癌的 5% ~ 10%。包括肉瘤样癌、导管腺癌、尿路上皮癌、鳞癌和腺鳞癌、基底细胞癌、神经内分泌肿瘤（包括小细胞癌）和透明细胞腺癌。导管腺癌是前列腺癌最常见的组织学变异。导管腺癌包括单纯导管腺癌和导管 - 腺泡混合型腺癌，占前列腺癌的 3% 左右，其中导管 - 腺泡混合型腺癌比单纯导管型腺癌更常见。在前列腺癌根治标本中，导管腺癌由乳头状腺癌和（或）筛状腺癌的融合团块组成。导管腺癌几乎总是与腺泡状腺癌密切相关。导管腺癌在显微镜下以假复层柱状上皮为特征，故又称乳头状导管腺癌。大多数研究中，前列腺导管腺癌患者的预后比普通前列腺腺癌患者更差，这可能是因为前列腺导管腺癌的分期和分级较高。

此外，一些具有不同临床病理特征的前列腺癌组织学类型被重新定义，包括导管内癌和伴有神经内分泌分化的前列腺癌。

1. 前列腺导管内癌　前列腺导管内癌（IDC-P）代表浸润性癌向良性导管和腺泡扩散，与高级别（Gleason 4/5 级）、大体积、浸润性前列腺癌密切相关。前列腺导管内癌的腺体比正常外周带腺体大，轮廓明显不规则并有分支。除了大的腺泡、前列腺管恶性上皮细胞以及保留了基底细胞等特征外，诊断 IDC-P 还需要一种筛状结构。如果不存在这些特征，那么有以下特征也可诊断，即有累及 2 个以上腺体的非局灶性粉刺状坏死，或是显著的核异型，即核至少比邻近的核大 6 倍。研究证实，IDC-P 代表一种侵袭性前列腺癌，在根治性前列腺切除术和穿刺活检标本中都是一个不良病理参数。IDC-P 的存在与根治性前列腺癌标本中的其他不良病理特征有关，包括更高的 Gleason 评分、更大的肿瘤体积、更多的前列腺外侵犯、更严重的精囊侵犯和盆腔淋巴结转移。它还与无生化进展生存率降低和术后生化复发有关。IDC-P 的存在也与根治性前列腺癌标本的侵袭性临床过程和不良病理结果有关。IDC-P 在前列腺癌根治术中与多种不良预后因素有关，即使考虑不是侵袭性前列腺癌，也建议对穿刺活检为 IDC-P 的患者进行治疗。

2. 前列腺癌伴神经内分泌分化　神经内分泌分化可以在合并或不合并前列腺癌的情况下从头发生，也可以作为前列腺癌既往治疗的转化表型出现。神经内分泌表型通常比传统前列腺癌的临床行为更恶和预后更差。为规范诊断并促进研究，提出了前列腺癌神经内分泌分化的形态学分类[12]，包括 6 类：①常见的神经内分泌分化的前列腺癌；② Paneth 细胞样神经内分泌分化的腺癌；③类癌；④小细胞癌；⑤大细胞神经内分泌癌；⑥混合型神经内分泌癌 - 腺泡状腺癌。常见的伴有神经内分泌分化的前列腺癌是指典型的腺泡型或导管型前列腺癌，其中神经内分泌分化仅通过免疫组化阳性（突触素、嗜铬粒素 A 和 CD56）来显示。神经内分泌分化在这些肿瘤中的临床意义尚不确定，且大多数研究并未显示其对预后的影响。具有 Paneth 细胞样分化的前列腺癌是典型的前列腺癌，含有类似 Paneth 细胞的改变（即光镜下可见明显的嗜酸性细胞质颗粒，电子显微镜下可见神经内分泌颗粒）。尽管研究表明，具有 Paneth 细胞样分化的低分化前列腺癌具有良好的预后，但其临床意义尚不完全清楚。前列腺类癌是一种分化较好的神经内分泌肿瘤，具有典型的发生在前列腺实质的类癌的形态。它表达神经内分泌标志物但不表达 PSA，这非常罕见，所以应该使用严格的诊断标准。小细胞癌是一种侵袭性神经内分泌肿瘤，其典型形态和免疫特征与肺小细胞癌相似。大细胞神经内分泌癌是一种高度恶性的神经内分泌肿瘤，既有神经内分泌形态特征（癌细胞大巢、周围呈栅栏状、非小细胞核特征），又有广泛的神经内分泌标志物表达。大多数病例出现在前列腺癌长期雄激素剥夺治疗（ADT）后的疾病进展期。混合型神经内分泌癌 - 腺泡状腺癌是由神经内分泌（小细胞或大细胞）癌的不同组成部分和典型的、伴有突变的腺泡型前列腺癌组成。大多数小细胞癌和前列腺癌混合的患者在 ADT 治疗后表现为 ADT 治疗后的神经内分泌转化，且呈激素抵抗、预后不良。

三、前列腺上皮内瘤变

前列腺上皮内瘤变（prostatic intraepithelial neoplasia，PIN）最早由 McNeal 教授于 1960 年描述，并被标记为"导管内发育不良""原位癌"。前列腺上皮内瘤变（PIN）是目前诊断前列腺腺管和腺泡内非典型上皮细胞癌前病变的首选术语[13]，其在结构上类似于良性腺体，但在细胞层面上排列着恶性细胞。前列腺上皮内瘤变只有通过前列腺组织病理学检查才能明确诊断，因为其没有特殊的临床或影像表现，也不会增加血清 PSA 水平。根据结构和细胞学异型性的严重程度，PIN 可分为低级别或高级别，后者的异型性更为明显（图 2-6）。低级别 PIN（LGPIN）不应在前列腺活检中被诊断及报告。在穿刺活检中发现低级别 PIN 与在随后的活检中发现癌症的风险增加无关，这一点与高级别 PIN 的情况不同。具体来说，无论第一次活检显示的是低级别 PIN 还是仅为正常的前列腺组织，前列腺癌在约 18% 的重复活检病例中被发现。此外，低级别 PIN 的诊断重复性很差，即使是专业的泌尿病理学家。高级别 PIN（HGPIN）的发生率在文献中差异显著，从 0 ～ 24.6%，平均为 7.7%[14]，原因可能是在前列腺活检过程中缺乏明确定义的诊断标准和技术因素。

在穿刺活检中识别 HGPIN 的重要性在于它与前列腺重复活检的关系。在 20 世纪 90 年代初，与 HGPIN 相关的前列腺癌风险接近 50%。但最近的研究显示，这种风险已大幅降低。在 2000 年以来发表的研究中显示，该风险已降为 23.5%。穿刺活检方案的不断改进提高了初次活检时的前列腺癌检出率，从而减少了再次活检的前列腺癌检出率。研究报道，穿刺病理初诊断为 HGPIN 者与初诊断为良性者相比，罹患前列腺癌的风险显著增加。因此，HGPIN 被视为在随后的前列腺穿刺活检中发现前列腺癌的重要危险因素，应被诊断和报告。对于 HGPIN 诊断后间隔多久再次重复活检，尚无共识，大多数研究建议在 3 ～ 6 个月或 6 ～ 12 个月重复活检。

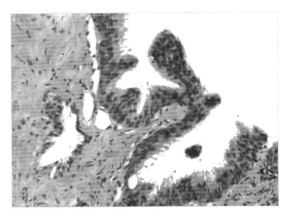

图 2-6　高级别前列腺上皮内瘤变表现为非典型 / 肿瘤细胞（管腔内细胞）且部分保留了基底层（外围小而扁平的细胞）。肿瘤细胞核肿大，核仁突出，染色质浓染呈块状

四、疑似癌症的非典型腺体

疑似癌症的非典型腺体（atypical glands suspicious for cancer，ATYP）是病理学家用来描述"疑似前列腺癌的腺体或腺体病灶，但缺乏足够结构和（或）细胞学异型性来建立明确诊断"的诊断性术语。与前列腺癌或 HGPIN 不同，ATYP 不是一个独特的生物学实体。它包括一系列良性病变，表现为结构和细胞学上的非典型性及采样不足的癌症小病灶。过去有许多术语被用于此类实体，如不典型、不典型增生、交界性病变、意义不确定的病变或不典型小腺泡增生（ASAP）等。这些术语也被用来描述其他形态实体。例如，非典型增生已被用于描述 HGPIN，尤其是 ASAP 已被广泛

使用。此外，一些泌尿外科医师会将 ASAP 误认为 HGPIN。出于这些原因，主张使用描述性术语来表示疑似前列腺癌的非典型腺体或 ATYP。ATYP 在前列腺活检中的发生率因患者群体和病理学家的经验而异。随着前列腺穿刺活检病理诊断标准和免疫组织化学标志物的改进，更大比例的 ATYP 将被诊断为良性或实际上是癌，从而降低被诊断为 ATYP 的发生率。研究报道，平均在 4.4%（0.7%～23.4%）的前列腺穿刺活检中会发现 ATYP[14]。

与 HGPIN 相似，在穿刺活检中识别 ATYP 的临床意义在于它与重复活检发现前列腺癌的高风险相关。与 HGPIN 不同，从 1990 年初到现在，与 ATYP 相关的前列腺癌风险增加的报告一直保持稳定。平均来说，40%（17%～70%）初次活检为 ATYP 的病例在第二次活检发现有前列腺癌[15]。与 HGPIN 类似，包括血清 PSA、TRUS 或直肠指检（DRE）在内的任何临床参数，都不能预测哪些诊断为 ATYP 的患者会在重复活检中发现前列腺癌。一些研究观察到，在最初的 ATYP 诊断之后，约 50% 的病例在与最初 ATYP 诊断相同的位置发现前列腺癌，71%～85% 的病例在相同的位置或在相邻穿刺处发现前列腺癌，只有 17%～27% 的病例在对侧叶发现前列腺癌[16-18]。基于这些数据，在最初的 ATYP 诊断之后进行再次穿刺活检的合理方法可以包括从最初的 ATYP 活检部位穿刺 3 针、每个相邻部位穿刺 2 针以及每个其他部位穿刺 1 针。由于 ATYP 诊断后再次活检发现前列腺癌的风险很高，应建议患者在初次活检后 3～6 个月内再次穿刺活检。

参考文献

[1] McNeal JE. Regional morphology and pathology of the prostate.American Journal of Clinical Pathology, 1968, 49:347-357.

[2] Fine SW, Reuter VE. Anatomy of the prostate revisited: implications for prostate biopsy and zonal origins of prostate cancer. Histopathology, 2012, 60:142-152.

[3] Arora R, Koch MO, Eble JN, et al. Heterogeneity of Gleason grade in multifocal adenocarcinoma of the prostate. Cancer, 2004, 100:2362-2366.

[4] Andreoiu M, Cheng L. Multifocal prostate cancer: biologic, prognostic, and therapeutic implications. Human Pathology, 2010, 41:781-793.

[5] Ruijter ET, van de Kaa CA, Schalken JA, et al. Histological grade heterogeneity in multifocal prostate cancer. Biological and clinical implications. The Journal of Pathology, 1996, 180:295-299.

[6] Cheng L, Song SY, Pretlow TG, et al. Evidence of independent origin of multiple tumors from patients with prostate cancer. Journal of the National Cancer Institute, 1998, 90:233-237.

[7] Mehra R, Han B, Tomlins SA, et al. Heterogeneity of TMPRSS2 gene rearrangements in multifocal prostate adenocarcinoma: molecular evidence for an independent group of diseases. Cancer Research, 2007, 67:7991-7995.

[8] McNeal JE, Price HM, Redwine EA, et al. Stage A versus stage B adenocarcinoma of the prostate: morphological comparison and biological significance. The Journal of Urology, 1988, 139:61-65.

[9] Huang CC, Deng FM, Kong MX, et al. Re-evaluating the concept of "dominant/index tumor nodule" in multifocal prostate cancer. Virchows Archiv : an international Journal of Pathology, 2014, 464:589-594.

[10] Ploussard G, Epstein JI, Montironi R, et al. The contemporary concept of significant versus insignificant prostate cancer. European Urology, 2011, 60:291-303.

[11] Bastian PJ, Mangold LA, Epstein JI, et al. Characteristics of insignificant clinical T1c prostate tumors. A contemporary analysis. Cancer, 2004, 101:2001-2005.

[12] Epstein JI, Amin MB, Beltran H, et al. Proposed morphologic classification of prostate cancer with neuroendocrine differentiation.The American journal of Surgical Pathology, 2014,

38:756-767.

[13] Bostwick DG, Qian J. High-grade prostatic intraepithelial neoplasia. Modern pathology : an official Journal of the United States and Canadian Academy of Pathology, Inc, 2004, 17:360-379.

[14] Epstein JI, Herawi M. Prostate needle biopsies containing prostatic intraepithelial neoplasia or atypical foci suspicious for carcinoma: implications for patient care. The Journal of Urology, 2006, 175:820-834.

[15] Schlesinger C, Bostwick DG, Iczkowski KA. High-grade prostatic intraepithelial neoplasia and atypical small acinar proliferation: predictive value for cancer in current practice.The

American Journal of Surgical Pathology, 2005, 29:1201-1207.

[16] Allen EA, Kahane H, Epstein JI. Repeat biopsy strategies for men with atypical diagnoses on initial prostate needle biopsy. Urology, 1998, 52:803-807.

[17] Iczkowski KA, Bassler TJ, Schwob VS, et al. Diagnosis of "suspicious for malignancy" in prostate biopsies: predictive value for cancer. Urology, 1998, 51:749-757, discussion 757-748.

[18] Park S, Shinohara K, Grossfeld GD, et al. Prostate cancer detection in men with prior high grade prostatic intraepithelial neoplasia or atypical prostate biopsy. The Journal of Urology, 2001, 165:1409-1414.

第 3 章　前列腺癌筛查

一、前列腺癌筛查的利弊

前列腺癌诊断有着十分成熟的肿瘤标志物——前列腺特异性抗原（prostate-specific antigen，PSA）。通过检测血液中的 PSA 水平，就有机会在没有任何临床症状的阶段发现早期前列腺癌。临床上早期发现的局限性前列腺癌治疗效果非常理想，5 年生存率接近 100%，基本实现临床治愈。近年来，PSA 检测越来越广泛地应用于前列腺癌的早期筛查工作。然而，以 PSA 检测为基础的前列腺癌筛查是否利大于弊仍然是很多学者争论的焦点。

在美国 PLCO 随机对照试验中（n=76 693），未能观察到 PSA 筛查相关前列腺癌死亡率的降低[1]。而在欧洲 ERSPC 研究中（n=182 000），以 PSA 检测为基础的前列腺癌筛查降低了前列腺癌死亡率（RR=0.79，95% CI：0.69 ～ 0.91），在 55 ～ 69 岁男性中，在 13 年的观察时间里每完成 1000 例基于 PSA 的前列腺癌筛查，可以预防 1.3 例前列腺癌患者死亡[2]。与 ERSPC 研究相比，很多学者认为 PLCO 研究的对照组存在大量的交叉污染，且实验组的单次 PSA 筛查依从性较低，这可能是导致研究得出阴性结果的原因[3]。决策分析模型表明，自 2012 年 NCCN 指南推荐使用 PSA 用于前列腺癌筛查开始，美国的前列腺癌死亡率随即开始出现下降趋势，而 2018 年 NCCN 指南修改建议后很快出现相反趋势[3, 4]。一项纳入 63 项基于 PSA 检测的前列腺癌筛查研究（n=1 904 950）的系统综述显示，PSA 筛查可以降低前列腺癌的死亡风险，但存在筛查结果假阳性、活检并发症和过度诊断等问题[5]。

在《中国前列腺癌筛查与早诊早治指南（2022，北京）》中，与未筛查相比，个体或群体在参与前列腺癌筛查过程中，产生的潜在负面效应主要有 4 个方面：筛查假阳性、过度诊断、过度治疗、相关心理影响[6]。荷兰伊拉斯谟大学医学中心的 Fritz Schröder 教授认为，约 40% 的筛查病例可能发生过度诊断，进而存在过度治疗的风险，发生诸如尿失禁和勃起功能障碍等并发症[2]。这些问题与 PSA 检测的低特异性有关。2020 年发表的一项 meta 分析（纳入 9 篇原始研究，n=6425）评价了 PSA 在中国人群前列腺癌早期筛查中的价值，结果表明：PSA 4.0ng/ml 作为筛查阳性临界值的敏感性为 89% ～ 100%，合并值为 91%（95% CI：89% ～ 93%），特异性仅为 13% ～ 77%，合并值为 41%（95% CI：27% ～ 56%）[7]。然而，前列腺癌筛查的利弊分析，受到地域、人口结构的影响，欧美国家已经具有近 40 年的 PSA 筛查历史，人群中的前列腺癌患者结构与国内有很大的差异，在中国开展前列腺癌筛查，究竟能否实现利大于弊，仍需要进一步探究。

19

二、MRI 用于前列腺癌早期筛查的进展

MRI 检查对临床有意义前列腺癌具有良好的诊断价值，敏感性达 76%，特异性达 88%[8]，在临床实践中已得到广泛应用，不仅被用于穿刺前定位可疑病灶，还被推荐用于筛选前列腺穿刺活检患者，减少不必要的穿刺。但 MRI 检查因经济成本高、检查等待时间长、部分地区读片及报告尚未规范化等原因，尚未被国内的专家共识或指南推荐直接用于前列腺癌筛查。如何利用 MRI 检查的优势弥补传统 PSA 筛查的不足，基于筛查人群特征构建有效的危险分级方法，减少不必要的前列腺穿刺活检，提高临床有意义前列腺癌的检出，降低临床无意义前列腺癌的过度诊断和治疗，以及提高筛查相关经济效益，是当前研究的热点。

2021 年发表的 IP1-PROSTAGRAM 研究[9]比较了磁共振（PI-RADS 4 ～ 5 分）、超声或 PSA ≥ 3ng/ml 三种检测方式对前列腺癌高危人群的诊断效率，结果显示：MRI 检测出最多的临床有意义前列腺癌且未增加穿刺人数，证明高危筛查人群特征下 MRI 保持着高诊断效能。另一项哥德堡关于前列腺癌筛查的回顾性研究中，将前列腺 MRI 及其引导的靶向穿刺用于 PSA 筛查之后，提高了前列腺癌检出的特异性，同时提高了筛查敏感性，并降低了 PSA 的筛查标准（从 3ng/ml 降到 1.8ng/ml）[10]。2021 年发表在医学权威杂志《新英格兰》上的 STHLM3-MRI 研究显示，对于可疑前列腺癌，即 PSA 水平 > 3ng/ml 或血清学指标 Stockholm > 3.11% 者，分析比较 MRI 及其引导的靶向穿刺＋系统穿刺和经直肠超声对临床有意义前列腺癌的检出率情况，结果显示：MRI 作为 PSA 检测后的二级风险评估手段相比传统筛查方法显著非劣

效（21% vs. 18%）[11]。不仅如此，在筛查体系中纳入 MRI 检查提高了临床有意义前列腺癌的检出率。基于此，研究者提出实验设计，探讨筛查人群中经危险分层后能否避免系统穿刺，从而进一步降低筛查带来的副作用。发表在《新英格兰》杂志上的结果显示：经筛查的可疑前列腺癌患者，如果只做 MRI 引导的靶向穿刺而非指南推荐的系统穿刺结合靶向穿刺活检，则会漏诊 19% 的临床有意义前列腺癌，但这部分都是中低危患者，大部分不需要积极治疗，更重要的是，可以减少 50% 临床无意义前列腺癌的检出[12]。因此，欧洲前列腺癌专家组对 EAU 指南补充解释，提出了一种基于危险分层的前列腺癌筛查与早期诊断模式，MRI 作为其中关键一环，具有减少穿刺针数、提高临床有意义前列腺癌检出率的作用[13]。

然而，MRI 能否帮助前列腺癌筛查摆脱"弊大于利"的泥潭，还需要进行经济效益模型的评估，而目前尚缺乏有力的研究支持。欧洲一项基于 400 万例男性的假设分析采用决策分析模型，比较前列腺穿刺活检优先和磁共振优先两种方式的受益 - 损害概况（前列腺癌死亡、质量调整生命年、过度诊断和活检）和成本效益（从卫生保健系统的角度、净货币收益），结果认为：与穿刺活检优先相比，磁共振优先可导致前列腺癌死亡率减少 0.9%，过度诊断减少 14.9%，穿刺活检减少 33.8%，因而最具成本效益[14]。

三、南京鼓楼医院泌尿外科前列腺癌公益筛查项目

南京鼓楼医院泌尿外科是江苏地区首个大规模开展前列腺癌早筛早治和分级诊疗的中心，目前已成为全国前列腺癌筛查量最大的单中心，为国家癌症早诊早治提供前列腺癌早期筛查的重要数据。自 2014

年起，南京鼓楼医院泌尿外科在南京市卫健委、南京市基层卫生协会的支持下，在国家癌症中心癌症早诊早治办公室的指导下，通过部署与筹备，充分调动社区卫生服务体系，创造性地在南京地区建立前列腺癌早筛早治、分级医疗协作机制。最初即与南京 28 家社区卫生中心签订了泌尿外科专科联盟协议，定期组织前列腺癌筛查相关的健康科普，对基层医院医师进行普及前列腺癌筛查理论和技能培训。目前合作社区共 56 家，实现南京地区全覆盖。自 2018 年起，笔者中心开展以社区为单位、针对前列腺癌高危人群的早期筛查公益项目，并通过建立前列腺肿瘤专病病房和前列腺癌筛查工作室，搭建前列腺癌筛查快速通道，实现与社区的高效对接，双向转诊。截至 2023 年底，南京鼓楼医院泌尿外科与合作社区已完成前列腺癌高危人群筛查 344 560 人次，检出临床可疑前列腺癌者 40 501 例，最终确诊前列腺癌患者 2928 例，总检出率为 0.85%（国家癌症中心 2015 年癌症统计报告，中国男性前列腺癌发病率为 11.05/10 万 [5]）。

欧美国家的传统 PSA 筛查模式弊端明显，由于 PSA 检查特异性不足 20%，造成了大量不必要的穿刺和临床无意义前列腺癌的过度诊断与治疗。本中心致力于优化筛查模式，在筛查启动前期，结合江苏地区前列腺癌流行病学特征和人群中 PSA 分布水平特点，设计了"PSA-mpMRI- 靶向穿刺"的危险分级筛查模式，目标是提高临床有意义前列腺癌的检出，避免不必要的穿刺和过度诊疗，提高前列腺癌筛查的经济效益。具体内容为：对 50 岁以上男性建议每年进行一次血清 PSA 检测，PSA > 4ng/ml 者认为 PSA 异常，建议行多参数 MRI 检查，而不是即刻穿刺活检。MRI 影像分别由一名影像科和一名泌尿外科高年

资专家解读，PI-RADS 评分 ≥ 3 分者，采取系统穿刺活检联合 MRI/US 融合靶向穿刺活检，而评分 < 3 分者接受 6 个月一次的血清 PSA 随访。但基于对 MRI 存在 15% ～ 20% 假阴性率的考虑，PI-RADS 评分 < 3 分但血清 PSA 水平较高（PSA ≥ 10ng/ml）者，建议行前列腺系统穿刺活检。研究挖掘出了江苏南京地区真实的前列腺癌流行病学数据，分析比较了不同年龄人群的 PSA 水平、前列腺癌检出率、穿刺阳性率及参与筛查意愿等，分析了确诊前列腺癌患者的疾病构成、危险分级，并与国内外其他研究的数据进行比较分析。研究成果于 2019 年 9 月发表在《中华男科学杂志》上，并被《中国前列腺癌筛查和早诊早治指南（2022，北京）》收录。此外，本中心同步设计了多项前瞻性临床研究队列，从不同角度评价该筛查模式的有效性和先进性。已注册在研的前瞻性课题包括 PSA 2.5 ～ 4.0ng/ml 人群的前列腺癌检出率及预测指标；PET/MR 检查预测 PI-RADS 评分 3 分患者临床有意义前列腺癌的价值；MRI 检查阴性患者的未来 5 ～ 10 年癌症检出率；"PSA-mpMRI- 靶向穿刺"模式下前列腺癌筛查的经济效益研究。

该项工作获得了南京市卫健委、南京市基层卫生协会及南京鼓楼医院等单位的大力支持，在其指导下对前列腺癌早筛的经济效益进行专业评价与流行病学研究，努力构建国家前列腺癌筛查的中国标准。通过 5 年的探索，笔者中心已成为中国地区前列腺癌肿瘤筛查数量最大的单中心，并因此受邀参加了中国疾控中心慢性非传染疾病和中国癌症基金会举办的"中国前列腺癌筛查策略研讨会"，介绍南京鼓楼医院的前列腺癌筛查经验。南京鼓楼医院泌尿外科由江苏省预防医学会牵头成立江苏省预防医学会泌尿系统疾病预防与控制专业委员会，并担任主任委员

单位，将不断优化和完善前列腺癌筛查方式及标准，逐步向省内其他地区开展前列腺癌筛查工作。

四、总结

随着磁共振技术的发展，基于多参数MRI的新型前列腺癌筛查模式正逐渐被临床所采纳，需要进一步探索和挖掘中国前列腺癌患者的群体结构特点，构建前列腺癌筛查的中国标准。

参考文献

[1] Pinsky PF, Prorok PC, Yu K, et al. Extended mortality results for prostate cancer screening in the PLCO trial with median follow-up of 15 years. Cancer, 2017, 123(4): 592-599. doi: 10.1002/cncr.30474.

[2] Schröder FH, Hugosson J, Roobol MJ, et al. Screening and prostate cancer mortality: results of the European Randomised Study of Screening for Prostate Cancer(ERSPC) at 13 years of follow-up. Lancet, 2014, 384(9959): 2027-2035. doi: 10.1016/s0140-6736(14)60525-0.

[3] Moyer VA. Screening for prostate cancer: U.S. Preventive Services Task Force recommendation statement. Ann Intern Med, 2012, 157(2): 120-134. doi: 10.7326/0003-4819-157-2-201207170-00459.

[4] Leapman MS, Wang R, Park H, et al. Changes in prostate-specific antigen testing relative to the Revised US Preventive Services Task Force Recommendation on Prostate Cancer Screening. JAMA Oncol, 2022, 8(1): 41-47. doi: 10.1001/jamaoncol, 2021: 5143.

[5] Fenton JJ, Weyrch MS, Durbin S, et al. Prostate-specific antigen-based screening for prostate cancer: Evidence report and systematic review for the US Preventive Services Task Force. Jama, 2018, 319(18): 1914-1931. doi: 10.1001/jama. 2018.3712.

[6] 赫捷，陈万青，李霓，等. 中国前列腺癌筛查与早诊早治指南 (2022, 北京). 中华肿瘤杂志，2022, 44(1): 29-53.

[7] 王宝华，沙宇婷，何凤蝶，等. 前列腺特异性抗原对中国人群前列腺癌早期检测价值的Meta分析. 中国癌症杂志，2020, 30(11): 879-886.

[8] Chen M, Zhang Q, Zhang C, et al. Combination of(68)Ga-PSMA PET/CT and multiparametric MRI improves the detection of clinically significant prostate cancer: A lesion-by-lesion analysis. J Nucl Med, 2019, 60(7): 944-949. doi: 10.2967/jnumed.118.221010.

[9] Eldred-Evans D, Burak P, Connor MJ, et al. Population-Based Prostate Cancer Screening with magnetic resonance imaging or ultrasonography: The IP1-PROSTAGRAM study. JAMA Oncol, 2021, 7(3): 395-402. doi: 10.1001/jamaoncol, 2020: 7456.

[10] Grenabo Bergdahl A, Wilderang U, Aus G, et al. Role of magnetic resonance imaging in prostate cancer screening: A pilot study within the Goteborg Randomised Screening Trial. Eur Urol, 2016, 70(4): 566-573. doi: 10.1016/j.eururo.2015.12.006.

[11] Eklund M, Jaderling F, Discacciati A, et al. MRI-targeted or standard biopsy in prostate cancer screening. N Engl J Med, 2021, 385(10): 908-920. doi: 10.1056/NEJMoa2100852.

[12] Hugosson J, Mansson M, Wallstrom J, et al. Prostate cancer screening with PSA and MRI followed by targeted biopsy only. N Engl J Med, 2022, 387(23): 2126-2137. doi: 10.1056/NEJMoa2209454.

[13] Van Poppel H, Roobol MJ, Chapple CR, et al. Prostate-specific antigen testing as part of a risk-adapted early detection strategy for prostate cancer: European association of Urology Position and Recommendations for 2021. Eur Urol, 2021, 80(6): 703-711. doi: 10.1016/j.eururo.2021.07.024.

[14] Callender T, Emberton M, Morris S, et al. Benefit, harm, and cost-effectiveness associated with magnetic resonance imaging before biopsy in age-based and risk-stratified screening for prostate cancer. JAMA NETW Open, 2021, 4(3): e2037657. doi: 10.1001/jamanetworkopen, 2020: 37657.

前列腺多参数磁共振成像（mpMRI）是围绕前列腺磁共振成像（MRI）的基本概念而建立的。mpMRI 是评估前列腺癌（PCa）的常用影像学方法，其在常规 T1 加权像（T1-weighted image，T1WI）、T2 加权像（T2-weighted image，T2WI）序列的基础上结合弥散加权成像（diffusion-weighted imagin，DWI）、动态对比增强磁共振成像（dynamic contrast-enhanced MRI，DCE-MRI）和（或）磁共振波谱成像（magnetic resonance spectroscopic imaging，MRSI）等功能成像序列来反映前列腺组织的功能、生化代谢等方面的改变，以提高前列腺癌检测和分期的敏感性和特异性。除了成像序列的选择外，许多因素对前列腺 MRI 的图像质量也有影响，如磁共振场强和接收器线圈、距离穿刺活检等侵入性操作的时间间隔及患者检查前准备情况等。本章对前列腺 MRI 相关的技术问题进行了综述，重点讨论了硬件要求、解剖成像序列和功能成像序列。

一、硬件要求

（一）场强

前列腺 mpMRI 的 3.0T 比 1.5T 成像的优势主要是增加了信噪比（SNR）。SNR 与场强呈线性相关，理论上 3.0T 可使 SNR 翻倍。在实际应用中由于安全方面的考虑，3.0T 信噪比增益小于 100%。在 DWI 和

MRSI 等固有低信噪比的序列中，可通过 3.0T 的高信噪比改善图像质量。提高 SNR 可以提高 T2WI 的空间分辨率，从而减少体素体积，提供更精确的前列腺解剖和病理信息。在 DCE-MRI 中，提高信噪比可以减少扫描时间，提高时间分辨率；在 MRSI 中，高 SNR 能提高频谱分辨率。

从 1.5T 迁移到 3.0T 伴随着许多技术挑战，需满足 3.0T 前列腺磁共振检查的安全性。例如，T2WI 的快速自旋回波（FSE）序列可以被修改为采用部分而不是完全的重聚焦脉冲，或者利用可变翻转角来降低比吸收率（SAR）[1, 2]。从场强 1.5T 变为 3.0T，组织 T2 值发生一定的改变，但改变不是非常明显，不需要对最佳回波时间进行过多调整[3]。易感性效应在高场强下也更加严重，这与 MRSI 和 DWI 特别相关。因此，在存在金属置入物（如髋关节假体）时首选较低的磁场强度（1.5T），以便将易感性伪影降至最低。而在 3.0T 时，主磁场的均匀性则更难保持，导致图像信号不稳定。

使用现代磁共振设备和技术可以最大限度地减少上述限制。优化后的 1.5T 和 3.0T 磁场均可在临床上为前列腺 MRI 诊断提供足够的图像质量。但大多数情况下，3.0T 比 1.5T 成像更具优势。3.0T 场强磁共振的 T2WI 解剖成像空间分辨率更高，局部前列腺癌的分期准确率也较 1.5T 场强更高。

（二）直肠内线圈

直肠内线圈（endorectal coil，ERC）的原理是最小化前列腺和接收线圈之间的距离，以提升前列腺和邻近解剖结构的信号质量。与高场强成像类似，使用 ERC 后主要是提高了 SNR。与传统的盆腔相控阵表面线圈（pelvis phased array coil，PPA）相比，ERC 的信噪比提高了约 10 倍[4]。

传统的 ERC 由球囊内的单个射频线圈元件组成，检查者向球囊充气使线圈与前列腺紧密贴近。为了最大限度地减少空气导致的磁敏感伪影，应向球囊内填充与磁化率匹配的流体，如全氟化碳或钡。与充气线圈相比，硬质直肠内线圈可减少腺体的几何变形，提供更高的信噪比[5, 6]。多通道硬质 ERC 被证明可更好地改善 SNR[7]。硬质 ERC 的缺点包括：①增加了运动伪影（充气气囊被认为可减少直肠壁的活动）；② ERC 非一次性使用，需使用前消毒。尽管 ERC 可以单独使用，但通常与盆腔相控阵表面线圈结合，以最大化提高信噪比。ERC 和 PPA 线圈的联合使用借助了 ERC 的高信噪比和宽视场。前列腺内的信号通常由 ERC 而不是 PPA（＞ 90%）主导。ERC 对于体型较大的患者尤其有利，因为 PPA 线圈会受到从体表到前列腺距离的限制。在 1.5T 和 3.0T 场强下，与单独使用 PPA 线圈相比，使用 ERC 可以提高前列腺癌的分期准确性[8, 9]。

在 1.5T 场强下，不使用 ERC 进行前列腺癌分期评估是有争议的，并非最优方案。除场强和 ERC 使用之外，还有其他因素影响总体 SNR，例如接收器带宽、线圈设计和射频链效率等。虽然 3.0T 和 ERC 可改善 MRI 的图像质量，但必须考虑其成本、设备可用性和患者接受度等因素。

（三）表面线圈

临床前列腺癌 MRI 使用的是多通道 PPA 接收器线圈，可独立进行，也可与 ERC 联合。许多中心使用多通道表面线圈，因为其在较瘦的患者中提供了更高的中央 SNR。目前的建议规定至少使用 8 通道或 16 通道线圈，如果独立使用 ERC，则至少使用 16 通道线圈[10]。虽然一些学者主张在 1.5T 时使用 ERC，以便在合理的时间范围内获得足够诊断质量的图像，但如果使用现代的 16 通道线圈，则当前指南接受在 1.5T 时仅使用 PPA 线圈，但强烈建议在 1.5T 时使用 ERC[11]。多项研究表明，使用 PPA 线圈的 3.0T 磁共振成像提供了与使用 ERC 的 1.5T 成像相似的图像质量，对于前列腺癌的局部分期具有类似的准确性[12-15]，表明使用 PPA 线圈的 3.0T 磁共振成像可为不能接受 ERC 的患者提供了另一种选择。有证据表明，与单独使用表面线圈在 3.0T 进行成像相比，使用 ERC 在 3.0T 下进行成像可以提高前列腺癌的检出和分期准确性[8, 16]。最近的一项研究对 20 例患者的 51 个肿瘤病灶进行了 3.0T 磁共振扫描，使用 ERC 检测肿瘤具有更高的敏感性和阳性预测值，部分原因是其对小肿瘤的检测效果有所改善[16]。

综上所述，直肠内线圈的必要性是有争议的。许多专家认为，使用 3.0T 的 ERC 可以最大限度地提高分期的准确性。但一些医疗中心依然在没有 ERC 的情况下进行 3.0T MRI 扫描前列腺，也能获得较为清晰的图像质量。因此，在 3.0T MRI 下，是否使用 ERC 需要权衡利弊。此外，应谨慎使用无 ERC 的 1.5T 磁共振系统，该系统在检测小癌灶和早期前列腺癌包膜外侵犯方面的能力有限。

二、解剖成像序列

前列腺 MRI 检查应至少包括 T2WI 和 DWI 序列。虽然也建议常规采集动态对比增强（DCE）图像，但其价值尚存争议。根据临床情况，可适当增加其他序列。应该避免不必要的序列，因为会延长检查时间和增加患者的不适感，降低患者的依从性。

（一）T2WI

T2WI 是前列腺 MRI 检查的基础序列，它能够显示前列腺的分区解剖以及检测、定位前列腺癌，并对前列腺癌进行分期，评估前列腺包膜外侵犯（EPE）和精囊侵犯（SVI）。

1. 成像技术　二维多平面 T2WI 应在轴面和至少一个其他正交面（冠状面或矢状面）内采集，最好使用快速自旋回波序列（也称为"快速自旋回波"）在所有三个平面上采集。轴位图像应在与直肠垂直的平面上，完全覆盖前列腺和精囊。使用 3～4mm 的层厚且无层距的 20～30 个层面通常可覆盖整个前列腺。回声时间（TE）的选择应根据前列腺癌和正常腺体组织的固有 T2 值，从而最大化外周带和移行带之间以及前列腺癌和正常腺体组织之间的对比度。在 1.5T 时，癌组织、移行带和外周带的 T2 值分别报告为 82ms、88ms 和 122ms[17]。通常使用 100～130ms 的 TE 来实现组织间的最佳图像对比度，重复时间（TR）为 2～5s。为了防止与直肠运动有关的相位重影遮盖前列腺，应将相位编码方向设置为左 - 右，频率编码方向设置为前 - 后。需要高空间分辨率才能准确描述前列腺解剖结构和评估前列腺癌侵犯。应避免长回声序列以减少相关图像模糊和空间分辨率损失。

三维（3D）T2 加权快速自旋回波序列可以用作常规二维（2D）多平面图像的附加序列，例如 3D Vista（飞利浦医疗系统，Best，荷兰）、3D SPACE（西门子医疗保健，Erlangen，德国）和 3D FSE-Cube（GE Healthcare，密尔沃基，威斯康星州）。这些序列使用具有可变翻转角度的延长回声序列，以高效地获得高分辨率的各向同性 3D 图像。各向同性成像在描绘精细解剖细节以及区分真实病变方面有一些帮助。例如，3D T2WI 可以改善保留神经的前列腺癌根治术患者的神经血管束的影像学表现[18]。由于 3D 采集可以在任意平面方向上重新格式化，这些序列在未来可能会在临床实践中取代 2D 多平面 T2WI，显著节约时间（在一项研究中，3D 各向同性空间采集 3min 52s，而在三个正交平面上的 2D FSE 图像为 11min[19]）。然而，2D 和 3D T2WI 的组织对比度并不相同，在某些情况下，3D 图像的对比度可能不利于前列腺癌检测。此外，3D MRI 通常比 2D 成像对运动更敏感，且不能与 2D 成像序列的分辨率相匹配。由于这些局限性，多平面 2D 成像仍然是临床实践的标准方案。

2. T2WI 的解剖学研究　McNeal[20] 报告的前列腺解剖分区在 T2WI 上显示良好（图 4-1，图 4-2）。将前列腺分为基底部、体部和尖部。组织学上，腺体分为四个区：与膀胱逼尿肌部分连续的前纤维肌间质区，围绕尿路的移行带（TZ），围绕射精管的中央带（CZ）及外周带（PZ）。移行带在年轻男性的腺体中只占很小的一部分，但随着年龄的增长和良性前列腺增生（BPH）的发生，移行带所占的比例越来越大，约 20% 的前列腺癌起源于移行带。外周带含有大部分腺体组织（约 70%），约 70% 的前列腺癌起源于外周带[21]。

在轴位 T2WI 上，外周带显示为沿后方和侧方腺体的均匀高信号的新月形组织。在较早的研究中，中央带和移行带经常被归类为"中央腺体"，描述为在 T2WI 上不均匀的中到低信号。后续研究表明，MRI 可以准确区分移行带和中央带，大多数患者的中央带表现为更均匀的低 T2WI 信号区域[22]。因此，应避免使用"中央腺体"一词。

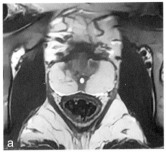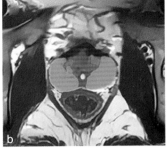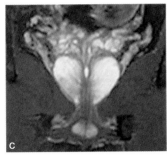

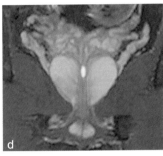

图 4-1 T2WI 显示正常前列腺解剖分区：前列腺彩色分区解剖。a、b. 横轴位图像，c、d. 冠状位图像，a、c. 未标记的图像，b、d. 对应彩色分区标注图，描绘前列腺的解剖区域。中央带（CZ，褐色），前纤维基质带（AFMS，深蓝色），移行带（TZ，紫色），主要是前列腺良性增生性结节。外周带（PZ，红色）呈均匀的高信号新月状，沿后侧和外侧分布腺体的各个方向。前列腺囊肿（V，黄色）。另可见前列腺周围的直肠（R，淡蓝色），外周带（PZ，红色），尿道（U，深绿色），精囊（SV，淡蓝色），神经血管束（NVB，草绿色）

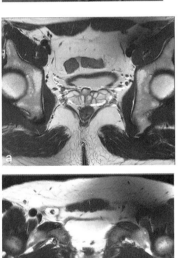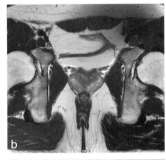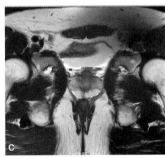

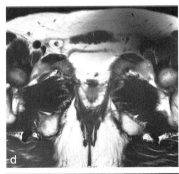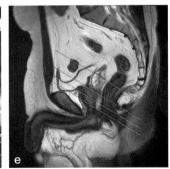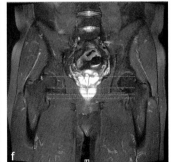

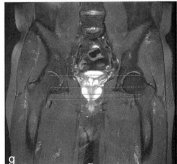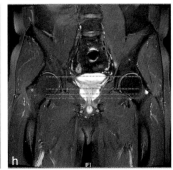

图 4-2 T2WI 显示正常前列腺解剖。a ~ d. 从前列腺基底部到尖部的横轴位图像；e ~ h. 1 张矢状位和 3 张冠状位图像，红色虚线指示横轴位图像的扫描位置和方向

前列腺被前列腺包膜与邻近软组织隔开，包膜在磁共振上表现为围绕腺体的细长低信号边缘，包膜侵犯是前列腺癌向外扩散的一个重要标志。前列腺无真正的包膜，所谓的前列腺包膜在组织病理学上表现为一条细小的同心纤维肌肉组织带，在前部和顶端是不完整的。神经血管束位于腺体后外侧的 5 点和 7 点位置，是前列腺癌扩散转移的重要途径。

3. T2WI 的病理学研究　T2WI 上显示的外周带病灶在正常腺体组织的高信号背景上一般表现为低信号。在外周带表现为圆形或边界不清的低信号局灶性病变（图 4-3）。然而，这种表现是非特异性的，良性改变如前列腺炎、萎缩、出血、瘢痕和治疗后的改变可能与外周带肿瘤的表现相似（图 4-4）[23]。移行带内的肿瘤对检测提出了更大的挑战，因为肿瘤的信号特征和移行带的良性结构可能会重叠[24]。这些病变通常表现为边缘不清的均质肿块，也可能为透镜状、水滴状或毛刺状。恶性程度高的肿瘤往往比恶性程度低的肿瘤的 T2WI 信号强度更低[25]。

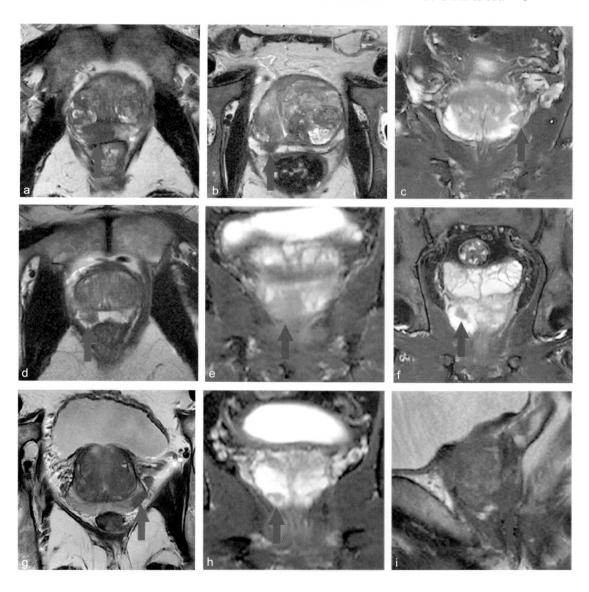

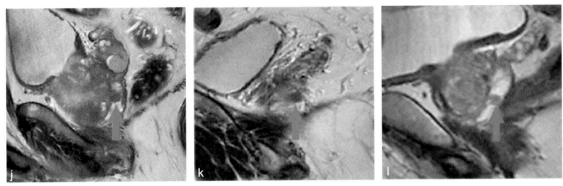

图 4-3　前列腺外周带病灶在 T2WI 上的典型表现。轴状位（a～d），冠状位（e～h）和矢状位（i～l）图像，每组为同一患者，箭头所指为病灶

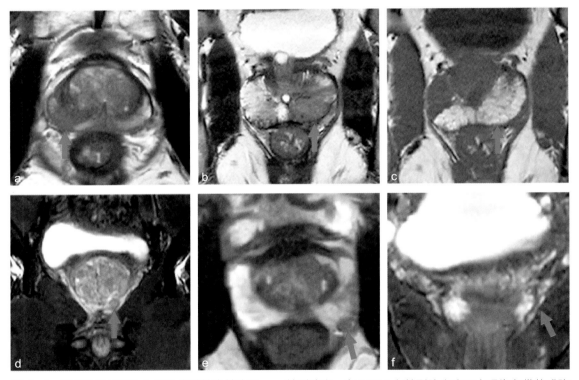

图 4-4　T2WI 常被误认为恶性病灶的良性表现。a. 前列腺炎，在 T2WI 上前列腺炎症可表现为条带状或弥漫性的低信号，有时较难与前列腺恶性病灶进行区分。该病灶位于前列腺右侧体部外周带，影像科报告 PI-RADS 5 分，穿刺结果为前列腺慢性炎症。b、c. 前列腺出血，T2WI 显示低信号，T1WI 显示对应区域高信号。该患者前列腺外周带 2 ～ 8 点钟方向见斑片状 T1 高信号 T2 低信号影，DWI 未见明显弥散受限。d. 前列腺移行带的基质增生结节，因包含较多的基质成分，在 T2WI 上为低信号，较难与恶性病灶区分。该患者增生结节恰好位于移行带与外周带交界处，如果仅通过该层横断面观察极易误认为是外周带上的典型恶性病灶。结合其他层面及序列可以帮助区分。e、f. 扩张的前列腺周围静脉，紧靠前列腺左侧体部外周带边缘处可见 T2WI 异常低信号，提示恶性肿瘤可能，结合 T2WI 冠状位图像分析该病灶虽紧贴前列腺外周带但仍存在间隙，解剖上更倾向认为是周围扩张的静脉

　　前列腺癌可表现为腺体内或前列腺外的侵袭行为，常见的扩散途径包括精囊侵犯（SVI）和神经血管束侵犯（NVBI）。T2WI 上前列腺包膜的清晰分界是评估肿瘤在腺体内（≤ T2 期）还是延伸到腺体外（≥ T3 期）的关键。包膜外侵犯（EPE）在 T2WI 上的特征是不对称、神经血管束增厚或不规则、前列腺病灶膨出、边缘不规则或毛刺、直肠前列腺角消失、肿瘤与包膜接触界面 > 1cm、包膜破裂并伴有可测量的前列腺外病灶或膀胱壁侵犯（图 4-5）[10]。SVI 在 T2WI 上的特征是精囊内局限性或弥漫性 T2 低信号，前列腺基底部与精囊之间的正常夹角消失，肿瘤直接从前列腺基底部向精囊内及其周围扩散（图 4-6）。

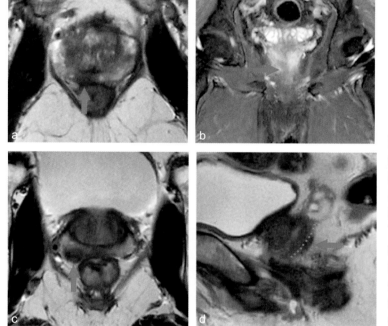

图 4-5　T2WI 的前列腺包膜外侵犯。a、b. 病灶位于前列腺体部至尖部外周带背侧，与前列腺包膜广泛接触且稍向外突出，考虑前列腺包膜受侵犯可能性大。a. 横轴位 T2WI；b. 冠状位 T2WI。c、d. 病灶位于前列腺体部右侧外周带，病灶与前列腺包膜接触约 2cm 且向外突出，考虑前列腺包膜受侵犯可能性大。c. 横轴位 T2WI，d. 矢状位 T2WI

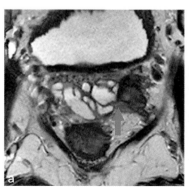
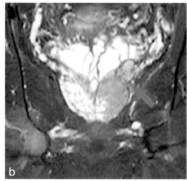
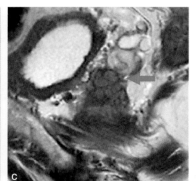

图 4-6　T2WI 的前列腺精囊侵犯。a. 横轴位 T2WI；b. 冠状位 T2WI；c. 矢状位 T2WI

在 T2WI 上评估是否存在前列腺包膜外侵犯在手术计划的制订中至关重要。MRI 已被证明在评估神经保留手术的患者方面具有实用价值，保神经手术具有较低的勃起功能障碍和尿失禁风险。在接受开放前列腺根治性切除术的患者中，MRI 已被证明可以提高外科医师在决定是否切除或保留神经血管束（图 4-7）的准确性[26]。前列腺 MRI 同样被证明在机器人辅助腹腔镜前列腺切除术（RALP）中改善了神经保留的决策[27, 28]。

（二）T1WI

通常使用 2D 或 3D 的梯度回波序列在轴位上采集 T1WI。这些图像对识别活检后前列腺内出血特别有用，出血在 T1WI 上表现为高信号，通常出现在外周带和精囊内（图 4-4c）。出血还会导致 T2 信号减低（图 4-4b），导致 T2WI 上对恶性肿瘤的假阳性解释。这可能与非癌区域的柠檬酸盐增加导致正常前列腺组织出血的半衰期延长有关。出血可能会限制 mpMRI 的解读。因此，如果在 T1WI 上发现出血，在临床情况允许的情况下，建议在 3～4 周后出血已吸收时复查[10]。

当使用大视野时，T1WI 也可用于评估局部结节和骨转移。与 T2WI 相比，T1WI 的空间分辨率较低是可以接受的，因为其增加了解剖结构覆盖率且采集时间较短。请注意，大多数接受 MRI 检查前列腺癌或进行局部分期的低风险至中等风险患者不需要专门的大视野 T1WI[10]。

（三）弥散加权成像（DWI）

传统的 T2WI 在临床上主要用于前列腺癌的局部分期，以评估肿瘤是否局限于器官内。随着磁共振动态对比增强（DCE）、磁共振波谱成像（MRSI）和磁共振弥散加权成像（DWI）等其他序列的出现，多参数磁共振成像的概念被提出并应用于前列腺癌的诊断[29]。其中，DWI 在前列腺癌病灶定性及定位方面具有很高的准确性，被广泛应用。在前列腺癌中，因癌细胞组织密度大（细胞体积小、核浆比大、细胞外间质成分少），导致细胞膜阻碍水分子运动的作用加强，因此水分子的弥散受限[30]。此外，DWI 可作为一种非侵入性手段检测肿瘤的侵袭性。本节从技术和临床应用层

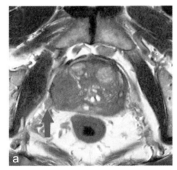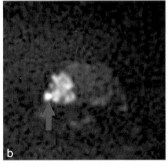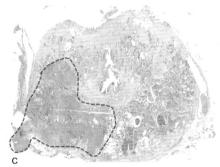

图 4-7　T2WI 用于前列腺神经保留手术计划。63 岁老年男性患者，确诊前列腺恶性肿瘤 3 周，性功能保留欲望强烈。a. 横轴位 T2WI 显示病灶位于右侧外周带。b. 侵犯前列腺包膜累及右侧前列腺周围神经血管束。左侧未见明显恶性病灶侵犯，遂行机器人辅助腹腔镜下根治前列腺切除术，右侧行筋膜外切除，左侧行筋膜内切除，有效保留了左侧的神经血管束。c. 前列腺全器官病理切片提示前列腺腺癌（Gleason 评分 4+4=8/10 分）。肿瘤累及前列腺右侧包膜外并累及神经，左侧未见明显肿瘤病灶。标本切缘阴性。术后随访患者性功能恢复满意

面对 DWI 诊断前列腺癌进行了总结。

1. 技术层面　传统的 MRI 基于水分子中（H_2O）氢原子核质子的信号进行诊断。人体中的水分子呈随机布朗运动，高浓度的水分子提供了可以生成图像的强信号。但 DWI 的对比机制不同于常规 MRI 序列。DWI 研究的是在应用一个弥散敏感梯度时水分子的位移。在简单流体中，水分子弥散是"自由"的，但在生物组织中，水分子位移带来的阻抗，会限制其弥散。水分子的弥散主要是通过细胞膜实现的，其运动受限的程度与细胞密度成正比。在细胞密度较低的组织中，水分子可以在细胞外相对自由地移动 [30]。通常肿瘤组织中细胞密度增高，细胞膜数量也更多。而细胞膜是疏水性的，它阻碍了水分子在细胞外的运动，导致其弥散受限。使用 DWI 测量水分子运动时，最常用的序列是单次激发平面回波 - 成像自旋回波脉冲序列，在 180°重聚焦脉冲前后应用等强度的矩形梯度脉冲 [31]。第一个梯度脉冲引起水分子的初始退相。其中静止的水分子将被第二个梯度脉冲完全重新定相，同时测得的信号强度没有显著的变化 [30]。和静止的水分子相比，由于存在位移，正在移动的水分子不会完全被第二个梯度脉冲重新定相，从而导致获得的 DWI 信号衰减。梯度脉冲的部分强度由梯度的振幅决定，可由 DWI 序列的 b 值反映。使用更强的梯度脉冲代表更大的 b 值会增加 DWI 序列对水运动的敏感性。

DWI 的样本采集参数的选择必须考虑敏感性和 DWI 上常见的畸变伪影 [31]。例如，回波时间（TE）应设置为最小值，以帮助减少此类伪影。为了适合前列腺成像，视野（FOV）应缩小为约 220mm × 220mm。薄层厚度应为 3.0 ~ 3.5mm，矩阵尺寸约为 108×108，用于提供充足的 SNR 和空间分辨率。应用过量采样是为了防止在 FOV 降低的情况下可能出现的混叠伪影。由此得到的分辨率（约为 1.2mm × 1.2mm × 3.5mm）可将 DWI 与 T2WI 进行匹配，有助于阅片者识别可疑病灶 [32]。为防止化学位移伪影，接收器带宽应在读出方向设置为 1493Hz。在延长的采集时间内，多次切片激发和延长采集持续时间内的信号平均值（例如，信号平均值为 10 ~ 20）提高了信号与噪声对比度（CNR）的比率。现代系统的使用，使每个采集的 b 值获得不同的信号平均值成为可能，因此，可以更高效地获得最高 b 值图像的信号均值。为了获得足够的信号平均值从而得到充足的信噪比，总采集时间应设置为 5 ~ 8min。如果使用直肠内线圈，无论是在 3.0T 还是 1.5T 下成像，都可以获得更薄的间隔（2.5mm），更小的 FOV [33]，从而提高空间分辨率并减少伪影，但也会降低 SNR 和 CNR。在权衡利弊时，空间分辨率的升高（体素大小为 3.1mm³ ∶ 6.7mm³）比 CNR 的降低更明显，这使病灶显示更为明显，同时显著提高了整体图像质量 [33]。这种序列的调整有助于提高对微小或散发前列腺癌灶的检测能力。

前列腺 DWI 的定性评估包括对 DWI 上组织内信号衰减程度的视觉评估，包括：高 b 值图像和表观弥散系数（ADC）图。

2. 高 b 值图像　为了增加前列腺癌组织和正常组织的对比度，通常需要使用高 b 值（b ≥ 800s/mm²）的 DWI。基于水分子信号衰减程度的差异，较高的 b 值提供了更明显的组织间对比。当 b 值小于 800s/mm² 时，使用 DWI 对肿瘤的视觉检测受到限制，T2 在图像中则占有更高的权重。信号强度反映了水弥散和 T2 弛豫时间。良性前列腺组织可能有较长的 T2 弛豫时间，因此在 DWI 上显示为高信号强度，这可能掩盖了肿瘤内信号强度的增加。即使使用 800 ~

1000s/mm^2 的高 b 值，也会经常遇到 T2 穿透效应导致的肿瘤模糊（图 4-8）。一项研究认为，在上述 b 值范围内，只有不到 50% 的病例可以观察到肿瘤[34]。增加肿瘤可见性的一种方法是使用短 TE（≤ 90ms）降低 T2 权重，从而减少 T2 穿透效应。更有效地增加病灶可见性的方法是选择超高的 b 值（b ≥ 1400s/mm^2），这进一步增加了弥散权重，对良性前列腺组织的抑制更明显（图 4-9）。与标准的高 b 值相比，它提高了 DWI 对前列腺癌检测的敏感性（图 4-10）。Metens 等对 41 例经活检证实前列腺癌的患者进行了一项研究，患者在 3.0T 下以 5 个 b 值（0、1000、1500、2000、2500s/mm^2）成像，研究者发现在 b=1500s/mm^2 和 b=

2000s/mm^2 时肿瘤的可见性最高，在 b=1500s/mm^2 时 CNR 最好，因此支持使用超高 b 值[35]。在一项以 201 例接受根治性前列腺切除术的患者为对象的研究中，Katahira 等通过三位研究者独立阅片并收集结果，发现使用 b=2000s/mm^2 图像的敏感性（73.2%）、特异性（89.7%）和准确性（84.2%）比使用 b=1000s/mm^2 的图像更高（敏感性：61.2%，特异性：82.6%，准确性：75.5%）[36]。上述结果也在 Rosenkrantz 等的研究中得到证实，该研究以 29 例接受根治性前列腺切除术的患者为研究对象，通过两位研究者独立阅片，发现 b=2000s/mm^2 的 DWI 比 b=1000s/mm^2 的 DWI 在检测肿瘤病灶时具有更高的敏感性[37]。

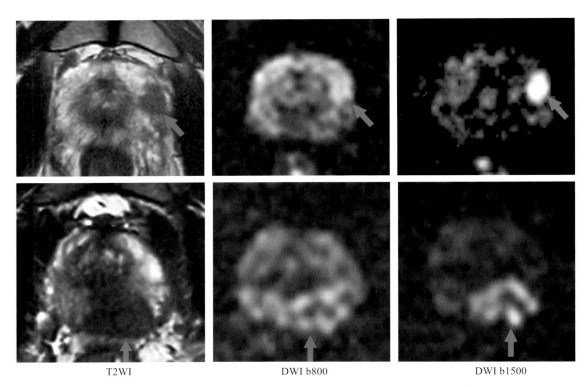

T2WI   DWI b800   DWI b1500

图 4-8　T2 穿透效应。在 T2WI 上外周带肿瘤（实线箭头）显示明显，但在 b=800s/mm^2 DWI 上显示不明显，部分原因是良性前列腺组织的 T2 弛豫时间较长导致的 T2 穿透效应。然而，病灶在 b=1500s/mm^2 的 DWI 上清晰可见，因为使用高 b 值 DWI 后，T2 穿透效应减弱

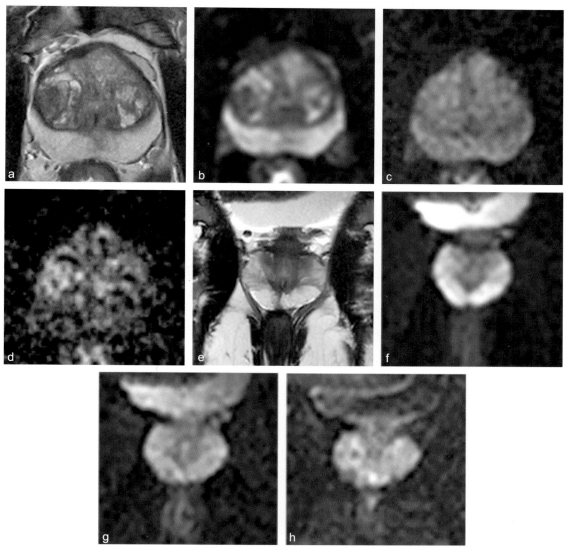

图 4-9　正常前列腺组织在 DWI 中随着 b 值的增加，信号逐渐减低。a. 横轴位 T2WI；b. b=50s/mm²DWI；c. b=800s/mm² DWI；d. b=1500s/mm² DWI；e. 横轴位 T2WI；f. b=0s/mm² DWI；g. b=1000s/mm² DWI；h. b=2000s/mm² DWI

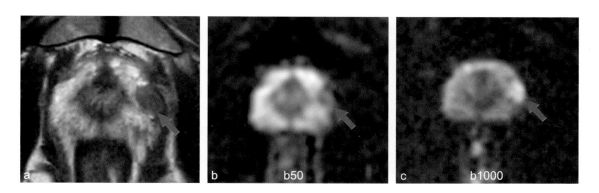

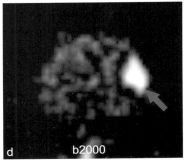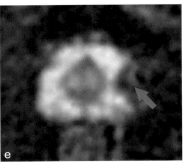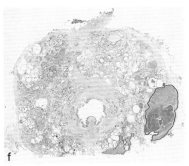

图 4-10　前列腺左侧外周带肿瘤，箭头所示为肿瘤病灶。a. 横轴位 T2WI；b ~ d. 肿瘤在不同 b 值 DWI 表现，在 b=2000s/mm² 图像上（d）与 b=1000s/mm² 图像上（c）相比更加明显；e. ADC 图，肿瘤呈低信号；f. 根治性前列腺切除术的组织病理显示肿瘤的 Gleason 评分为 4+4=8/10 分

尽管超高 b 值对肿瘤检测有重要价值，但依然存在一定的挑战性。当 b 值超过 1000s/mm² 时，伪影会显著增加而 SNR 会变得非常低，进而降低图像质量。虽然使用更高信号均值可以帮助保持足够的 SNR，但会延长整体扫描的时间。通过使用 3.0T 系统或使用 1.5T 和直肠内线圈，可以在超高 b 值时提供足够的 SNR。另一解决方案是通过采集的低 b 值图像计算合成超高 b 值（≥ 1400s/mm²）的图像。计算合成出的超高 b 值 DWI 与直接采集高 b 值 DWI 的对比度类似，有助于肿瘤的检测。该方法可避免直接获取高 b 值图像带来的失真和后续的技术问题，且不额外增加扫描时间。

Maas 等对 42 例经穿刺活检病理证实的前列腺癌的患者进行了一系列研究，使用盆腔相控阵线圈在 3.0T 下成像，发现在 b 值为 1400s/mm² 时获得的 DWI 和计算出的 DWI 的 CNR 相似[38]。该研究的结论：在 b=1400s/mm² 时，计算生成的 DWI 可以用来代替采集获得的 DWI，可作为增加前列腺肿瘤病灶可见性的一种手段。此外，通过将计算出的 b 值提高到 5000s/mm²，可以进一步提高病变的显著性。Rosenkrantz 等在 3.0T 下使用盆腔相控阵线圈进行的研究证实了上述研究结果，该研究设定的 b 值

为 50s/mm²、1000s/mm² 和 1500s/mm²。在比较由低 b 值图像计算生成的 b=1500s/mm² 的 DWI 与直接扫描获得的 b=1000s/mm² 或 1500s/mm² 的 DWI 时，各种评价 DWI 序列的成像质量和诊断性能的指标（包括对良性组织的抑制、失真、伪影、敏感性、肿瘤检测的阳性预测值和肿瘤与外周带的对比等）基本相同甚至前者更好[39]。另一项研究中，纳入 106 例患者，均经 MRI-TRUS 图像融合靶向穿刺活检证实的前列腺癌，Grant 等比较了在 3.0T 下获得和计算的 b=2000s/mm² 图像。尽管该研究中计算获得的图像质量略低，但两组图像间前列腺肿瘤的可见性相似[38]。

综上，目前推荐在常规临床工作中使用超高 b 值 DWI（b ≥ 1400s/mm²）。根据梯度性能、线圈设计和软件平台的不同，在临床实践中，可能无法直接获得 b > 1000s/mm² 的 DWI。因此，计算 DWI 有利于超高 b 值 DWI 的实现。然而，计算 DWI 目前并不适用于所有 MRI 系统，仍需要更多的实践探索，通过尽可能减少伪影来获取超高 b 值 DWI。减少失真伪影的一个重要措施是确保直肠内无空气。如果使用直肠内线圈，则建议使用全氟化碳或含锰液体充盈线圈，可显著降低直肠内容物在 T2WI 和 DWI 序列的信号强度。当不使用

直肠内线圈时，指导患者在开始检查前排空直肠可减少伪影。

MRI 硬件和软件的持续改进将提高获得性 DWI 的质量和计算 DWI 的临床可用性，最终提高 mpMRI 的诊断性能。例如，b ≥ 1400s/mm² 的 DWI 有助于区分前列腺癌与外周带（PZ）的局灶性前列腺炎（图 4-11）、移行带（TZ）的间质性良性前列腺增生（BPH）结节（图 4-12）。当 b=1000s/mm² 时，前列腺炎和间质性 BPH 通常在 DWI 上表现为信号增强，而在超高 b 值时，这种信号更有可能被抑制（前列腺炎比间质性 BPH 更明显）。而前列腺癌相对于这些良性改变来说，其弥散受限更明显，所以在超高 b 值时仍保持高信号。因此，b ≥ 1400s/mm² 的 DWI 可以改善前列腺成像 - 报告和数据系统（PI-RADS）的诊断性能，特别是在定性不典型可疑病变方面（PI-RADS 3 分）。

3. 表观弥散系数（ADC）图　从不同 b 值的 DWI 中获得的数据可用于定量分析。虽然仅使用 2 个 b 值就可以进行此类分析，但临床实践中最常见的是 3 个 b 值：1 个低（50s/mm² 或 100s/mm²），1 个中等（400s/mm² 或 500s/mm²）和 1 个高（800s/mm² 或 1000s/mm²）。低 b 值通常不应为 0，以避免早期毛细血管成分对测量的弥散信号的影响。通过在 y 轴上绘制被测信号强度的对数，

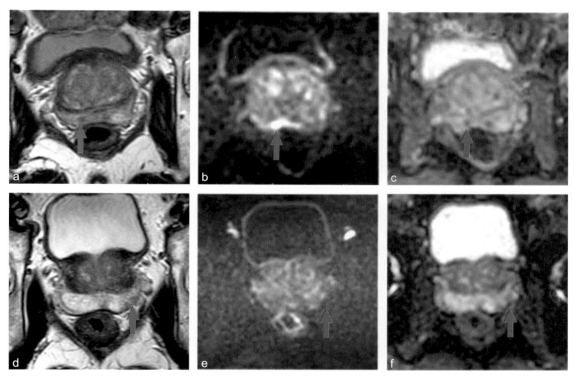

图 4-11　前列腺癌（a ～ c）与外周带局灶性前列腺炎（d ～ f）的鉴别。a ～ c. T2WI，a. 前列腺右侧体部外周带背侧可见一片状区域信号减低。病灶在 b=1500s/mm² DWI（b）和 ADC 图（c）上均呈明显的弥散受限，经磁共振超声图像融合经会阴前列腺靶向穿刺证实该病灶为前列腺恶性肿瘤，Gleason 评分 3+4=7/10 分。（d~f）患者 PSA 异常升高，T2WI（d）可见前列腺左侧外周带可见一片状区域信号减低，病灶在 b=1500s/mm² DWI（e）和 ADC 图（f）上无明显的弥散受限，经磁共振超声图像融合经会阴前列腺靶向穿刺活检病理证实该病灶为前列腺炎症组织

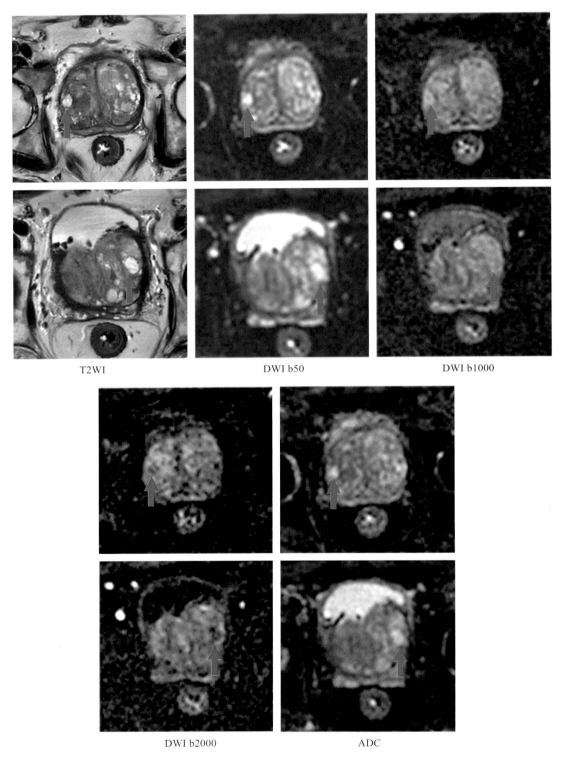

T2WI   DWI b50   DWI b1000

DWI b2000   ADC

图 4-12　移行带典型间质良性前列腺增生（BPH）结节的特征。BPH 在 T2WI 上表现为高信号，在 b=50s/mm² DWI 上为高信号，b=1000s/mm² DWI 上为中等信号，b=2000s/mm² DWI 上为低信号，ADC 上为高信号

在 x 轴上绘制 b 值，可以通过每个 b 值的点获得一条线，其斜率代表了给定组织的 ADC。ADC 表示水分子在时间尺度上的净位移，反映了 DWI 采集期间应用的弥散敏感梯度。使用多个 b 值有助于提高曲线的拟合度，并尽可能将 ADC 计算中的错误降至最低。当前的 MRI 系统和工作站可以自动计算每个像素的 ADC 值，并将结果显示为参数图。ADC 不受源 DWI 的 T2 穿透效应的影响。然而，测量的 ADC 值与采集序列中使用的最高 b 值成反比。感兴趣区域（regions of interest，ROI）被用于获取前列腺内可疑病灶区域的 ADC 测量值，一个区域的 ADC 值较低表明存在弥散受限。原 DWI 上的高信号的区域在 ADC 图上显示出低信号，这两种情况共同表示可能存在异常（图 4-13）。

Kim 等研究纳入了 48 例患者，当最大 b 值为 1000s/mm² 时，与最大 b 值 2000s/mm² 时 ADC 图比较，其局灶性前列腺癌灶更加明显[40]。Kitajima 等报道，在 26 例经穿刺活检证实的前列腺癌患者中，使用最大 b 值为 2000s/mm² 计算得到的 ADC 图和最大 b 值 1000s/mm² 相比，病灶的显著性并无显著优势[41]。此外，Rosenkrantz 等发现，尽管 b=2000s/mm² 图像的诊断性能比 b=1000s/mm² 图像更高，但通过视觉分析发现，这两个 b 值计算的 ADC 图后得到的诊断敏感性没有差异（$P \geqslant 0.309$）[37]。上述结论表明，ADC 图的计算不应包含 >1000s/mm² 的 b 值。即使使用 1000s/mm² 以内的 b 值，其最佳 b 值仍然存在争议。Thörmer 等在 3.0T 下使用直肠内线圈评估了 41 例经穿刺活检病理证实为前列腺癌的患者，使用了 4 种 b 值组合（0～800、50～800、400～800 和 0-50-400-800s/mm²）计算

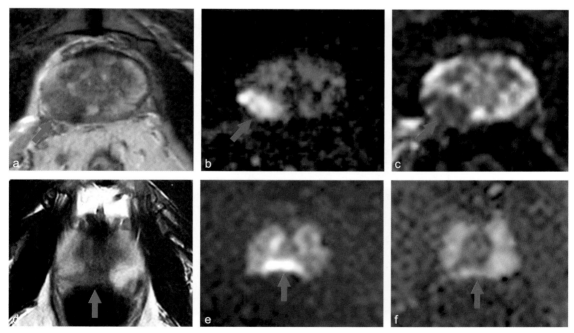

图 4-13　前列腺外周带表观弥散系数（ADC）图。a～c. 前列腺癌，d～f. 前列腺炎。a. T2WI 显示右侧外周带背外侧稍低信号区，DWI 图像 b=1500s/mm²（b）显著高信号，ADC 图（c）显示显著低信号。（d）T2WI 显示右侧外周带背侧稍低信号区，DWI 图像 b=1500s/mm²（e）稍高信号，ADC 图（f）显示中等信号

ADC 图，由 3 名影像科医师独立评估肿瘤显著性。研究发现，b 值为 50 ～ 800s/mm² 时 ADC 图的肿瘤显著性最佳，其次是 b 值为 0 ～ 800s/mm²[42]。目前，PI-RADS v2 指南建议获取 3 个 b 值（如前所述，低、中和高）同时避免 b 值为 0。虽然建议加入超高 b 值，但它不应用于生成 ADC 图。如果不能通过较低 b 值数据计算得到超高 b 值图像，则建议在第二步直接获取超高 b 值图像。将 DWI 数据采集与超高 b 值数据分开，从而将超高 b 值数据排除在 ADC 图计算之外。

许多研究已经明确定量 ADC 与视觉评估相比，其不仅可以提高肿瘤检测和定位的诊断准确性，还可以确定肿瘤的侵袭性。

（1）前列腺癌的诊断：研究认为，前列腺癌的平均 ADC 值显著低于良性组织[43]。但是，前列腺癌中 ADC 的报告值差异很大，范围为 $(0.98 \pm 0.22) \times 10^{-3}$mm²/s 至 $(1.39 \pm 0.23) \times 10^{-3}$mm²/s[44, 45]。造成这种差异的因素之一是 b 值的选择，因为使用更高的 b 值计算时 ADC 值较低。例如，在 Vargas 等的研究中[46]，ADC 值在 b=1000s/mm² 时低于 b=700s/mm²，而在 Kitajima 等的研究中[47]，ADC 值在 b=2000s/mm² 时比在 b=1000s/mm² 时更低。在三个研究中[48-50]，其中两个使用的最大 b 值在 600s/mm² 以内，和其他最大 b 值 > 600s/mm² 的研究相比，得到的肿瘤 ADC 值更高，分别为 (1.33 ± 0.32) 和 $(1.43 \pm 0.19) \times 10^{-3}$mm²/s。然而，即使 b 值均为 600s/mm²，ADC 值在不同协议之间差异巨大。Kumar 等[44] 和 Desouza 等[51] 的两个研究方案仅有轻微差异（分别使用了 5 个和 4 个 b 值，最高 b 值分别为 1000 和 800s/mm²），然而肿瘤的 ADC 平均值在 Kumar 等的研究中明显低于 Desouza 等的研究，分别为 $(0.98 \pm 0.22) \times 10^{-3}$mm²/s 和 $(1.30 \pm 0.30) \times 10^{-3}$mm²/s，获得的区分肿瘤和良性组织的临界值明显不同（分

别为 1.17×10^{-3}mm²/s 和 1.36×10^{-3}mm²/s）。这些研究发现，尽管癌症和良性组织之间的 ADC 值存在显著差异，但在个体患者中良性和恶性组织之间存在 ADC 值的重叠，这种重叠可能很大。Nagel 等[52] 的一项研究评估了 88 例在 mpMRI 上有可疑病灶的患者（3.0T，盆腔相控阵线圈，b 值为 0s/mm²、100s/mm²、500s/mm² 和 800s/mm²），其中 116 例患者通过 MRI 引导下穿刺活检获得病理。正常组织平均 ADC 值（$1.22 \pm 0.21 \times 10^{-3}$mm²/s）高于良性的前列腺炎 $[(1.08 \pm 0.18) \times 10^{-3}$mm²/s]，$P < 0.001$）和恶性的前列腺癌 $[(0.88 \pm 0.15) \times 10^{-3}$mm²/s，$P < 0.001]$。ADC 值在前列腺癌和前列腺炎之间有相当多的重叠。低级别肿瘤（Gleason 评分 < 7 分）和高级别前列腺癌（有 Gleason 4 级成分）之间的 ADC 值无明显差异，这是 ADC 值未成为诊断前列腺癌最佳标准的部分原因。鉴于已发表的研究结果，目前仅根据绝对 ADC 值的测量很难可靠地区分前列腺癌与良性病灶。因此，正如 PI-RADS v2 所推荐的那样，前列腺癌的检测在很大程度上仍然依赖于对超高 b 值 DWI 上的信号强度的视觉评估以及对 ADC 图的视觉评估。

（2）前列腺癌恶性程度评估：DWI 有助于确定前列腺癌的侵袭性，预测最有可能迅速进展的肿瘤。虽然肿瘤分级是肿瘤侵袭性的主要决定因素（特别是存在 Gleason 4 或 5 级成分），但肿瘤体积和前列腺包膜外侵犯也是重要的影响因素。

许多研究使用穿刺活检病理作为参考标准研究了 ADC 值预测肿瘤 Gleason 评分的能力[53, 54]。但研究结果并不理想，因为六针穿刺活检可能漏检约 30% 病例中的高 Gleason 等级前列腺癌。磁共振靶向穿刺活检（包括使用 MRI-TRUS 图像融合）能提供更准确的病理信息，但可能会遗漏高达

20% 的 Gleason 4 级成分[55]。因此，评价 ADC 值预测 Gleason 评分以及 Gleason 4 分占比最可靠的方法是将 ADC 指标与根治性前列腺切除术标本的病理结果相关联并进行分析（图 4-14）。相关研究一致认为 ADC 值与 Gleason 评分之间存在反比关系，相关系数从 0.32（弱相关）到 0.50（较好相关）不等。在专门比较 Gleason 6 分与 Gleason 评分 > 7 分前列腺癌的 ADC 值的研究中，Gleason 6 分肿瘤的 ADC 值明显更高，除一项研究外，其余研究的测量值均高于 $1.0 \times 10^{-3} \mathrm{mm}^2/\mathrm{s}$，其范围为 $(1.0 \sim 1.3) \times 10^{-3} \mathrm{mm}^2/\mathrm{s}$。Gleason 评分 > 7 分肿瘤的 ADC 值范围为 $(0.69 \sim 0.88) \times 10^{-3} \mathrm{mm}^2/\mathrm{s}$。其中一些研究旨在实现更高的精确度，探索 ADC 值显示中级别前列腺癌（Gleason 7 分）的能力，但 ADC 值区分低级别和高级别肿瘤的能力较强，这对 DWI 提出了更高

的要求。众所周知，TRUS 引导的系统穿刺活检在描绘病理信息准确性方面具有一定的局限性：> 25% 的 Gleason 6 分前列腺癌病理在根治术后病理中升级为 Gleason 7 分，20% ~ 66% 的 Gleason 3+4 分前列腺癌根治术后升级为 Gleason 4+3 分[56]。因为 Gleason 4+3 分肿瘤的预后可能更差，要使用 DWI 在单个肿瘤中检测出最具侵袭性的病灶，就应提高其鉴别 Gleason 3+4 分和 Gleason 4+3 分肿瘤的能力[57, 58]。此外，Gleason 4 分的占比也可作为预测肿瘤侵袭性的有效标志物。根据 Stamey 等的研究结果，根治性治疗后的生物学进展的与 Gleason 4/5 分的比例、前列腺癌体积、阳性淋巴结、前列腺癌内脉管侵犯相关[59]。Cheng 等的研究同样表明，Gleason 4 分和 5 分的占比可以预测根治性前列腺切除术后患者的生存率[60]。

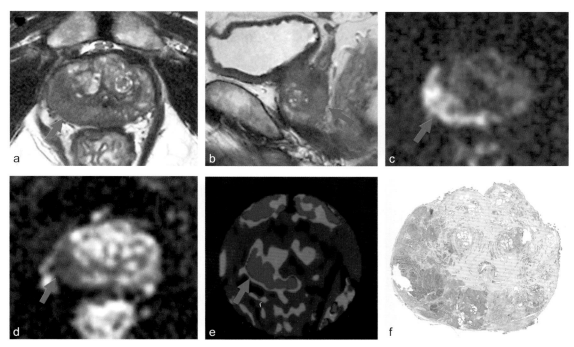

图 4-14　表观弥散系数（ADC）与肿瘤侵袭性的相关性。T2WI（a. 横轴位，b. 矢状位）显示前列腺右侧外周带大片状低信号区域（箭头），DWI 表现高信号（c），ADC 图显示病变区 ADC 值明显降低（d），ADC 均值为 $0.52 \times 10^{-3} \mathrm{mm}^2/\mathrm{s}$。DCE 显示病灶部位造影剂显著强化（e）。根治性前列腺切除术后的全器官病理切片的组织病理学（f）显示对应 Gleason 评分 4+3=7/10 分肿瘤（90% Gleason 4 级成分）

ADC 值区分中级别、低级别或高级别 Gleason 评分的准确性因研究而异。Yoshimitsu 等发现 Gleason 评分为 6 分和 7 分的肿瘤之间或 Gleason 评分为 7 分和 8 分的肿瘤之间的 ADC 值不存在差异[61]。许多研究比较了 Gleason 评分为 3+4 分和 4+3 分的前列腺癌的 ADC 值，但结论并不一致。其部分原因是不同研究使用的 MRI 方案不同，另一部分原因是 Gleason 评分为 3+4 分的患者中 Gleason 4 级成分的占比不同。由于 Gleason 4 级成分可能分布不均，具有少量 Gleason 4 级成分（占比 20%～25%）的肿瘤可能与 Gleason 6 分肿瘤的平均 ADC 值相似，因此使用 Gleason 4 级成分作为标志物来检测肿瘤内弥散受限的区域是不可行的。此外，即使在使用 ADC 值区分中级别与低级别或高级别肿瘤的研究中，亚类之间也存在大量重叠。为了规避这些不足，Rosenkrantz 等在研究中提出一种改进 ADC 图评估的方法[62]，该研究对 70 例患者使用盆腔相控阵线圈 3.0T 前列腺 MRI 进行分析。研究者们使用内部开发的软件测量整个肿瘤 ADC 值，而非单个切片上的平均 ADC 值，该软件允许在多个切片上测量包含肿瘤体素的三维感兴趣体积（VOI）。具有给定 ADC 值的体素数量可以归一化为 VOI 内的体素总数，从而计算所谓的 ADC 值，它反映了组织结构的异质性。在该研究中，Gleason 评分 4+3 分前列腺癌的 ADC 值显著高于 Gleason 评分 3+4 分的前列腺癌。

ADC 比率是指肿瘤平均 ADC 值与周围正常组织 ADC 值的比率。计算 ADC 比率旨在标准化患者的 ADC 测量值，尽可能弥补设备原因导致的差异，比绝对 ADC 值的诊断效能更高。获得 ADC 比率的方法是将感兴趣区域（ROI）放置在肿瘤及对侧的镜像位置的良性外周带中并计算比值。与绝对 ADC 值一样，ADC 比率也存在相互矛盾的数据。Lebovici 等在 22 例男性患者中，使用直肠内线圈在 1.5 T 下成像，以经会阴 20 点饱和穿刺活检病理结果作为参考标准，在外周带中区分 Gleason 8/9 分和 Gleason 6/7 分时，ADC 比率比 ADC 值的诊断价值更高[63]。在该研究中，高级别肿瘤的平均 ADC 比率（0.40±0.09）显著低于低级别和中级别肿瘤（0.54±0.09）。此外，ADC 比率的 AUC 为 0.90，而 ADC 值的 AUC 为 0.75。Thörmer 等[64]在 45 例前列腺癌患者中使用直肠内线圈在 3.0T 下成像（b 值：50～500～800s/mm^2），发现 ADC 比率可以正确诊断出 79% 的肿瘤，比 TRUS 引导的六针系统穿刺活检表现更好，后者仅正确提示了 75% 的前列腺肿瘤。此外，ADC 比率的 AUC（0.90）也优于 ADC 值的 AUC（0.79）。然而，这些结果并未得到 De Cobelli 等的研究证实，他们对 39 例患者使用 1.5T 直肠内线圈 MRI 进行检查（b 值：0-800-1600s/mm^2），将得到的 ADC 值和 ADC 比率与术后 Gleason 评分相关联。研究显示 ADC 值的 AUC 为 0.92（P=0.12），ADC 比率的 AUC 为 0.86（P=0.42），表明 ADC 比率与 ADC 值相比没有优势[65]。在 Rosenkrantz 等的研究中，2 名研究者分别独立在外周带和移行带对 ADC 值和 ADC 比率进行评估，均发现在外周带中 ADC 值明显优于 ADC 比率，而在移行带中两位研究者的结论不同[66]。

在评估 ADC 指标用于区分前列腺癌和良性外周带组织及评估肿瘤侵袭性时，两个参数在 DWI 序列中会影响弥散敏感梯度：弥散时间和梯度持续时间，其中弥散时间是两个脉冲磁场强度之间的时间间隔，而梯度持续时间是指应用梯度的总时间间隔。ADC 值是从该间隔期间 MRI 信号的衰减中得出的，因此受这两个参数的影响。因此，在对 ADC 图进行定性的视觉评估之后，必须进一步结合定量的 ADC 值以确定肿瘤的特征。ADC 值不仅与弥散时间线性相关，还与梯度持续时间的平方有关。因此，定量测量前列腺癌和良性组织的 ADC 值后，应在弥散时间和梯度持续时间相同的患者之间进行比较，但在临床实践中很难确定具体的数值。尽管有限制，在使用标准化的 DWI 协议时，仍建议在 ADC 测量时使用两个特定的阈值，正如在 PI-RADS v2 指南推荐，计算 ADC 图使用的 b 值应从低（b 不能为 0）到中和高（b=800～1000s/mm^2，但不应更高）。首先，在 ADC 值超过（1.1～1.2）×10^{-3}mm^2 时，典型的肿瘤并不常见[67]。其次，在 ADC 值为 0.850×10^{-3}mm^2/s 以下时，可以怀疑存在 20%～25% 的 Gleason 4 分的高级别癌[68]。这两个阈值有助于指导 PI-RADS 3 分的病灶是否需要进行穿刺活检，也能提示可能存在无法通过穿刺活检发现的高 Gleason 成分。

一些研究以前列腺癌根治标本的病理为参考，探讨了 DWI 能否预测实际的病理肿瘤体积。Mazaheri 等[69] 和 Isebaert 等[70] 分别对 42 例和 75 例患者进行了 1.5T 直肠内线圈 MRI 检查，其中 68 例患者的 DWI 结果与病理肿瘤体积显著相关（相关系数分别为 0.60 和 0.75，$P < 0.0001$）。Mazaheri 等的研究发现，DWI 在评估肿瘤体积方面优于 T2WI，后者与病理肿瘤体积的相关系数为 0.37。Turkbey 等[71] 在 135 名接受 3.0T 直肠内线圈 MRI 检查的患者中发现，有 69 例患者的病理肿瘤体积与 mpMRI 肿瘤体积呈正相关（Pearson 相关系数为 0.633，$P < 0.0001$）。虽然 mpMRI 包括 DWI 序列，但在评估肿瘤体积相关性时，最终的感兴趣区域是在 T2WI 上绘制的。这类研究的主要局限性是总体上强调评估 MRI 和病理之间的肿瘤体积的相关性，但

在个体上的良好相关性不能避免肿瘤体积被低估或高估。

当使用统计方法例如 Bland-Altman 图[72] 或残差分析[73] 检验潜在的系统性偏差时，DWI 在估计肿瘤体积方面存在局限性。Le Nobin 等[72] 对 37 例接受 3.0T 盆腔相控阵列线圈 mpMRI 的患者进行了研究，比较了 MRI 和组织病理学体积，使用软件记录了 MRI 和三维重建的根治性前列腺切除标本。该软件没有使用完整的连续病理切片，而是通过经典的间断方法重建病理切片。结果显示：ADC 图系统性地低估肿瘤体积，在 ADC 图上测量的肿瘤体积与病理体积之间的平均差异为 − 47%（− 143%～+49%），超过了 T2WI 对肿瘤体积的低估程度（T2WI 的平均差异为 − 32%，范围 − 128%～+65%）。Cornud 等 在 1.5T 下用直肠内线圈对 84 例患者进行成像，使用平面测量法测量 MRI 和病理肿瘤体积，结果类似[73]。尽管 T2WI 或 ADC 图估计的肿瘤体积与病理体积显著相关（r^2 分别为 0.82 和 0.83），但低估了 49% 病例的病理体积，其平均值为 0.56cm^3（范围为 0.005～2.84cm^3），且 DWI 难以检测肿瘤的边界。肿瘤的扩散通常是散发的，呈浸润性的组织学表现，目前无法通过任何成像方式对其进行可靠的识别。因此，当使用 ADC 图、T2WI 或两者结合来指导局部肿瘤消融时，定义的目标体积应包含肿瘤周围的安全边界，不能仅以 MRI 上可见的肿瘤体积为消融目标。

4. 改进 DWI 技术

（1）双指数弥散（体素内非相干运动现象，IVIM）：Le Bihan 等开发了体素内非相干运动（IVIM）模型，用于描述应用弥散梯度时的双指数信号衰减，而不使用单指数模型[74]。在该模型中，存在 2 个隔室即毛细血管隔室和组织隔室。在毛细血

管隔室中，水分子的运动可以模拟弥散过程（伪弥散），通过使用低 b 值（0 ～ 100s/mm²）加权得出的特定伪扩散系数（D* 或 ADC$_{fast}$）进行评估。D* 由信号强度衰减曲线的初始部分表示，该曲线的斜率较高，和水分子在毛细血管中运动后引起的信号强度衰减的程度一致。曲线的第二部分表示 b 值较高时的水运动，该斜率不那么陡峭，反映了组织弥散（D 或 ADC$_{slow}$）。参数 f 定义为灌流分数，反映了体内微毛细血管容积占整个血管容积的比值[74]。与双指数模型的弥散度量 D 相比，使用单指数模型计算的常规度量 ADC 在低 b 值时受到微毛细血管灌流的影响十分明显。在较高的 b 值下，这种毛细血管的信号衰减可忽略不计。另外，尽管 D* 对灌注敏感，但也会受到真实组织内弥散效应的影响。为保持测量时间在可接受的范围内，须平衡 b 值的具体数值和信号的平均值。目前对于应用双指数扩散模型时，较低 b 值的具体数值仍未达成共识。

有几项研究已经将双指数模型应用于前列腺的 DWI 成像[75, 76]。在 IVIM 的 3 个参数（D、D* 和 f）中，D 对于鉴别前列腺癌和良性前列腺组织的准确性最高。Kuru 等在 3.0T 下使用骨盆相控阵线圈和 7 个 b 值（0s/mm²、50s/mm²、100s/mm²、150s/mm²、200s/mm²、250s/mm²、800s/mm²）评估了 50 例患者（其中 23 例为非前列腺癌患者，27 例为经穿刺活检证实为前列腺癌的患者）。D 和 ADC 值在鉴别前列腺癌和良性组织方面表现相似（AUC=0.9），但只有 D 能够区分低级别（Gleason 评分 < 7 分）和高级别（Gleason 评分 > 7 分）前列腺癌。Riches 等[77]的一项研究评估了在 1.5T 下使用直肠内线圈和 11 个 b 值（0s/mm²、1s/mm²、2s/mm²、4s/mm²、10s/mm²、20s/mm²、50s/mm²、100s/mm²、200s/mm²、

400s/mm²、800s/mm²）成像的 50 例患者，研究使用 b 值 < 50s/mm² 进行单指数和双指数模型的比较。研究发现在正常外周带组织和前列腺癌中，D 值均明显低于 ADC 值，正常外周带组织：$(1.34 \pm 0.28) \times 10^{-3}$mm²/s vs. $(1.66 \pm 0.34) \times 10^{-3}$mm²/s，前列腺癌：$(0.82 \pm 0.45) \times 10^{-3}$mm²/s vs. $(1.66 \pm 0.34) \times 10^{-3}$mm²/s。如果纳入包括小于 20s/mm² 的 b 值，则全 b 值范围的双指数模型都能和获得的数据进行很好的拟合。当 2 个模型的最小 b 值都增加到 20s/mm² 以上时，单指数模型能很好地描述所获得的数据，而双指数模型的其他参数（D* 和 f）表现出很大的变异性，不能良好地区分癌和良性组织。而使用 IVIM 模型分离这些高度变化的灌注参数可能会增加弥散系数在前列腺癌诊断中的临床实用价值。因此，当获取多个 b 值时，双指数模型可以提供经数学改进后更拟合 DWI 信号强度的数据，但仍需要进一步地研究来寻找比单指数模型诊断前列腺癌效果更好的方法。

（2）弥散峰度成像（DKI）：高、低级别前列腺癌和良性前列腺组织的定量 ADC 值的重叠也可能是由 ADC 标准单指数的另一局限性所致。它假设水分子的位移是服从高斯分布的，而随着细胞密度的增加和水分子弥散的限制，水分子的位移被认为是非高斯分布。峰度（K）这一术语描述了非高斯分布相对于高斯分布的偏差。使用弥散峰度成像（DKI）可以量化该偏差。峰度是从最大 b 值约为 2000s/mm² 的 DWI 中提取的，更好地区分前列腺癌和良性前列腺组织。

Rosenkrantz 等[78]探索了 DKI 在前列腺癌中的应用，研究评估了 47 例经活检证实的前列腺癌患者，使用盆腔相控阵线圈和 5 个从 0 ～ 2000s/mm² 的 b 值在 3.0T MRI 下成像。癌组织的 K 值（0.96 ± 0.24）高

于良性外周带组织（0.57±0.07），Gleason 评分＞6 分的肿瘤 K 值（1.05±0.26）也高于 Gleason 6 分的肿瘤（0.89±0.20，*P* < 0.001）。此外，K 值在区分前列腺癌和良性外周带组织的敏感性方面优于 ADC 值（93.3% vs. 78.5%，*P* < 0.001），特异性没有明显下降。在区分 Gleason 6 分的肿瘤和 Gleason ＞6 分的肿瘤方面，K 值的 AUC 值比 ADC 更高（0.70 vs. 0.62，*P*=0.010）。Roethke 等[79] 随后的一项研究并没有证实这些结果，其使用 16 通道盆腔相控阵线圈 和 9 个 b 值（0s/mm²、50s/mm²、250s/mm²、500s/mm²、750s/mm²、1000s/mm²、1250s/mm²、1500s/mm²、2000s/mm²）在 3.0T MRI 下成像，评估了 55 例患者，以计算 K 值和 D 值（D 代表 DKI 序列的弥散系数，它已经经过矫正可以代表观察到的非高斯弥散行为）。标准 ADC 值从包括两个 b 值（0s/mm²、800s/mm²）的 DWI 序列中提取。采用 MRI-TRUS 融合的经会阴靶向穿刺活检后的病理作为参照。研究发现，癌组织的 D 和 ADC 值显著低于良性组织，K 值（1.01±0.21）显著高于良性组织（0.76±0.14，*P* < 0.05）。与 Rosenkrantz 等的研究结果[78] 相反，ROC 分析显示 K 值和标准 ADC 值在检测前列腺癌方面没有显著差异。在肿瘤侵袭性方面，K 值和标准 ADC 值在区分 Gleason 评分 6 分和 Gleason 评分 ＞6 分肿瘤方面有统计学差异（*P* < 0.05）。因此，在标准 DWI 和 DKI 衍生指标之间未见明显差异。Roethke 等[79] 提出，与 Rosenkrantz 等的结果相比，差异与提取标准 ADC 值的方法有关。也就是说，在 Rosenkrantz 等的研究中，根据 DWI 峰度序列计算 ADC，需要增加回波时间（TE）以获得该序列所需的超高 b 值。但较长的回波时间可能会降低 SNR，与使用标准 b 值执行常规 DWI 采集相比，ADC 图的质量会受到影响。例如，

Roethke 等在研究中使用 DWI 采集，用于计算单指数拟合的 ADC 图，由于采集的 b 值相对较低，回波时间大大缩短[79]。因此认为，当从 DKI 采集中提取 ADC 时，传统 ADC 的价值则会被低估。

初步的研究数据表明，DKI-MRI 有可能提高 DWI 在诊断和评估前列腺癌侵袭性方面的性能，但仍需要进一步研究来解释早期研究结果之间的差异。

（3）弥散张量成像（DTI）和各向异性：在具有定向结构的组织中，由水分子弥散引起的位移取决于测量位移的方向。考虑到水分子必须穿过或绕过结构才能沿该方向移动，垂直于结构的水分子位移很少见。而平行于结构的水分子更易沿结构移动，因此具有更大的位移。前列腺组织也会表现出这种各向异性。这种水分子运动的特定方向性效应，可以通过弥散张量成像（DTI）来评估，该系列可以捕捉到一个特定方向的弥散张量。当使用 DTI 时，必须在至少 6 个不同的方向上进行弥散采集。得到 6 个衍生数据集后，经过计算可以获得代表每个体素的弥散方向的椭球。计算的各向异性分数（FA）代表弥散椭球偏离球体的程度，与球体代表的各向同性弥散相比，偏差越大表明弥散各向异性越大。

DTI 相对于标准 DWI 的增量值尚未用于前列腺癌的评估。在几项研究中，对正常前列腺的 FA 进行了评估，观察到在移行带的纤维肌基质组织中 FA 高于含有外周带的上皮组织[80-82]。与正常外周带相比，前列腺癌放射治疗后 FA 也有不同程度的升高[49]、降低[83] 或不变[84]，甚至与前列腺癌中的 FA 相似[82, 85]。因此，需要进一步研究来确定 DTI 在前列腺癌中的作用。

（四）动态对比增强成像（DCE）

1. 介绍

（1）磁共振动态对比增强成像（DCE）

是构成多参数磁共振成像的 3 种重要序列之一，用于对临床怀疑或诊断为前列腺癌的无创性评估。DCE 在肿瘤成像中应用广泛，可评估肿瘤内血管和毛细血管的通透性。血管生成是肿瘤生长的关键步骤，其特征是血管的增殖，这对氧气和营养供应的需求较高。肿瘤血管生成中的血管模式并不遵循经典的微动脉 - 毛细血管 - 小静脉层次，与正常血管相比，血管更加无序、无章、可渗透且弯曲[86]。DCE 可以无创地评估新生血管的生成过程。DCE 包括了静脉注射低分子量钆螯合物之前、期间和之后的前列腺 T1 加权像（T1WI）的快速梯度回波图像。在时间分辨率和总采集持续时间等 DCE 采集参数方面，各中心之间的差异很大。时间分辨率的变异性与 MRI 在时间分辨率和空间分辨率之间的内在权衡有关。虽然 PI-RADS v2 建议的时间分辨率≤ 15s，但许多中心更倾向使用 < 7s 的准快速时间分辨率。在过去，延长采集时间通常为 5min 或更长。然而在 PI-RADS v2 中弱化了 DCE 的作用，PI-RADS v2 现在支持更简短的 DCE 采集，建议最短 2min。在保持高时间分辨率的同时，还应调整 DCE 的空间分辨率，将 DCE 与径向采集、压缩传感和先进的并行成像重建方法相结合等新的采集方案。

（2）DCE 可进行定性、定量或半定量评价，定性评价是解释 DCE 最常用的方法。

1）定性评价：由于肿瘤血管的通透性，肿瘤组织相对于周围的正常前列腺组织，可出现早期强化表现。

2）定量评价：连续动态时间点可直观地评估病变内的早期强化区域。定性评价则最简单，PI-RADS v2 指南推荐使用二分类评估（"否定"或"肯定"）。阴性强化是指没有早期强化或者呈弥漫性强化，以及 T2WI 和 DWI 上未见相应病灶。如果病灶有局灶性强化，但根据 T2WI 特征预测为良性前列腺增生结节（例如位于移行带边界的良性结节），DCE 也被认为是阴性的。阳性强化指局灶性强化，早于或同时伴有邻近正常前列腺组织的强化，与 T2WI 和（或）DWI 上的可疑病灶相对应。因此，在定性分析中，如果 T2WI 或 DWI 上发现异常病灶伴早期增强，则认为 DCE 阳性。在 DCE 的定性目测评估时，增强后的减影图像有助于提高增强病灶的显著性，以消除基线 T1WI 上出血信号的干扰。

3）半定量评价：需要分析前列腺内特定区域内的增强动力学，同时考虑结合增强曲线的流入速率（wash-in）和流出速率（wash-out）。半定量评价有两种方式：①使用软件生成时间 - 信号 - 强度曲线，描述在源图像或其他序列上识别的对比度区域内的对比动力学。采用 3 种强化曲线来评估病灶：Ⅰ型（流入型），指信号强度持续上升，多为良性病变，如增生；Ⅱ型（平台型），指早期快速增强，之后出现平台期，前列腺癌和增生多可以表现为该型曲线；Ⅲ型（流出型），指早期快速增强，达到峰值后迅速降低。前列腺癌的增强动力学曲线多为Ⅲ型（流出型）。由于良性前列腺增生（BPH）结节和炎症等良性病变组织的血管也会增多，三种动力学模式(曲线类型Ⅰ、Ⅱ、Ⅲ)都可以在良性或恶性前列腺病变中出现。Hansford 等研究纳入 3 名影像科医师对 120 例患者的 DCE 进行动态增强曲线类型分析及其诊断性能观察。观察者在区分Ⅲ型曲线与Ⅰ型曲线或Ⅱ型曲线上的一致性较显著（0.66 < k < 0.79），且在前列腺癌中优于良性组织。但在区分Ⅰ型曲线和Ⅱ型曲线时，各组间的一致性较差（0.49 < k < 0.78），因此认为该半定量评价方法在区分前列腺癌和良性组织方面总体表现不佳[87]。虽然半定量方法在 PI-RADS v1 中得到认可，

但与可视化定性方法相比，半定量评价方法更具复杂性，再现性和准确性存在问题，无法在临床上的广泛应用，该方法已从 PI-RADS v2 中删除。

DCE 的定性分析是最复杂的，需要将增强曲线拟合到一系列药代动力学模型（最常见的是 Tofts 模型）中来计算一组动力学参数。根据 Toft 模型得出的参数包括 $K^{[trans]}$（造影剂从血管腔到肿瘤间质的经内皮运输）、k_{ep}（造影剂返回血管腔的反向传输参数）、V_p（血浆体积分数与整个组织体积的比值）和 V_e（肿瘤的血管外、细胞外体积分数），这些参数共同用于表征肿瘤和组织的通透性[88]。这些参数通常在体素 - 逐体素的基础上计算，并显示为叠加在解剖图像集上的参数图，也可以使用半定量评价方法。与正常组织相比，$K^{[trans]}$ 和 k_{ep} 在癌组织中往往更高。这些定量参数是非特异性的，在良性病变中也可能异常，如 BPH 结节和炎症等。此外，定量评价方法所需的软件在临床实践中较少使用，技术上要求也更高，例如为了提高 $K^{[trans]}$ 评估的精度，需要测量动脉输入函数。因此，该方法在 PI RADS v1 或 v2 中均未推荐临床常规使用。

2. DCE 在前列腺癌中的定位诊断　DCE 在近 10 年一直被认为是诊断前列腺癌 mpMRI 的重要组成部分（图 4-15，图 4-16）。例如，在一项纳入 70 例接受根治性前列腺切除术患者的研究中，单独使用 T2WI 发现前列腺癌的概率为 0.4，DCE 和 T2WI 联合发现前列腺癌的概率为 0.58[89]。但与 T2WI 和 DWI 组合相比，DCE 仅在小于 20% 的病例中会提高前列腺癌的检出率，其作用受到了质疑。一项 meta 分析旨在系统回顾 DCE 与 T2WI 和 DWI 在前列腺癌检测中的比较。DCE（0.82 ～ 0.86）和 DWI（0.84 ～ 0.88）的 AUC 均显著优于单独使用

T2WI（0.68 ～ 0.77）[90]。与单独使用 T2WI 相比，DCE 提高了前列腺癌的检出率，但与 T2WI 和 DWI 联合使用相比，DCE 未明显提高前列腺癌的检测性能。因此，一个更简单的 MRI 方案，只包括 T2WI 和 DWI 而不包括 DCE，可能足以检测前列腺癌。另一项 meta 分析[91]比较了 DWI 和 DCE 在同一患者群体中对前列腺癌的诊断性能。该分析仅包括 5 项符合条件的研究，共纳入 265 例患者。DWI 的合并敏感性为 58.4%（95% CI：53.5% ～ 63.1%），DCE 的合并敏感性为 55.3%（95% CI：50.4% ～ 60.1%），DWI 和 DCE 的联合特异性分别为 89.0%（95%CI：87.2% ～ 0.7%）和 87.9%（95%CI：86.0% ～ 89.6%）。在汇总的 ROC 特征曲线分析中，DWI 的 AUC 值为 0.810（$P=0.059$），DCE 的 AUC 值为 0.786（$P=0.079$）。因此，DWI 和 DCE 的表现相似，两种序列的特异性都比敏感性更高。上述研究的结果表明，在前列腺癌，特别是临床有意义前列腺癌的检出效能方面，DCE 并不比 DWI 有优势。

目前，美国放射学会和欧洲泌尿生殖放射学会制定的 PI-RADS v2 指南建议，DCE 仅影响外周带 PI-RADS 3 分病变的评估，当 DCE 阳性时，将此类病变的评估提升为 PI-RADS 4 分。由于前列腺增生结节内血管过度增生（包括快速流入和流出）非常常见，限制了 DCE 对该区域的诊断价值。因此，DCE 评分不会影响移行带病灶的总体评分。PI-RADS v2 指南指出，在解释 T2WI 和 DWI 时，仔细评估 DCE 是否存在异常非常重要。相对 DWI 序列，DCE 的高对比度及更好的空间分辨率，有助于识别潜在的异常，从而通过 T2WI 和 DWI 进一步仔细评估（图 4-17）。虽然仅在 DCE 上发现的与其他序列没有相关性的孤立结节被认为是良性的，且不属于 PI-RADS v2 的评估类别，但 DCE 的发现可能

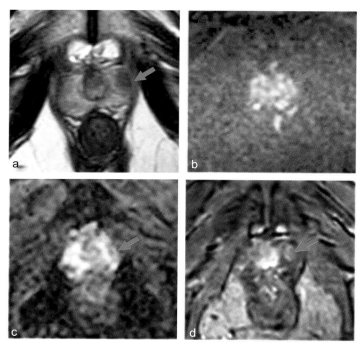

图 4-15　66 岁男性，PSA 5.32ng/ml。横轴位 T2WI（a）可见前列腺左侧尖部外周带类圆形低信号区域，b. 显示对应区域未见明显弥散受限，b= s/1500mm² DWI，ADC 图于对应区域见轻度信号减低，无法达到诊断标准。DCE 可见该区域存在明显的早期增强（d），遂行 MRI-TRUS 影像融合经会阴前列腺穿刺活检，病理结果提示前列腺癌，Gleason 评分 3+3=6/10 分

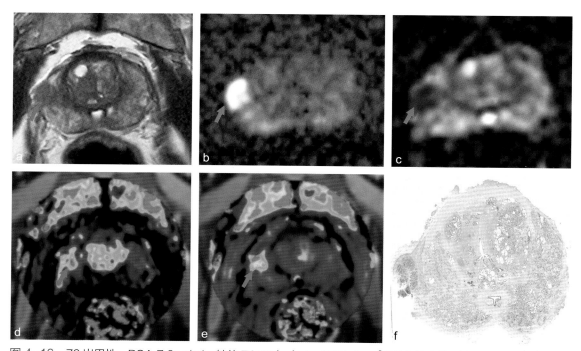

图 4-16　76 岁男性，PSA 7.8ng/ml。轴位 T2WI（a）、b=1500s/mm² DWI（b）和对应 ADC 图（c）显示右侧外周带典型病变（红色箭头）。动态对比增强 MRI 显示病灶内局部增强，来自 DCE 的 Ktrans（d）和 kep（e）图定位了右侧外周带病变（红色箭头）。患者通过 MRI-TRUS 影像融合方法进行了靶向活检确诊前列腺癌，随后的前列腺根治手术标本的全器官病理切片明确右侧外周带肿瘤（f），Gleason 评分为 4+4=8/10 分

有助于评估在其他序列上发现的可疑病变，并提高对细微差别诊断的信心（图 4-15）。DCE 的发现可能对解剖上难以评估的前列腺区域的病变有帮助，例如中央区、远端和前纤维肌间质，以及包膜下新月体改变。例如，一项研究观察到正常中央区的 1 型或 2 型动力学曲线，表明该区域存在 3 型曲线可能有助于区分中央带正常组织和肿瘤。有时高级别或浸润性前列腺癌不容易被 DWI 和 ADC 发现，但 DCE 可能会显示出异常。因此，DCE 仍是一个有意义的序列，但其在多参数系列中的附加值需要进一步的研究数据来明确。

DCE 也被用于评估前列腺癌的侵袭性。一些研究显示 DCE 和前列腺癌恶性程度之间有很强的相关性，而其他研究显示两者之间没有关系。例如，在接受 DCE 检查的 45 例前列腺癌患者中，肿瘤被分为低级（Gleason 分级为 3）、中级（次级 Gleason 分级为 4，无 5 级成分）或高级 [主要 Gleason 分级为 4 和（或）任何 5 级成分]。DCE 被视为 T2WI 的参数叠加，从肿瘤区域提取半定量和药代动力学模型参数的均值和四分位值。外周带低级别和高级别前列腺癌之间，两组前列腺癌的流入百分位数（以下简称 p75）平均值、流出平均值和转移常数（$K^{[trans]}$）均有显著差异。ROC 曲线分析表明，外周带低级别前列腺癌和中、高级别前列腺癌之间的最佳鉴别表现是流入、$K^{[trans]}$ 和时间常数（k_{ep}）的 p75（AUC=0.72）。因为该研究只包括有限数量的移行带肿瘤，所以这些结果仅对外周带有效。从 3.0T DCE 获得的定量参数（$K^{[trans]}$ 和 k_{ep}）和半定量参数（流入和流出）可能评估外周带前列腺癌的侵袭性 [92]。同一研究组还将 18 例局限性前列腺癌患者的 DCE

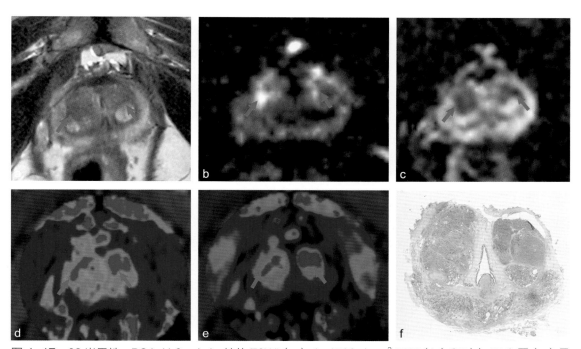

图 4-17　63 岁男性，PSA 11.3ng/ml。轴位 T2WI（a）、b=1500s/mm² DWI（b）和对应 ADC 图（c）显示双侧移行带有不典型病变（红色箭头）。DCE 显示病灶内局部增强，来自 DCE 的 Ktrans（d）和 kep（e）图定位了双侧移行带病变（红色箭头）。通过 MRI-TRUS 图像融合方法对患者进行了靶向活检，确诊前列腺癌，进一步前列腺根治标本全器官病理明确左右移行带肿瘤（f），Gleason 评分分别为 3+3=6/10 分和 3+4=7/10 分

药代动力学参数与微血管和淋巴组织学参数相关联，即将 $K^{[trans]}$、V_e 和 k_{ep} 与免疫组化描述的微血管密度（MVD）、面积（MVA）、周长（MVP）以及淋巴管密度（LVD）、区域（LVA）和周长（LVP）相关联。研究发现微血管参数的绝对值和 DCE 参数之间没有相关性。相反，k_{ep} 在前列腺癌与正常组织的比值（校正微血管的个体差异）与 MVD 值（相关系数 =0.61，P=0.007）和 MVP 值（相关系数 0.54，P=0.022）之间存在显著正相关。在淋巴血管参数中，只有 LVA 与 k_{ep} 呈负相关（相关系数 = −0.66，P=0.003）[93]。应用 DCE 定量评估肿瘤侵袭性的难度部分与 DCE 方法的多样性以及将这些方法结合到临床中存在一定的困难有关。Oto 等研究了 73 例前列腺切除患者，以评估 DWI 和 DCE 与前列腺癌侵袭性的相关性。ADC 值与 Gleason 评分呈中等程度的负相关（r= − 0.376，P=0.001）。尽管 DCE 的 $K^{[trans]}$、V_e、k_{ep} 和 V_p 值与 Gleason 评分和血管内皮生长因子表达之间没有任何相关性[94]，但还需要进一步的研究来分析 DCE 评估前列腺癌侵袭性的潜力。

3. DCE 检测前列腺癌生化复发　根治性前列腺切除术或放射治疗等手段可以治愈大多数的前列腺癌患者，但仍然有15% ~ 30% 的患者在随访期间出现生化复发（BCR）。如果不及时发现和治疗，会出现肿瘤转移并最终导致患者死亡。手术或放射治疗后的前列腺 mpMRI 特征与未经治疗的前列腺显著不同，前列腺及其周围正常的解剖学特征可能会完全丧失。同时，手术夹、近距离放射治疗粒子等异物可能会导致 DWI 失真，此时的 DCE 则变得尤为重要。前列腺癌复发最重要的信号是在手术范围内（主要在膀胱尿道吻合口附近）或放射治疗的前列腺内出现 DCE 早期强化。

一项 meta 分析共纳入了 14 项研究，旨在评估在接受外放射治疗（EBRT）或前列腺癌根治术后患者随访中磁共振成像的诊断效果。其中 7 项研究对根治性前列腺切除术后患者进行了 mpMRI 检查，mpMRI 的综合敏感性和特异性分别为 82%（95% CI：78% ~ 86%）和 87%（95% CI：81% ~ 92%）。在亚组分析中，与 T2WI 相比，DCE 显示出更高的合并敏感性（85%，95% CI：78% ~ 90%）和特异性（95%，95%CI：88% ~ 99%）。此外，有 9 项研究对 EBRT 术后患者进行了 mpMRI 检查，mpMRI 的综合敏感性和特异性分别为 82%（95%CI：5% ~ 88%）和 74%（95%CI：4% ~ 82%）。与 T2WI 相比，DCE 具有更高的敏感性（90%，95%CI：77% ~ 97%）和特异性（81%，95%CI：64% ~ 93%）[95]。尽管这项 meta 分析只包含有限数量的研究，但其结果表明，DCE 是目前检测全腺体治疗后前列腺癌患者 BCR 中局部复发的最关键的序列。

4. DCE 的挑战　由于 DCE 需要大剂量注射钆基造影剂，严重肾衰竭患者（尤其是透析患者）有发生过敏反应或诱发肾源性系统性纤维化的风险。即使在肾功能正常的患者中，长期静脉注射钆也可能与神经元组织造影剂滞留沉积有关[96]。DCE 除了造影剂和相关注射设备的成本外，还延长了检查时间。另一局限性是肿瘤的 DCE 特征与癌前病变或良性病变（如良性前列腺增生和前列腺炎）的 DCE 特征之间存在大量重叠（图 4-18）。此外，在 DCE 的采集、处理和解读方法上，各中心间存在较大差异。PI-RADS v2 旨在通过其更直观的评估和对结果的二分类来标准化 DCE 序列解读。

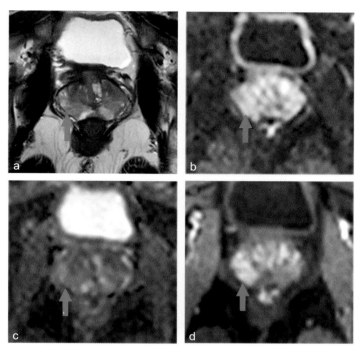

图 4-18　70 岁男性，体检发现 PSA 9.9ng/ml。横轴位 T2WI（a）见前列腺右侧体部外周带片状稍低信号，DWI（b）和 ADC 图像（c）对应区域未见明显局灶性弥散受限。DCE（d）显示该区域伴有明显的早期强化。结合患者病史，给予 MRI-TRUS 影像融合经会阴前列腺穿刺活检术，病理提示前列腺慢性炎症改变

总之，根据 PI-RADS v2 指南，DCE 目前仍然是前列腺 mpMRI 协议的标准组成序列。虽然目前其在未治疗患者病变检测中的作用仍存在疑问，但 DCE 的确切价值值得研究。DCE 影响外周带病灶的最终 PI-RADS 评分，并有助于其他序列的病变定位。此外，DCE 在前列腺癌治疗后 BCR 患者的复发肿瘤检测及定位中具有重要作用。

（五）磁共振波谱成像

磁共振波谱成像（MRSI）是一种功能成像技术，可以通过磁共振成像来评估组织中特定代谢物的浓度。MRSI 序列信号是从 ^1H 获得的。在每个体素上采样光谱（而不是单一的强度值），通过光谱内特征频率峰的相对大小来计算代谢物的浓度。前列腺癌组织中某些代谢物的浓度会发生变化，可以作为恶性肿瘤存在的生物标志物。与前列腺癌 MRSI 最相关的代谢物是柠檬酸盐（2.6ppm）、肌酸（3.0ppm）和胆碱（3.2ppm）。正常前列腺组织中柠檬酸含量较高，由前列腺上皮细胞大量合成和分泌，胆碱含量较低[97]。在前列腺癌中，柠檬酸水平下降是由于细胞功能改变和特征导管形态的丧失[98, 99]，而胆碱水平增加是由于癌细胞内细胞膜合成和降解的变化，导致胆碱与柠檬酸的比率升高[100, 101]。通常采用胆碱和肌酸与柠檬酸的比值（CC/C）。前列腺组织中的多胺含量也很高，特别是精胺，它的峰值介于胆碱和肌酸之间，通常是重叠的。因为无法分辨这三个峰值，有时也使用胆碱、精胺和肌酸与柠檬酸的比值（CSC/C）[102]。重要的是，强耦合柠檬酸盐和精胺的光谱外观取决于脉冲序列参数和采集的场强。适当考虑这种相关性后，CSC/C 比率被认为是前列腺癌代谢的定量标志物[103]。

与 DCE 和 DWI 等其他 MRI 序列相比，MRSI 在技术上更具挑战性，更需要有采集、后处理和解读分析方面的专业知识。MRSI 检测到的代谢物浓度比水质子和脂肪质子低得多，具有低信噪比的特性，这对硬件和脉冲序列设计都有影响。除了提高信噪比外，在 3.0T MRI 下进行 MRSI 还可以提供更高的频谱分辨率，因为频谱峰的间距（或色散）随场强呈线性增加。ERC 在 3.0T 时是可选的，在 ERC 球囊中使用匹配的易感性液体尤其重要，且应避免在活检后出血的情况下成像。与单体素或 2D 技术不同，前列腺 MRSI 采用的是 3D 化学位移成像和点分辨光谱（PRESS）体积定位。获取 MRSI 数据的 VOI 必须参考 T2WI 解剖图像仔细选择和调整，最大限度地包含前列腺和排除前列腺外组织。最佳的垫片对于获得高质量的光谱至关重要，场中的任何不均匀都会加宽代谢物的线宽。在 3.0T 时尤其如此，增加的磁化率效应更难保持主场的均匀性。垫片是使用标准制造商提供的自动垫片的组合来执行的，并根据需要沿三个主轴进行额外的手动调整。

MRSI 的另一个技术挑战是其图像采集时间较长。例如，一项研究在使用 $0.7cm^3$ 有效体素大小的 1.5T MRI 下，尽管可以通过使用加权 k 空间采集和过滤来减少采集时间，仍需要 17min 来获得 MRSI 数据集[104]。在使用 ERC 的 3.0T MRI 下，可以在 9min 内获得具有 $0.6cm^3$ 有效体素的 MRSI 图像[105]。考虑到上述技术因素，需要在 MRSI 中使用更大的体素大小（0.5～$1cm^3$）以维持足够的 SNR 和合理的采集时间。MRSI 采集完成后，就需要通过 MRSI 软件进行分析，包括来自不同线圈元件数据的组合、用于恢复数据的空间局部化的傅里叶变换、用于解释整个前列腺 B0 场不均匀性的频率和相位校正、用于残留未抑

制的水和脂肪信号的基线校正、光谱数据的模型拟合以及每个代谢物峰下的面积的积分，以确定每个代谢物的相对浓度。由于上述强耦合柠檬酸盐和精胺自旋系统对场强和脉冲序列参数的依赖，选择用于光谱拟合的模型必须考虑在采集中使用的硬件和脉冲序列，然后将 MRSI 数据显示为覆盖大部分前列腺的光谱和代谢物比率的连续阵列。因为是在同一检查过程中获得的，磁共振成像的光谱数据可以直接覆盖在高分辨率 T2WI 上，从而显示解剖异常区域（T2WI 上的低信号）和代谢异常区域（CC/C 比值升高）之间的关联。

对光谱的解释需要结合前列腺的区带解剖结构。例如，正常的中央带和移行带含有比外周带低得多的柠檬酸盐水平，并且由于这些结构中存在甘油磷胆碱，与尿路、精囊和射精管等相邻组织比可能含有更高水平的胆碱。在排除了无法解释的体素（例如，由于水不足或脂肪抑制或被甘油磷胆碱污染）之后，应用标准化评分系统，并为每个 MRSI 体素分配 5 分制分数，较高的分数指示恶性肿瘤的概率更大。在外周带中，CC/C 比＞平均值 2 个标准差的体素通常被认为是"可疑恶性的"，而 CC/C 比＞平均值 3 个标准差或更多的体素被认为是"恶性可能性大"。没有设定绝对阈值，因为这些比率受诸如场强和频谱质量等技术因素的影响[106]。如果要诊断前列腺癌，至少应该有 2 个相邻的体素的 CC/C 比分别＞平均值 2 个和 3 个标准差。

尽管 MRSI 能够区分前列腺癌和非癌组织，但一项前瞻性多中心研究结果显示，MRSI 在前列腺癌的检测和定位方面较传统的 T2WI 无明显优势[107]。但该研基于较旧的 1.5T MRI 系统，新的 3.0T MRSI 图像质量已改善。MRSI 检测到的代谢异常在肿瘤分级中具有一定意义，它们已被证明与肿

瘤侵袭性（Gleason 评分）相关[108]。使用 MRSI 也存在临床应用不足之处，其区分前列腺癌与急性前列腺炎和间质 BPH 等良性病变的能力有限。这导致大多数中心将 MRSI 降级为一种可选技术，其也没有被纳入临床前列腺癌 mpMRI 指南（PI-RADS v2、v2.1）中。

总之，MRSI 是一种具有潜在价值的前列腺癌定性工具，但技术上的挑战、采集及解读时间限制了其广泛应用。随着 MRI 的图像质量和信噪比的不断提高，MRSI 在高级别前列腺癌定性中的应用将越来越广，并有可能取代 DCE，从而避免静脉注射造影剂。

三、提升 MRI 质量 / 降低伪影

（一）MRI 在近期穿刺活检后的时机选择

经直肠超声引导前列腺穿刺活检后，常可在外周带和精囊内观察到出血。据报道，81% 的患者在活检后 3 周内出血，49% 的患者在活检后 3 周以上仍会出血[109]。出血可以扩散到整个导管系统，涉及整个外周带。已有研究表明，活检后出血可能不利于 T2WI 的解读，但活检后 MRI 检查的最佳时间一直存在争议。建议在活检和磁共振之间间隔 3 ～ 10 周，以减少活检对 MRI 的影响，但现实中患者和临床医师可能无法接受。研究发现，仅存在出血的情况下，T2WI 的敏感性有下降的趋势，但 DWI 或 DCE 的性能没有显著下降，最重要的是，联合 mpMRI 方案的总体准确性没有下降。因此在使用当前 mpMRI 方案时，不需要延迟 mpMRI 检查。指南建议，在穿刺活检后等待 6 周再行 MRI 检查并不是必要的。

（二）伪影

前列腺 MRI 会受到伪影的影响，其中一些伪影是使用 ERC 特有的。首先，线圈的敏感性曲线通常会在直肠后壁和软组织之间的界面产生"信号耀斑"伪影，在前列腺 MRI 中显示为高信号。其原因是紧靠着线圈的高信噪比，可能会在外周带上产生强烈的信号梯度，使该区域更难评估。另一个相关的伪影是前列腺内的信号丢失，特别是在 BPH 的情况下，会限制其对前列腺移行带病灶的评估能力。可以采用各种后处理策略使信号更均匀。

运动是前列腺 MRI 伪影的重要来源。运动伪影有两种形式：模糊和相位重影。模糊更直观，由于在 RF 激励和回声形成时间之间的运动（即在单个相位编码步骤内）而发生，导致运动结构外观的锐度损失。相位重影是由于相位编码步骤之间的移动而发生的。在获取相位编码数据时，自旋的位置不一致导致相位误差的增加。如果运动具有周期性分量，则无论运动方向如何，运动组织的复制或重影都会投射到图像的整个宽度上，但仅会在相位编码方向上。因此，相位编码方向应该被指定为左右方向，这样重影就不会模糊对前列腺的评估。虽然在直肠内和非直肠线圈 MRI 研究中都能观察到运动伪影，但使用 ERC 时运动伪影更显著。前列腺和直肠前壁相关的伪影可能会模糊对神经血管束的评估。

另一类是与磁化率相关伪影。磁化率代表一种材料在外加磁场中的磁化程度。当两种磁化率不同的材料并排放置时，会被不同程度的磁化，在主磁场中产生局部梯度或不均匀信号。这导致具有不同易感性的组织间界面上的特征伪影，例如空气、骨、软组织和某些血液代谢产物（例如，含铁血黄素）之间的伪影。在前列腺 MRI 中，其可能与直肠气体、金属植入物、活检后出血或 ERC 本身有关。

四、患者准备工作

为最大限度地减少与肠蠕动相关的运

动伪影，有些中心建议在前列腺磁共振检查前使用解痉剂，如东莨菪碱等。但研究表明，与没有使用解痉剂的 MRI 相比，两者的图像质量无明显改善[110]。为最大限度地减少易感性伪影，应在 MRI 检查前排空直肠内的气体和大便，但灌肠可能会刺激患者的肠道蠕动并增加运动伪影。研究显示，射精后立即 MRI 检查，可观察到外周带内 ADC 和 T2WI 的定量变化，从而影响前列腺癌的检测。因此建议患者在前列腺MRI 前至少 3 天内禁止性生活[111]。该发现是在健康的年轻男性中观察到的，需要在患有和不患有前列腺癌的老年男性中进行验证。

五、总结

有许多磁共振硬件和脉冲序列选项可用于前列腺 mpMRI 检查。推荐使用带有或不带有直肠内线圈的 3.0T MRI 扫描，或带有直肠内线圈的 1.5T MRI 扫描。不使用直肠内线圈的 1.5T MRI 系统对于前列腺癌的定位可能存在困难，且不建议用于局部分期。高分辨率 T2WI 构成了任何 mpMRI 方案的主要序列，对于肿瘤定位和局部分期包括评估前列腺外侵犯是必不可少的。DWI 和DCE 是功能成像技术，在提高 T2WI 的敏感性和特异性方面发挥着重要作用。虽然MRSI 并不作为常规推荐，但基于 Gd 的造影剂的成本和安全性，MRSI 在未来可能作为 DCE 的替代品将得到更广泛的应用，但前提是优化 MRSI 采集的稳定性。

参考文献

[1] Hennig J, Scheffler K. Hyperechoes. Magnetic Resonance in Medicine, 2001, 46:6-12.

[2] Hennig J, Weigel M, Scheffler K. Multiecho sequences with variable refocusing flip angles: optimization of signal behavior using smooth transitions between pseudo steady states (TRAPS). Magnetic Resonance in Medicine, 2003, 49:527-535.

[3] Rouvière O, Hartman RP, Lyonnet D. Prostate MR imaging at high-field strength: evolution or revolution? European Radiology, 2006, 16:276-284.

[4] Bittencourt LK, Hausmann D, Sabaneeff N, et al. Multiparametric magnetic resonance imaging of the prostate: current concepts. Radiologia Brasileira, 2014, 47:292-300.

[5] deSouza NM, Gilderdale DJ, Puni R, et al. A solid reusable endorectal receiver coil for magnetic resonance imaging of the prostate: design, use, and comparison with an inflatable endorectal coil. Journal of Magnetic Resonance Imaging: JMRI, 1996, 6:801-804.

[6] Noworolski SM, Reed GD, Kurhanewicz J, et al. Post-processing correction of the endorectal coil reception effects in MR spectroscopic imaging of the prostate. Journal of Magnetic Resonance Imaging: JMRI, 2010, 32:654-662.

[7] Haider MA, Krieger A, Elliott C, et al. Prostate imaging: evaluation of a reusable two-channel endorectal receiver coil for MR imaging at 1.5 T. Radiology, 2014, 270:556-565.

[8] Fütterer JJ, Engelbrecht MR, Jager GJ, et al. Prostate cancer: comparison of local staging accuracy of pelvic phased-array coil alone versus integrated endorectal-pelvic phased-array coils. Local staging accuracy of prostate cancer using endorectal coil MR imaging. European Radiology, 2007, 17:1055-1065.

[9] Heijmink SW, Fütterer JJ, Hambrock T, et al. Prostate cancer: body-array versus endorectal coil MR imaging at 3 T--comparison of image quality, localization, and staging performance. Radiology, 2007, 244:184-195.

[10] Barentsz JO, Richenberg J, Clements R, et al. ESUR prostate MR guidelines 2012. European Radiology, 2012, 22:746-757.

[11] Lagemaat MW, Scheenen TW. Role of high-field MR in studies of localized prostate cancer. NMR in Biomedicine, 2014, 27:67-79.

[12] Beyersdorff D, Taymoorian K, Knösel T, et al. MRI of prostate cancer at 1.5 and 3.0 T: comparison of image quality in tumor detection and staging. AJR American Journal of Roentgenology, 2005, 185:1214-1220.

[13] Park BK, Kim B, Kim CK, et al. Comparison of phased-array 3.0-T and endorectal 1.5-T magnetic resonance imaging in the evaluation of local staging accuracy for prostate cancer. Journal of Computer Assisted Tomography, 2007, 31:534-538.

[14] Sosna J, Pedrosa I, Dewolf WC, et al. MR imaging of the prostate at 3 Tesla: comparison of an external phased-array coil to imaging with an endorectal coil at 1.5 Tesla. Academic Radiology, 2004, 11:857-862.

[15] Torricelli P, Cinquantini F, Ligabue G, et al. Comparative evaluation between the external phased array coil at 3 T and the endorectal coil at 1.5 T: preliminary results. Journal of Computer Assisted Tomography, 2006, 30:355-361.

[16] Turkbey B, Merino MJ, Gallardo EC, et al. Comparison of endorectal coil and nonendorectal coil T2W and diffusion-weighted MRI at 3 Tesla for localizing prostate cancer: correlation with whole-mount histopathology. Journal of magnetic Resonance Imaging: JMRI, 2014, 39:1443-1448.

[17] Gibbs P, Tozer DJ, Liney GP, et al. Comparison of quantitative T2 mapping and diffusion-weighted imaging in the normal and pathologic prostate. Magnetic Resonance in Medicine, 2001, 46:1054-1058.

[18] Panebianco V, Sciarra A, Osimani M, et al. 2D and 3D T2-weighted MR sequences for the assessment of neurovascular bundle changes after nerve-sparing radical retropubic prostatectomy with erectile function correlation. European Radiology, 2009, 19:220-229.

[19] Rosenkrantz AB, Neil J, Kong X, et al. Prostate cancer: Comparison of 3D T2-weighted with conventional 2D T2-weighted imaging for image quality and tumor detection. AJR American Journal of Roentgenology, 2010, 194:446-452.

[20] McNeal JE. The zonal anatomy of the prostate. The Prostate, 1981, 2:35-49.

[21] Claus FG, Hricak H, Hattery RR. Pretreatment evaluation of prostate cancer: role of MR imaging and 1H MR spectroscopy. Radiographics: a review publication of the Radiological Society of North America, Inc, 2004, 24 Suppl 1:S167-180.

[22] Vargas HA, Akin O, Franiel T, et al. Normal central zone of the prostate and central zone involvement by prostate cancer: clinical and MR imaging implications. Radiology, 2012, 262:894-902.

[23] Murphy G, Haider M, Ghai S, et al. The expanding role of MRI in prostate cancer. AJR American Journal of Roentgenology, 2013, 201:1229-1238.

[24] Puech P, Betrouni N, Makni N, et al. Computer-assisted diagnosis of prostate cancer using DCE data: design, implementation and preliminary results. International Journal of Computer Assisted Radiology and Surgery, 2009, 4:1-10.

[25] Sung YS, Kwon HJ, Park BW, et al. Prostate cancer detection on dynamic contrast-enhanced MRI: computer-aided diagnosis versus single perfusion parameter maps. AJR American Journal of Roentgenology, 2011, 197:1122-1129.

[26] Hricak H, Wang L, Wei DC, et al. The role of preoperative endorectal magnetic resonance imaging in the decision regarding whether to preserve or resect neurovascular bundles during radical retropubic prostatectomy. Cancer, 2004, 100:2655-2663.

[27] McClure TD, Margolis DJ, Reiter RE, et al. Use of MR imaging to determine preservation of the neurovascular bundles at robotic-assisted laparoscopic prostatectomy. Radiology, 2012, 262:874-883.

[28] Barrett T, Vargas HA, Akin O, et al. Value of the hemorrhage exclusion sign on T1-weighted prostate MR images for the detection of prostate cancer. Radiology, 2012, 263:751-757.

[29] Hoeks CM, Barentsz JO, Hambrock T, et al. Prostate cancer: multiparametric MR imaging for detection, localization, and staging. Radiology, 2011, 261:46-66.

[30] Koh DM, Collins DJ. Diffusion-weighted MRI in the body: applications and challenges in oncology. AJR American Journal of Roentgenology, 2007, 188:1622-1635.

[31] Neil JJ. Diffusion imaging concepts for clinicians. Journal of Magnetic Resonance Imaging: JMRI, 2008, 27:1-7.

[32] Rosenkrantz AB, Mannelli L, Kong X, et al. Prostate cancer: utility of fusion of T2-weighted and high b-value diffusion-weighted images for peripheral zone tumor detection and localization. Journal of Magnetic Resonance Imaging: JMRI, 2011, 34:95-100.

[33] Medved M, Soylu-Boy FN, Karademir I, et al. High-resolution diffusion-weighted imaging of the prostate. AJR American Journal of Roentgenology, 2014, 203:85-90.

[34] Rosenkrantz AB, Kong X, Niver BE, et al. Prostate cancer: comparison of tumor visibility on trace diffusion-weighted images and the apparent diffusion coefficient map. AJR American Journal of Roentgenology, 2011, 196:123-129.

[35] Metens T, Miranda D, Absil J, et al. What is the optimal b value in diffusion-weighted MR imaging to depict prostate cancer at 3T? European Radiology, 2012, 22:703-709.

[36] Katahira K, Takahara T, Kwee TC, et al. Ultra-high-b-value diffusion-weighted MR imaging for the detection of prostate cancer: evaluation in 201 cases with histopathological correlation. European Radiology, 2011, 21:188-196.

[37] Rosenkrantz AB, Hindman N, Lim RP, et al. Diffusion-weighted imaging of the prostate: Comparison of b1000 and b2000 image sets for index lesion detection. Journal of Magnetic Resonance Imaging: JMRI, 2013, 38:694-700.

[38] Maas MC, Fütterer JJ, Scheenen TW. Quantitative evaluation of computed high B value diffusion-weighted magnetic resonance imaging of the prostate. Investigative Radiology, 2013, 48:779-786.

[39] Rosenkrantz AB, Chandarana H, Hindman N, et al. Computed diffusion-weighted imaging of the prostate at 3 T: impact on image quality and tumour detection. European Radiology, 2013, 23:3170-3177.

[40] Kim CK, Park BK, Lee HM, et al. Value of diffusion-weighted imaging for the prediction of prostate cancer location at 3T using a phased-array coil: preliminary results. Investigative Radiology, 2007, 42:842-847.

[41] Kitajima K, Kaji Y, Kuroda K, et al. High b-value diffusion-weighted imaging in normal and malignant peripheral zone tissue of the prostate: effect of signal-to-noise ratio. Magnetic resonance in medical sciences: MRMS: an official Journal of Japan Society of Magnetic Resonance in Medicine, 2008, 7:93-99.

[42] Thörmer G, Otto J, Reiss-Zimmermann M, et al. Diagnostic value of ADC in patients with prostate cancer: influence of the choice of b values. European Radiology, 2012, 22:1820-1828.

[43] Issa B. In vivo measurement of the apparent diffusion coefficient in normal and malignant prostatic tissues using echo-planar imaging. Journal of Magnetic Resonance Imaging: JMRI, 2002, 16:196-200.

[44] Kumar V, Jagannathan NR, Kumar R, et al. Apparent diffusion coefficient of the prostate in men prior to biopsy: determination of a cut-off value to predict malignancy of the peripheral zone. NMR in Biomedicine, 2007, 20:505-511.

[45] Mazaheri Y, Shukla-Dave A, Hricak H, et al. Prostate cancer: identification with combined diffusion-weighted MR imaging and 3D ^{1}H MR spectroscopic imaging--correlation with pathologic findings. Radiology, 2008, 246:480-488.

[46] Vargas HA, Akin O, Franiel T, et al. Diffusion-weighted endorectal MR imaging at 3 T for prostate cancer: tumor detection and assessment of aggressiveness. Radiology, 2011, 259:775-784.

[47] Kitajima K, Takahashi S, Ueno Y, et al. Clinical utility of apparent diffusion coefficient values obtained using high b-value when diagnosing prostate cancer using 3 tesla MRI: comparison between ultra-high b-value (2000 s/mm²) and standard high b-value (1000 s/mm²). Journal of Magnetic Resonance Imaging: JMRI, 2012, 36:198-205.

[48] Sato C, Naganawa S, Nakamura T, et al. Differentiation of noncancerous tissue and cancer lesions by apparent diffusion coefficient values in transition and peripheral zones of the prostate. Journal of Magnetic Resonance Imaging: JMRI, 2005, 21:258-262.

[49] Gibbs P, Pickles MD, Turnbull LW. Diffusion imaging of the prostate at 3.0 tesla. Investigative Radiology, 2006, 41:185-188.

[50] Pickles MD, Gibbs P, Sreenivas M, et al. Diffusion-weighted imaging of normal and malignant prostate tissue at 3.0T. Journal of Magnetic Resonance Imaging: JMRI, 2006, 23:130-134.

[51] Desouza NM, Reinsberg SA, Scurr ED, et al. Magnetic resonance imaging in prostate cancer: the value of apparent diffusion coefficients for identifying malignant nodules. The British Journal of Radiology, 2007, 80:90-95.

[52] Nagel KN, Schouten MG, Hambrock T, et al. Differentiation of prostatitis and prostate cancer

by using diffusion-weighted MR imaging and MR-guided biopsy at 3 T. Radiology, 2013, 267:164-172.

[53] deSouza NM, Riches SF, Vanas NJ, et al. Diffusion-weighted magnetic resonance imaging: a potential non-invasive marker of tumour aggressiveness in localized prostate cancer. Clinical Radiology, 2008, 63:774-782.

[54] Giles SL, Morgan VA, Riches SF, et al. Apparent diffusion coefficient as a predictive biomarker of prostate cancer progression: value of fast and slow diffusion components. AJR American Journal of Roentgenology, 2011, 196:586-591.

[55] Delongchamps NB, Lefèvre A, Bouazza N, et al. Detection of significant prostate cancer with magnetic resonance targeted biopsies--should transrectal ultrasound-magnetic resonance imaging fusion guided biopsies alone be a standard of care? The Journal of Urology, 2015, 193:1198-1204.

[56] Corcoran NM, Hong MK, Casey RG, et al. Upgrade in Gleason score between prostate biopsies and pathology following radical prostatectomy significantly impacts upon the risk of biochemical recurrence.BJU International, 2011, 108:E202-210.

[57] Chandra RA, Chen MH, Zhang D, et al. Age, comorbidity, and the risk of prostate cancer-specific mortality in men with biopsy gleason score 4+3: Implications on patient selection for multiparametric MRI. Clinical Genitourinary Cancer, 2015, 13:400-405.

[58] Merrick GS, Butler WM, Galbreath RW, et al. Biochemical outcome for hormone-naive patients with Gleason score 3+4 versus 4+3 prostate cancer undergoing permanent prostate brachytherapy. Urology, 2002, 60:98-103.

[59] Stamey TA, McNeal JE, Yemoto CM, et al. Biological determinants of cancer progression in men with prostate cancer. Jama, 1999, 281:1395-1400.

[60] Cheng L, Koch MO, Juliar BE, et al. The combined percentage of Gleason patterns 4 and 5 is the best predictor of cancer progression after radical prostatectomy. Journal of clinical oncology: official Journal of the American Society of Clinical Oncology, 2005, 23:2911-2917.

[61] Yoshimitsu K, Kiyoshima K, Irie H, et al. Usefulness of apparent diffusion coefficient map in diagnosing prostate carcinoma: correlation with stepwise histopathology. Journal of Magnetic Resonance Imaging: JMRI, 2008, 27:132-139.

[62] Rosenkrantz AB, Triolo MJ, Melamed J, et al. Whole-lesion apparent diffusion coefficient metrics as a marker of percentage Gleason 4 component within Gleason 7 prostate cancer at radical prostatectomy. Journal of Magnetic Resonance Imaging: JMRI, 2015, 41:708-714.

[63] Lebovici A, Sfrangeu SA, Feier D, et al. Evaluation of the normal-to-diseased apparent diffusion coefficient ratio as an indicator of prostate cancer aggressiveness. BMC Medical Imaging, 2014, 14:15.

[64] Thörmer G, Otto J, Horn LC, et al. Non-invasive estimation of prostate cancer aggressiveness using diffusion-weighted MRI and 3D proton MR spectroscopy at 3.0 T. Acta Radiologica (Stockholm, Sweden: 1987), 2015, 56:121-128.

[65] De Cobelli F, Ravelli S, Esposito A, et al. Apparent diffusion coefficient value and ratio as noninvasive potential biomarkers to predict prostate cancer grading: comparison with prostate biopsy and radical prostatectomy specimen. AJR American Journal of Roentgenology, 2015, 204:550-557.

[66] Rosenkrantz AB, Khalef V, Xu W, et al. Does normalisation improve the diagnostic performance of apparent diffusion coefficient values for prostate cancer assessment? A blinded independent-observer evaluation. Clinical Radiology, 2015, 70:1032-1037.

[67] Sonn GA, Chang E, Natarajan S, et al. Value of targeted prostate biopsy using magnetic resonance-ultrasound fusion in men with prior negative biopsy and elevated prostate-specific antigen. European Urology, 2014, 65:809-815.

[68] Kim TH, Jeong JY, Lee SW, et al. Diffusion-weighted magnetic resonance imaging for prediction of insignificant prostate cancer in potential candidates for active surveillance. European Radiology, 2015, 25:1786-1792.

[69] Mazaheri Y, Hricak H, Fine SW, et al. Prostate tumor volume measurement with combined T2-weighted imaging and diffusion-weighted MR: correlation with pathologic tumor volume. Radiology, 2009, 252:449-457.

[70] Isebaert S, De Keyzer F, Haustermans K, et al. Evaluation of semi-quantitative dynamic contrast-enhanced MRI parameters for prostate cancer in correlation to whole-mount histopathology.European Journal of Radiology, 2012, 81:e217-e222.

[71] Turkbey B, Mani H, Aras O, et al. Correlation of magnetic resonance imaging tumor volume with histopathology. The Journal of Urology, 2012, 188:1157-1163.

[72] Le Nobin J, Orczyk C. Prostate tumour volumes: evaluation of the agreement between magnetic resonance imaging and histology using novel co-registration software, The Journal of Urology, 2014, 114:e105-e112.

[73] Cornud F, Khoury G, Bouazza N, et al. Tumor target volume for focal therapy of prostate cancer-does multiparametric magnetic resonance imaging allow for a reliable estimation? The Journal of Urology, 2014, 191:1272-1279.

[74] Le Bihan D, Breton E, Lallemand D, et al. Separation of diffusion and perfusion in intravoxel incoherent motion MR imaging. Radiology, 1988, 168:497-505.

[75] Shinmoto H, Oshio K, Tanimoto A, et al. Biexponential apparent diffusion coefficients in prostate cancer. Magnetic Resonance Imaging, 2009, 27:355-359.

[76] Döpfert J, Lemke A, Weidner A, et al. Investigation of prostate cancer using diffusion-weighted intravoxel incoherent motion imaging. Magnetic Resonance Imaging, 2011, 29:1053-1058.

[77] Riches SF, Hawtin K, Charles-Edwards EM, et al. Diffusion-weighted imaging of the prostate and rectal wall: comparison of biexponential and monoexponential modelled diffusion and associated perfusion coefficients. NMR in Biomedicine, 2009, 22:318-325.

[78] Rosenkrantz AB, Sigmund EE, Johnson G, et al. Prostate cancer: feasibility and preliminary experience of a diffusional kurtosis model for detection and assessment of aggressiveness of peripheral zone cancer. Radiology, 2012, 264:126-135.

[79] Roethke MC, Kuder TA, Kuru TH, et al. Evaluation of diffusion kurtosis imaging versus standard diffusion imaging for detection and grading of peripheral zone prostate cancer. Investigative Radiology, 2015, 50:483-489.

[80] Gürses B, Kabakci N, Kovanlikaya A, et al. Diffusion tensor imaging of the normal prostate at 3 Tesla. European Radiology, 2008, 18:716-721.

[81] Bourne RM, Kurniawan N, Cowin G, et al. Microscopic diffusion anisotropy in formalin fixed prostate tissue: preliminary findings. Magnetic Resonance in Medicine, 2012, 68:1943-1948.

[82] Xu J, Humphrey PA, Kibel AS, et al. Magnetic resonance diffusion characteristics of histologically defined prostate cancer in humans.Magnetic Resonance in Medicine, 2009, 61:842-850.

[83] Manenti G, Carlani M, Mancino S, et al. Diffusion tensor magnetic resonance imaging of prostate cancer. Investigative Radiology, 2007, 42:412-419.

[84] Takayama Y, Kishimoto R, Hanaoka S, et al. ADC value and diffusion tensor imaging of prostate cancer: changes in carbon-ion radiotherapy. Journal of Magnetic Resonance Imaging: JMRI, 2008, 27:1331-1335.

[85] Kozlowski P, Chang SD, Meng R, et al. Combined prostate diffusion tensor imaging and dynamic contrast enhanced MRI at 3T--quantitative correlation with biopsy. Magnetic Resonance Imaging, 2010, 28:621-628.

[86] Folkman J. Tumor angiogenesis: therapeutic implications.The New England journal of Medicine, 1971, 285:1182-1186.

[87] Hansford BG, Peng Y, Jiang Y, et al. Dynamic contrast-enhanced MR imaging curve-type analysis: Is it helpful in the differentiation of prostate cancer from healthy peripheral zone? Radiology, 2015, 275:448-457.

[88] Choyke PL, Dwyer AJ, Knopp MV. Functional tumor imaging with dynamic contrast-enhanced magnetic resonance imaging. Journal of Magnetic Resonance Imaging: JMRI, 2003, 17:509-520.

[89] Turkbey B, Pinto PA, Mani H, et al. Prostate cancer: value of multiparametric MR imaging at 3 T for detection--histopathologic correlation. Radiology, 2010, 255:89-99.

[90] Tan CH, Hobbs BP, Wei W, et al. Dynamic contrast-enhanced MRI for the detection of prostate cancer: meta-analysis. AJR American Journal of Roentgenology, 2015, 204:W439-448.

[91] Haghighi M, Shah S, Taneja SS, et al. Prostate cancer: diffusion-weighted imaging versus dy-

namic-contrast enhanced imaging for tumor lo-calization-a meta-analysis. Journal of Computer Assisted Tomography, 2013, 37:980-988.

[92] Vos EK, Litjens GJ, Kobus T, et al. Assessment of prostate cancer aggressiveness using dynamic contrast-enhanced magnetic resonance imaging at 3 T. European Urology, 2013, 64:448-455.

[93] van Niekerk CG, van der Laak JA, Hambrock T, et al. Correlation between dynamic contrast-en-hanced MRI and quantitative histopathologic microvascular parameters in organ-confined prostate cancer. European Radiology, 2014, 24:2597-2605.

[94] Oto A, Yang C, Kayhan A, et al. Diffusion-weight-ed and dynamic contrast-enhanced MRI of pros-tate cancer: correlation of quantitative MR param-eters with Gleason score and tumor angiogenesis. AJR American Journal of Roentgenology, 2011, 197:1382-1390.

[95] Wu LM, Xu JR, Gu HY, et al. Role of magnet-ic resonance imaging in the detection of local prostate cancer recurrence after external beam radiotherapy and radical prostatectomy. Clinical oncology [Royal College of Radiologists (Great Britain)], 2013, 25:252-264.

[96] McDonald RJ, McDonald JS, Kallmes DF, et al. Intracranial Gadolinium Deposition after Con-trast-enhanced MR Imaging. Radiology, 2015, 275:772-782.

[97] Kurhanewicz J, Swanson MG, Nelson SJ, et al. Combined magnetic resonance imaging and spectroscopic imaging approach to molecular imaging of prostate cancer. Journal of Magnetic Resonance Imaging: JMRI, 2002, 16:451-463.

[98] Costello LC, Franklin RB. Concepts of citrate production and secretion by prostate. 1. Meta-bolic relationships. The Prostate, 1991, 18:25-46.

[99] Costello LC, Franklin RB. Concepts of citrate production and secretion by prostate: 2. Hor-monal relationships in normal and neoplastic prostate. The Prostate, 1991, 19:181-205.

[100] Aboagye EO, Bhujwalla ZM. Malignant trans-formation alters membrane choline phospho-lipid metabolism of human mammary epitheli-al cells. Cancer Research, 1999, 59:80-84.

[101] Daly PF, Lyon RC, Faustino PJ, et al. Phos-pholipid metabolism in cancer cells monitored by 31P NMR spectroscopy. The Journal of Bi-ological Chemistry, 1987, 262:14875-14878.

[102] Kobus T, Wright AJ, Scheenen TW, et al. Map-ping of prostate cancer by 1H MRSI. NMR in Biomedicine, 2014, 27:39-52.

[103] Kobus T, Wright AJ, Weiland E, et al. Metab-olite ratios in ^{1}H MR spectroscopic imaging of the prostate.Magnetic Resonance in Medicine, 2015, 73:1-12.

[104] Heerschap A, Jager GJ, van der Graaf M, et al. Proton MR spectroscopy of the normal human prostate with an endorectal coil and a double spin-echo pulse sequence. Magnetic Reso-nance in Medicine, 1997, 37:204-213.

[105] Yakar D, Heijmink SW, Hulsbergen-van de Kaa CA, et al. Initial results of 3-dimensional 1H-magnetic resonance spectroscopic imaging in the localization of prostate cancer at 3 Tesla: should we use an endorectal coil? Investigative Radiology, 2011, 46:301-306.

[106] Verma S, Rajesh A, Fütterer JJ, et al. Prostate MRI and 3D MR spectroscopy: how we do it. AJR American Journal of Roentgenology, 2010, 194:1414-1426.

[107] Beyersdorff D, Taupitz M, Winkelmann B, et al. Patients with a history of elevated pros-tate-specific antigen levels and negative trans-rectal US-guided quadrant or sextant biopsy results: value of MR imaging. Radiology, 2002, 224:701-706.

[108] Haider MA, van der Kwast TH, Tanguay J, et al. Combined T2-weighted and diffu-sion-weighted MRI for localization of prostate cancer. AJR American Journal of Roentgenolo-gy, 2007, 189:323-328.

[109] White S, Hricak H, Forstner R, et al. Prostate cancer: effect of postbiopsy hemorrhage on interpretation of MR images. Radiology, 1995, 195:385-390.

[110] Wagner M, Rief M, Busch J, et al. Effect of butylscopolamine on image quality in MRI of the prostate. Clinical Radiology, 2010, 65:460-464.

[111] Medved M, Sammet S, Yousuf A, et al. MR imaging of the prostate and adjacent anatomic structures before, during, and after ejaculation: qualitative and quantitative evaluation. Radiol-ogy, 2014, 271:452-460.

第5章　前列腺影像报告和数据系统

多参数磁共振成像（mpMRI）被认为是目前定位临床有意义前列腺癌敏感性和特异性最高的影像技术。然而，前列腺 mpMRI 检查的表现、解读和报告的差异是限制其广泛应用的重要因素。为解决该问题，欧洲泌尿生殖放射学会（ESUR）发布了前列腺影像报告和数据系统（PI-RADS）的共识指南[1]。自 2012 年发布以来，PI-RADS 指南已在各种临床和研究场景中得到验证，但也存在一定的局限性。2015 年美国放射学会（ACR）、ESUR 和 AdMeTech 基金会合作优化开发并发布了 PI-RADS 指南版本 2（PI-RADS v2）[2]。本章将重点介绍 PI-RADS v2 在前列腺 mpMRI 检查中诊断前列腺癌的标准及要点，同时对 PI-RADS v2.1 进行解读。

一、PI-RADS v2 指南

基于 mpMRI 诊断前列腺癌和 MRI 引导的前列腺癌靶向穿刺活检的应用，PI-RADS v2 指南将病理学上临床有意义前列腺癌定义为 Gleason 评分 $\geqslant 7$ 分和体积 $> 0.5cm^3$ 或前列腺包膜外侵犯（EPE）的肿瘤。

PI-RADS v2 分为以下 5 个评估类别。

● PI-RADS 1- 极低（临床有意义前列腺癌极不可能存在）

● PI-RADS 2- 低（临床有意义前列腺癌不太可能存在）

● PI-RADS 3- 中（是否存在临床有意义前列腺癌尚不明确）

● PI-RADS 4- 高（临床有意义前列腺癌可能存在）

● PI-RADS 5- 极高（临床有意义前列腺癌极有可能存在）

上述 5 分制评分标准是基于 mpMRI 特征在 T2 加权像（T2WI）、弥散加权成像（DWI）和动态对比增强（DCE）成像的评分组合，评分代表存在临床有意义癌的可能性。为了将前列腺中的每个可疑病灶对应到这 5 个 PI-RADS v2 评分中的一个，T2WI 和 DWI 均使用 5 分量表进行评估，并将 DCE 分为阳性或阴性。分别对外周带（PZ）或移行带（TZ）使用适当的 PI-RADS v2 评分表，将这三个参数（T2WI 和 DWI，有时也包括 DCE）整合在一起，并对每个病灶进行 PI-RADS v2（PI-RADS 1-5）评分，表明其是临床有意义前列腺癌的可能性。

良性前列腺组织改变与恶性前列腺癌的 mpMRI 特征可能存在一些重叠。PI-RADS v2 评分中的 PI-RADS 1 分并不能排除临床有意义前列腺癌的可能，仅表明可能性非常小。PI-RADS 5 分也不能证明病变是临床有意义前列腺癌，仅代表其可能性极大。目前，PI-RADS v2 指南尚未将百分比概率范围分配给每个 PI-RADS v2 评分。随着 PI-RADS v2 的测试和改进，在未来也许会成为可能。

PI-RADS v2 评分仅基于 mpMRI 结果，不考虑例如血清前列腺特异性抗原（PSA）、直肠指检（DRE）、患者病史或治疗选择在内的其他因素。这些因素影响包括穿刺活检在内的患者管理方案的选择。

二、弥散加权成像（DWI）评分

通过比较病变部位与病变所在区域正常前列腺组织的信号强度，PI-RADS v2 在 DWI 上分为 1～5 分，但 DWI 序列结果应始终与 T2WI、T1WI 和 DCE 序列结果相关联。基于 DWI 序列从 1～5 分的评分标准主要考虑：①病变的形状和边缘；②信号强度；③大小；④来自高 b 值 DWI 和 ADC 图的观察结果。外周带（PZ）主要基于 DWI 评分来对病变的 PI-RADS v2 评估类别进行评分（表 5-1）。例如，如果 DWI 评分是 4 分，T2WI 评分是 2 分，那么 PI-RADS 评估类别应该是 4 分。外周带中 DWI 评分与 PI-RADS 评估类别之间直接推导的唯一例外是 DWI 评分 3 分合并 DCE 评分阳性（+），它将 DWI 评分 3 分提升到最终的 PI-RADS 评估类别的 4 分（即可能存在临床有意义前列腺癌）。DCE 阳性和阴性评分的定义见第 4 章 DCE 评分。

表 5-1　外周带 PI-RADS 总体评估类别推导方案

DWI	T2WI	DCE	PI-RADS 评估类别
1	任意[a]	任意	1
2	任意	任意	2
3	任意	-	3
		+	4
4	任意	任意	4
5	任意	任意	5

a：“任意”表示在 5 分制中可以给出 1～5 分的任何分数；“+”或“-”表示动态对比增强成像的阳性或阴性。缩写：DCE，动态对比增强；DWI，弥散加权成像；T2WI，T2 加权像；PI-RADS，前列腺影像报告和数据系统。来源：改编自美国放射学会（ACR）前列腺影像报告和数据系统，第 2 版。

某些良性组织会显示出 ADC 低信号，熟悉这些典型的 MRI 表现对于正确的 PI-RADS 评分至关重要。例如，信号缺失、纤维化、结石和出血在 T2WI 和 ADC 上都是低信号的，但是它们在 DWI 上也呈显著低信号，这基本可以排除临床有意义前列腺癌。良性前列腺增生（BPH）的诊断则更具挑战。无论其 ADC/DWI 信号如何，在移行带或外周带的囊性结节、局限性结节和圆形结节通常代表 BPH 或挤压性前列腺增生。一些情况下，BPH 结节可能缺乏部分或全部良性形态特征，并表现出明显的 ADC 低信号，导致评估困难，需要阅片者具有丰富的专业知识和经验进行鉴别。

三、T2 加权像（T2WI）评分

T2WI 评分也采用 5 分制，并且每个评分的定义在外周带和移行带之间略有不同。

在 T2WI 上，外周带的临床有意义癌通常表现为圆形或界线不清的低信号局灶性病变。前列腺炎、出血、腺体萎缩、良性增生、活检相关瘢痕、激素治疗或消融后的变化在内的许多良性情况都可能会出现此类低信号表现。通过仔细观察其他序列可为正确的诊断提供线索。移行带病灶更加难以判别，当出现良性前列腺增生（BPH）时，移行带由数量不等的腺体（T2WI 高信号）和间质（T2WI 低信号）组织组成，导致信号强度不均匀。在良性间质增生区域中鉴别 T2WI 低信号癌灶具有挑战性。界线不清的中度低信号、毛刺边缘、透镜状、缺乏完整的低信号包膜，以及侵犯尿道括约肌和前纤维肌间质等移行带肿瘤的典型 T2WI 特征可能有助于诊断。表现的特征越多，移行带的临床有意义癌的可能性就越高。

正如 DWI 是评估外周带病变 PI-RADS

评分的主要序列一样，T2WI 是移行带病变的主要决定序列（表 5-2）。例如，移行带病变的 T2WI 评分为 4 分、DWI 评分为 2 分，则 PI-RADS 评分为 4 分。与外周带相比，T2WI 评分与最终 PI-RADS 评估类别之间的这种直接关系的唯一例外发生在 T2WI 评分为 3 分的情况下。在这种情况下，DWI 评分作为决定标准（即 DWI 评分为 5 分导致 T2WI 评分 3 分的移行带病变升级为 PI-RADS 4 分）。

表 5-2　移行带 PI-RADS 总体评估类别推导方案

T2WI	DWI	DCE	PI-RADS 评估类别
1	任意 [a]	+ 或 -	1
2	任意	+ 或 -	2
3	≤ 4	+ 或 -	3
	5	+ 或 -	4
4	任意	+ 或 -	4
5	任意	+ 或 -	5

　a：“任意”表示在 5 分制中可以给出 1 ~ 5 分的任何分数；“+”或“-”表示动态对比增强图像的阳性或阴性。缩写：DCE，动态对比增强；DWI，弥散加权成像；T2WI，T2 加权像；PI-RADS，前列腺影像报告和数据系统。来源：改编自美国放射学会（ACR）前列腺影像报告和数据系统，第 2 版。

因为 PI-RADS 评分的主要因素是移行带的 T2WI 序列和外周带的 DWI 序列，所以确定病变的正确位置至关重要。但中央带（CZ）和腺体底部的外周带，以及外周带前角与移行带的界面和前纤维肌间质部位的界定存在一定困难。此外，外周带和移行带前列腺癌可能超过解剖边界（即表现出侵袭性行为），进一步使评估复杂化。侵袭性行为指超过一个区域的局部侵犯，包括侵犯到精囊或前列腺外侵犯。

四、动态对比增强（DCE）评分

如果在相邻正常前列腺组织增强之前或同时出现局灶性增强，并且对应的 DWI 和（或）T2WI 上的信号异常，则 DCE 被认为是“阳性”。增强出现的时间通常在动脉出现造影剂后的 10s 内，但可能根据造影剂注射速度、心排血量、获取图像的时间分辨率和其他因素而有所不同。值得注意的是，这一判断仅考虑了病灶早期强化的存在，例如评估是否存在流出、动力学曲线类型（即曲线类型 1、2 和 3），或其他来自药代动力学模型的高级灌注指标（即 Tofts 模型的 $K^{[trans]}$）不影响 DCE 评分。

一些良性病变的 DCE 呈阳性。前列腺增生结节是最常见的良性病变，偶尔出现早期强化，但其在 T2WI 上的良性形态（圆形、边界清晰、包裹状）通常有助于给出正确的诊断。不局限于特定 T2WI 或 DWI 异常的弥漫性非灶性早期强化常见于前列腺炎，在 DCE 上也被认为是良性表现。

当 T2WI 和 DWI 具有明确的良恶性诊断倾向时，DCE 在确定 PI-RADS v2 评分中起次要作用。因此，当外周带中发现临床有意义癌的可能性较低（PI-RADS 1 或 2）或较高（PI-RADS 4 或 5）时，DCE 并不有助于确定评估类别。但在外周带 DCE 评分阳性将 DWI 评分从 3 分升级到最终的 PI-RADS v2 评估类别 4 分。DCE 评分不影响移行带病灶的最终 PI-RADS v2 评分。

五、PI-RADS 评估类别 X

各种技术和患者因素可能会影响 mpMRI 检查的完整性。mpMRI 的三个主要序列（T2WI、DWI、DCE）中的一个或多个可能会是次优或缺失的，这需要不同的评分方案。目前，T2WI 是 3 个序列中最可靠的。T2WI 不充分或缺失的情况会导致无法评估 PI-RADS 评分。更常见的情况是 DWI 和（或）DCE 不充分或缺失。如果两者都不充分或缺失，则评估应主要限于分期（即确定 EPE）。如果这两个序列中的一个不充分或缺失，则应被分配到 PI-RADS 评估类别 X，根据以下备选方案进行评分：表 5-3～表 5-5。

表 5-3 在没有足够 DWI 的情况下，在外周带或移行带推导总体 PI-RADS 评估类别方案

T2WI	DWI	DCE	PI-RADS 评估类别
1	X[a]	+ 或 -	1
2	X	+ 或 -	2
3	X	-	3
		+	4
4	X	+ 或 -	4
5	X	+ 或 -	5

a："X"表示图像不足以进行评价；"+"或"-"表示动态对比增强图像的阳性或阴性。缩写：DCE，动态对比增强；DWI，弥散加权成像；T2WI，T2 加权像；PI-RADS，前列腺成像报告和数据系统。来源：改编自美国放射学会（ACR）前列腺影像报告和数据系统，第 2 版。

表 5-4 在没有足够 DCE 的情况下，在外周带推导整体 PI-RADS 评估类别的方案

DWI	T2WI	DCE	PI-RADS 评估类别
1	任意[a]	X	1
2	任意	X	2
3	任意	X	3
4	任意	X	4
5	任意	X	5

a："任意"指的是在 5 分制的评分表中可以给出任何分数；"X"表示图像不足以进行评价。缩写：DCE，动态对比增强；DWI，弥散加权成像；T2WI，T2 加权像；PI-RADS，前列腺影像报告和数据系统。来源：改编自美国放射学会（ACR）前列腺影像报告和数据系统，第 2 版。

表 5-5 在没有足够 DCE 的情况下，在移行带推导总体 PI-RADS 评估类别的方案

T2WI	DWI	DCE	PI-RADS 评估类别
1	任意[a]	X	1
2	任意	X	2
3	≤ 4	X	3

续表

T2WI	DWI	DCE	PI-RADS 评估类别
	5	X	4
4	任意	X	4
5	任意	X	5

a："任意"指的是在 5 分制的评分表中可以给出任何分数；"X"表示图像不足以进行评价。缩写：DCE，动态对比增强；DWI，弥散加权成像；T2WI，T2 加权像；PI-RADS，前列腺影像报告和数据系统。来源：改编自美国放射学会（ACR）前列腺影像报告和数据系统，第 2 版。

六、mpMRI 的良性表现

1. 良性前列腺增生（BPH） 良性前列腺增生多发生在移行带，但外周带也可出现外生性和挤压性良性前列腺增生结节。良性前列腺增生可表现为带状区域或边缘有包膜的圆形结节。其中，腺性增生结节和囊性萎缩表现为中度至明显的 T2 高信号，可通过信号和包膜与恶性肿瘤区分；间质结节呈 T2 低信号。许多前列腺增生结节表现为混杂信号。前列腺增生结节在 DCE 上是高强化的，在 DWI 上可显示不同的信号强度。

2. 出血 出血在 T1WI 表现为局灶性或弥漫性高信号，在 T2WI 表现为等或低信号。但慢性出血在所有 MRI 序列都可能表现为低信号。穿刺活检后的外周带和精囊出血尤其常见。

3. 囊肿 囊肿可含有"单纯性"液体，T2WI 明显高信号，T1WI 呈低信号。但它们也可能含有血液或蛋白质液，表现出包括 T1WI 上的高信号在内的多种信号特征。

4. 钙化 钙化在所有序列上显示为明显的低信号灶。

5. 前列腺炎 前列腺炎可导致 T2WI 和 ADC 图上外周带信号减弱，其也可能增加血流灌注，导致 DCE 假阳性。其形态通常呈带状、楔形、模糊不清或弥漫性，而非局灶性、圆形、椭圆形或不规则状，在 ADC 图上的低信号通常没有前列腺癌灶明显或局限。

6. 萎缩　萎缩通常表现为外周带腺体组织减少，导致 T2WI 低信号区和 ADC 图轻度信号降低。在 ADC 上一般癌灶信号更低，且受累前列腺常有轮廓缩小。

7. 纤维化　纤维化在 T2WI 上表现为楔形或带状低信号区。此外，一些正常的解剖结构容易被误认为是肿瘤。其中，阅片者必须在前列腺 MRI 上将中央带与移行带区分。中央带是前列腺后内侧基底部射精管周围的一条组织带，T2WI 信号降低及 ADC 降低有被误认为该区域存在大范围前列腺癌病变。这可能与其位置在后内侧基底部、外形对称、呈圆锥形有关。其他可能导致诊断错误的解剖结构包括靠近前列腺包膜的前列腺周围神经和血管，以及前纤维肌间质、外周带和移行带之间的纤维假包膜和前列腺后中线两叶之间的筋膜，所有这些结构都可能表现为良性增厚。

七、报告

PI-RADS v2 的主要目标是改进前列腺癌的检测、定位、表征和风险分层。为达到上述目标，必须以清晰、简明和结构化的方式表现 mpMRI 检查的结果。PI-RADS v2 有助于降低图像诠释的差异性，简化术语并标准化内容。

前列腺体积有助于计算 PSA 密度（PSA/前列腺体积）并影响决策，需要在报告中体现。前列腺体积可以通过手动或自动分割来确定，也可使用长椭圆的公式来计算：（最大前后直径）×（最大横向直径）×（最大纵向直径）×0.52。

如何在 MRI 上测量病灶体积一直是研究的热点。现有的测量方法与组织学的金标准相比，均低估了肿瘤的体积和范围[3, 4]。

病灶体积测量方法的标准化有助于开展 MRI- 病理的相关性研究。对于 PI-RADS v2，外周带的病变应在 DWI 上测量，而移行带的病变应在 T2WI 上测量。如果病变测量困难或 DWI（PZ）或 T2WI（TZ）不准确，则应在最能显示可疑病灶的序列进行测量。MRI 报告应说明用于获得测量的图像编号和序列。必须报告轴向即横断面 MRI 上病变的最大尺寸。如果可疑病灶最大尺寸在矢状面或冠状面图像上，则还应报告该测量值和成像平面。

由于前列腺癌通常是多灶性的，在分区图上，PI-RADS 评估类别为 3 分、4 分或 5 分的病灶最多可被指定 4 个。如果有 4 个以上的可疑病变，则只报告 4 个临床有意义癌可能性最高的病变（即 PI-RADS 评价等级最高的病变）。从临床角度来看，在多灶性肿瘤患者中，主要病灶（index lesion）是导致患者出现不良预后的肿瘤病灶[5, 6]。在 MRI 上，主要病灶是 PI-RADS v2 中评估类别最高的病灶。如果有 2 个或 2 个以上的病变属于 PI-RADS v2 最高评估类别，那么主要病灶应该是表现为前列腺外侵犯的病变。如果没有病变表现为前列腺外侵犯，那么 PI-RADS v2 最高评估类别的最大肿瘤应被认为是主要病灶。

明确的良性改变（如囊肿）或 PI-RADS 2 分的其他病变是可选择性报告的病变，尽管其可能有助于指导后续穿刺活检或在 mpMRI 检查中跟踪病变的标志。

每个报告的病变都应定位到由 39 个分区组成的前列腺分区图上：前列腺 36 个分区，精囊腺 2 个分区，尿道外括约肌 1 个分区（图 5-1）：

• 前列腺在轴向上由一条穿过中心的垂直线（表示为前列腺尿道）分为左右两半，由一条穿过腺体中部的横线分为前后两半。

- 位于前列腺基底、前列腺中部和前列腺尖部的左右外周带分别细分为前部（a）、内侧后部（mp）和外侧后部（lp）三个部分。
- 前列腺基底、腺体中部和前列腺尖部的左右移行带分别细分为前部（a）和后部（p）两部分。
- 前纤维肌间质（AFS）在前列腺基底、腺体中部和前列腺尖部分为左右两半。
- 精囊（SV）分为左右两半。

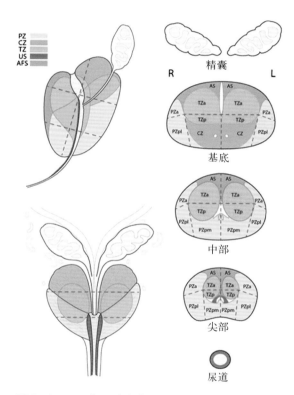

图 5-1 用于指示病变位置的前列腺分区图。AFS/AS. 前纤维肌间质；CZ. 中央带；PZ. 外周带；TZ. 移行带；US. 尿道括约肌；R. 右；L. 左；a. 前部；mp. 内侧后部；pl. 外侧后部

将前列腺和相关结构分区，可以标准化报告并促进 MRI 靶向穿刺活检和局灶治疗、病理相关性和研究的精确定位。此分区图应以电子或图片格式附于 MRI 影像报告上，并明确标出已确定的可疑病灶。如果一个可疑病灶超出了一个分区的边界，则应该在图上标注所有相关的相邻分区作为一个单一的病变。此外，不应使用术语"中央腺体"指代可疑病变的位置。虽然其曾经被用来统称 MRI 上的移行带和中央带，但它并不代表病理学家所指前列腺的解剖区域。利用现代 MRI 技术可以很容易地区分移行带和中央带，应明确具体区域。

八、PI-RADS v2.1 解读

（一）前列腺

mpMRI 图像采集技术的 v2.1 新规范

1. T2WI 采集技术 多方位（轴状位、冠状位和矢状位）T2WI 对于病变信号、形态、前列腺包膜受侵的评估起着重要作用。当仅在一个平面上观察时，其受到部分容积效应的限制。为此 PI-RADS v2.1 中规定：T2WI 应有轴状位（患者的轴状位或与前列腺长轴垂直的斜轴状位）和至少 1 个正交的平面，即矢状位和（或）冠状位。

2. DWI 采集技术 为了生成 ADC 图，PI-RADS v2 推荐的最低 b 值为 $50 \sim 100s/mm^2$，以避免因灌注效应而影响弥散信号。但是使用最低 b 值 $50 \sim 100s/mm^2$ 比 b 值为 0 对 MRI 系统技术的要求更高，灌注效应对临床 DWI 的解释可能没有实质性的影响，使用最高 $b > 1000s/mm^2$ 时发生的弥散峰度效应也影响计算得到的 ADC 值。因此，PI-RADS v2.1 建议用于计算 ADC 的最高 b 值为 $1000s/mm^2$。PI-RADS v2.1 规定，对于 ADC 图的计算，建议采用低 b 值设置为 $0 \sim 100s/mm^2$（最好是 $50 \sim 100s/mm^2$）和中间 b 值 $800 \sim 1000s/mm^2$。高 b 值（$\geqslant 1400s/mm^2$）也是必需的，最好通过采集或从低和中间 b 值中计算而获得。

3. DCE 采集技术 PI-RADS v2 的时间分辨率为 10s（首选 < 7s）。随后的研究提示这种高时间分辨率成像对诊断没有益

处，并影响图像质量（包括空间分辨率）。因此，PI-RADS v2.1 更新的时间分辨率为 15s。如果保持足够的空间分辨率并保证整体图像质量，则可以选择更快速的时间分辨率。PI-RADS v2 表明，DCE 可使用二维或三维采集而获得。当前 MRI 系统上三维 DCE 序列可广泛获得，三维采集相比二维采集具有高信噪比，因此，PI-RADS v2.1 建议优选三维 T1WI 梯度回波序列采集来获得 DCE。

（二）mpMRI 评分标准的 v2.1 新规范

PI-RADS v2 对外周带和移行带提供评分标准。PI-RADS v2.1 的新规范包括增加中央带、前纤维肌间质区评分标准，修改移行带评分标准，明确 DWI 评分的 2 分和 3 分评分标准及 DCE 阳性和阴性之间的区别。

1. 中央带的 v2.1 评分标准　　在 mpMRI 上，中央带和移行带是很难分界的，尤其是出现良性前列腺增生（BPH）后，所以既往二者在 mpMRI 上合称为中央腺体，此次 v2.1 把中央带和移行带分开来评价。正常中央带通常在 T2WI 和 ADC 上为双侧对称的低信号组织，在高 b 值 DWI 上对称轻度高信号，在 DCE 上无早期增强。双侧中央带大小不对称可能是正常的变异，特别是移行带的 BPH 可导致中央带变形、移位从而不对称。前列腺癌不常源自中央带，多为外周带或移行带的前列腺癌延伸至中央带，在 T2WI、ADC 上呈双侧不对称低信号，在高 b 值 DWI 上呈高信号，在 DCE 上呈早期增强。

2. 前纤维肌间质区的 v2.1 评分标准　　正常的前纤维肌间质区由垂直方向的平滑肌束组成，与膀胱平滑肌连续，覆盖前列腺前表面。正常前纤维肌间质区在 T2WI、ADC 图和高 b 值 DWI 上表现为双侧对称、新月形和低信号，而在 DCE 上无早期增强。前纤维肌间质区的前列腺癌表现为 T2WI

信号增加、高 b 值 DWI 高信号、ADC 图低信号、不对称扩大或局灶性结节及早期增强。前列腺癌并非起源于前纤维肌间质区，因此当在此区域中报告可疑病变时，应根据病变最可能起源的区带（外周带或移行带）所对应的标准。

3. 移行带的 v2.1 评分标准　　BPH 在组织学上为前列腺腺体和间质的增生，在 mpMRI 上表现为移行带不同数量的增生结节，在这种背景下有时较难确定 PI-RADS 评分，因此 PI-RADS v2.1 建议在至少 2 个 T2WI 平面上使用以下标准来评估移行带结节的形状和边缘特征：①位于移行带的病变在 T2WI 或 DWI 上具有恶性肿瘤特征，且与背景的主要影像特征不同，应被评分。例如，在高 b 值 DWI 和 ADC 图上，应对弥散比背景更为受限的结节或者结节间的区域进行评分。②与其他（背景）结节不同的局灶性病变，在 T2WI 上具有模糊边缘、透镜状或侵袭性表现，即使与背景相比没有不同的弥散受限，也应进行评分。PI-RADS v2 中 T2WI 是移行带评分的主导序列。T2WI 评分为 1 分表示移行带的正常表现。T2WI 评分为 2 分表示典型的 BPH 结节（圆形、清楚和完全的边界或完全被膜）。PI-RADS 旨在评估有无 csPCa，典型的 BPH 结节极不可能含有 csPCa。因此 PI-RADS v2.1 规定 BPH 在 T2WI 评分为 1 分。在 PI-RADS v2.1 中，当 T2WI 中的局限性结节被不完全被膜覆盖或大部分被膜覆盖时，这些非典型结节的 T2WI 评分为 2 分。在 PI-RADS v2 中，T2WI 是移行带评分的主导序列，但是弥散受限也是移行带恶性肿瘤的一个特征，DWI 在移行带评分 2 分和 3 分中不起作用。但移行带的非典型结节可能含有癌成分，DWI 有助于鉴别。因此，在 PI-RADS v2.1 中，DWI 特征已纳入移行带非典型结节的评分。例如，如果移行带非典型结节（T2WI 评分为 2 分）而 DWI 评分为 4 分（即弥散显著受限），评分由 2 分升级为 3 分。弥散轻、中度受限常出现在移行带的大部分有被膜和无被膜病变中，这些病变多为间质增生，评分不需要升级（或提高）。因此，T2WI 评分为 1 分或 2 分不应根据 DWI 评分为 3 分（即扩散轻、中度受限）而升级为 2 分或 3 分。

移行带的 T2WI 评分的 v2.1 新规范如下：1 分，正常表现的移行带圆形、完全被膜结节（典型结节）；2 分，大部分被膜覆盖的结节或无被膜的均匀、分界清楚的结节（非典型结节）或均匀稍低信号结节；3 分，与 PI-RADS v2 无变化（边缘模糊的非均质信号，包括不符合 2、4 或 5 分）；4 分，与 PI-RADS v2 无变化（透镜状或边界不清晰、均质、中等低强度、最大径 < 1.5cm）；5 分，与 PI-RADS v2 无变化（与 4 分相同，但最大径 ≥ 1.5cm 或明确的前列腺包膜外侵犯）。

4. DWI 评分 2 分和 3 分评分标准的 v2.1 新规范　PI-RADS v2 对 DWI 评分 2 分和 3 分的定义存在问题。DWI 评分 2 分在 ADC 上为模糊低信号病变。然而，这种病变在高 b 值的 DWI 上也有对应的不显著的高信号。对于 DWI 评分 3 分，PI-RADS v2 的定义是"在 ADC 图上局灶性轻、中度低信号，在高 b 值 DWI 上局灶性等、轻度高信号"，而对于 DWI 评分 4 分，定义是"在 ADC 图上局灶性显著性低信号，在高 b 值 DWI 上局灶性显著性高信号，最大径 < 1.5cm"。这些评分标准表明病变在 ADC 图和高 b 值 DWI 上同时呈显著的阳性，但不会只是在 ADC 图或高 b 值 DWI 的单一序列上呈阳性，这导致 DWI 评分 3 分和 4 分解释的不确定性和可变性。

前列腺外周带或移行带的 DWI 评分标准的 v2.1 新规范如下：1 分，与 PI-RADS v2 一致；2 分，ADC 图上线性、楔形低信号和（或）高 b 值 DWI 图上线性、楔形不显著高信号；3 分，ADC 上局灶性（散在性，与背景不同）低信号和（或）在高 b 值 DWI 上局灶性高信号，可能在 ADC 上显著低信号或在高 b 值 DWI 上显著的高信号，但不能两者兼而有之；4 分，与 PI-RADS v2 一致；5 分，与 PI-RADS v2 一致。

5. 阳性和阴性 DCE 的 v2.1 新规范　在 PI-RADS v2.1 中阳性 DCE 评估标准不变，即与邻近正常前列腺组织相比，出现局灶性的早期强化，且在 T2WI 和（或）DWI 上有相应部位的异常发现。在 PI-RADS v2 中阴性 DCE 评估和广泛多灶增强评估的特征尚不清楚。在 PI-RADS v2.1 中阴性 DCE 评估标准已被修改，无早期强化或弥漫性多病灶强化，与 T2WI 和（或）DWI 的病灶不对应。在 PI-RADS v2 中，DCE 是 mpMRI 检查的一个组成部分，其对于检出 csPCa 的价值非常有限，仅用于外周带 DWI 评分为 3 分的情况，当 DCE 为阳性时，总评分升为 4 分。DCE 对于移行带的评分没有价值。但在某些情况下，DCE 也有助于外周带和移行带 csPCa 的检出。在临床中，DCE 多作为后备序列，特别是当 DWI 因伪影或信噪比不足而质量下降时。鉴于 DCE 的价值有限，人们对于双参数 MRI（biparametric-MRI，bpMRI）越来越感兴趣，即使用平扫 T2WI 和 DWI，而不使用 DCE 进行前列腺 MRI 检查。最近的一些研究报告了 bpMRI 在未穿刺活检患者和既往穿刺活检阴性的患者中检出 csPCa 的价值。

PI-RADS 指导委员会支持在各种临床情况下对 bpMRI 效能的持续研究，其潜在的益处包括消除与钆造影剂有关的不良事件和钆滞留、缩短检查时间、减少费用、增加 MRI 的可利用率等。但需要多中心临床试验研究明确 bpMRI 是否会增加漏诊 csPCa 及其在指导超声引导下穿刺检出 csPCa 的价值。目前，委员会建议保留 mpMRI 的临床应用适应证，并就 mpMRI 优先于 bpMRI 提出以下建议。

（1）mpMRI 仍然是优选，有利于不遗漏任何 csPCa，避免诊断不足和过度诊断。临床适应证包括既往活检结果为阴性、PSA 值不明原因升高，以及快速 PSA 倍增时间或变化的临床、病理状态的主动监测。

（2）对于既往 bpMRI 检查未显示 csPCa，仍持续怀疑存在 csPCa，再次成像优选 mpMRI。

（3）对于改变前列腺形态的前列腺介入治疗（经尿道前列腺切除或 BPH 治疗、放射治疗、局部治疗或栓塞等）和药物、激素治疗（睾酮、5-α 还原酶等），应在手术干预后的适当时间，运用 mpMRI 对肿瘤检出和定位进行评估。

（4）有前列腺癌家族史、遗传倾向、尿液基因组评分或临床评分提示 csPCa 高风险的未接受穿刺活检的男性患者应进行 mpMRI 检查。

（5）有髋关节置入物或其他可能导致低质量 DWI 的男性患者应进行 mpMRI 检查。

（三）bpMRI 对 PI-RADS 评分的影响

运用 bpMRI 时，移行带评分保持不变。DWI 是外周带 PI-RADS 评分的主要序列，DWI 评分为 3 分的病灶将不会升级。因此，PI-RADS 3 分的比例会增加，而 4 分的比例将减少，从而改变了 PI-RADS 评分中的 csPCa 的比例。

（四）前列腺分区的 v2.1 新规范

PI-RADS v2 中前列腺采用 39 个区，其中 36 个区用于前列腺、2 个区用于精囊、1 个区用于膜部尿道。在 PI-RADS v2.1 新规范中，前列腺采用 41 个区，其中 38 个区用于前列腺、2 个区用于精囊、1 个区用于膜部尿道，新增前列腺底部外周带右后内侧区和左后内侧区。此外，为了更好地显示与年龄相关的解剖结构（如成角尿道），还做了一些其他小的改进。

（五）总结

自发布以来的几年里，PI-RADS v2 已经实现了前列腺 MRI 采集和评分标准的重要目标，在学术界得到了世界范围的认可，已被纳入专业医疗机构的各种前列腺癌指南中。PI-RADS v2.1 新规范在指导我国影像科医师、泌尿外科医师和肿瘤科医师等对前列腺癌的分期、诊断和诊疗方案的制订上必将发挥重要的作用。

九、南京鼓楼医院泌尿外科前列腺癌中心相关研究

（一）基于临床 - 放射学特征的机器学习分类器双重评估 PI-RADS 3 分病灶 [7]

前列腺 PI-RADS 3 分病灶部分可能为临床有意义前列腺癌。我们开发了基于临床 - 放射学特征的机器学习分类器，针对 PI-RADS 3 分病灶检测临床有意义前列腺癌。南京鼓楼医院在两家机构回顾性地纳入了前列腺 MRIPI-RADS 3 分病灶的患者，所有患者都接受了 mpMRI 检查和 MRI/TRUS 影像融合靶向穿刺活检。收集了年龄、活检前 PSA 水平、前列腺体积（PV）、PSA 密度（PSAD）、可疑 PI-RADS 3 分病灶位置和组织病理学等数据。使用南京鼓楼医院的数据集训练了 4 种基于机器学习的分类器：逻辑回归、支持向量机、XGBoost 和随机森林；使用来自 Molinette 医院的数据集进行了外部验证。81 例（21.3%）被证实为前列腺癌，299 例（78.7%）为良性病变。在 4 种分类器中，随机森林分类器在基于患者和基于病变的数据都有最好的表现，总体准确率分别为 71.3% 和 86.0%，敏感性分别为 85.7% 和 61.3%，曲线下面积（AUC）为 0.771 和

0.832。在外部验证中，最好分类器的 AUC 为 0.688，在 Molinette 医院数据集的 59 例 PI-RADS 3 分患者中敏感性为 87.0%，特异性为 50.0%。基于机器学习的算法（如随机森林分类器）可以提供 PI-RADS 3 分患者是否为良性病灶的可能性判断。在某种程度上，它将有助于提高 PI-RADS 3 分病灶的活检阳性率，同时减少不必要的活检。分类器预测的结果可能是临床决策的重要参考。

（二）基于 mpMRI- 全器官病理 - 深度学习的前列腺癌人工智能诊断[8]

在当前的临床环境下，多参数磁共振成像（mpMRI）在前列腺癌的诊断中发挥着重要作用。然而，mpMRI 的表现通常根据不同级别影像科医师的经验而有所不同。在本研究中，我们开发了一种深度学习（DL）模型，利用 mpMRI 和全器官组织病理学数据来提高前列腺癌的诊断能力。2017 年 1 月至 2019 年 12 月，共纳入 739 例患者，其中 466 例为前列腺癌，273 例为阴性样本。mpMRI（T2WI、DWI 和 ADC 序列）数据随机分为训练数据集（n=659）和验证数据集（n=80）。根据前列腺全器官组织病理，建立 DL 模型，包括独立分割和分类网络，提取腺体和前列腺癌区域用于前列腺癌诊断。前列腺分类网络在验证数据集中的 AUC 为 0.871，在测试数据集中采用 DL 模型的 AUC 为 0.797。此外，DL 模型在测试数据集中诊断前列腺癌的敏感性、特异性、精密度和准确度分别为 71.0%、69.0%、69.6%、70.0%。对于没有 DL 模型辅助和有 DL 模型辅助的初级影像科医师，这些值分别为 59.0%、70.0%、66.3%、64.5% 和 79.0%、72.0%、73.8%、75.5%。对于高级影像科医师，分别为 69.0%、77.0%、75.0%、73.0% 和 81.0%、84.0%、83.5%、82.5%。影像科医师在 DL 模型辅助下的诊断明显高于无辅助的诊断（$P < 0.05$）。因此，深度学习模型的诊断效能高于初级影像科医师，可提高初级和高级影像科医师对前列腺癌的诊断准确率。

（三）术前 mpMRI 预测保留 Retzius 间隙前列腺癌根治术阳性切缘[9]

保留 Retzius 间隙（后入路）机器人辅助根治性前列腺切除术（RS-RARP）为南京鼓楼医院泌尿外科一特色技术。为了探讨 RS-RARP 的术前 MRI 肿瘤位置和术后阳性手术切缘的关系，我们根据 mpMRI 描述的肿瘤区域起源，将 203 例在我中心接受 RS-RARP 手术的前列腺癌患者分为三个队列，移行带和混合区带肿瘤患者阳性切缘发生率明显高于外周带肿瘤患者（$P < 0.01$），其中移行带和混合区带患者的阳性切缘分别有 42.0% 和 40.9% 位于腺体前部。在多因素分析中，RS-RARP 后移行带肿瘤的存在与 RS-RARP 术后较高的切缘阳性率显著相关（$P < 0.01$）；亚组分析显示，高危移行带肿瘤患者 RS-RARP 术后切缘阳性发生风险较高（$P < 0.01$），移行带肿瘤的存在是 RS-RARP 术后切缘阳性的独立危险因素。因此，前列腺移行带肿瘤的术前识别可能有助于保留 Retzus 间隙技术的手术规划，特别是在高危患者中。

（四）临床特征 - 多参数 MRI 参数预测前列腺癌筛状结构[10]

前列腺癌筛状结构具有不良预后，我们旨在建立一种结合临床特征和多参数 MRI 参数的风险模型来预测中危前列腺癌筛状结构。回顾性分析了接受 mpMRI 检查、靶向穿刺活检（TB）联合系统穿刺活检（SB）、根治性前列腺切除术的 215 例中危前列腺癌患者，51.2%（110/215）的患者存在筛状结构，筛状阳性组患者 PSA、PSA 密度、PI-RADS 评分更高，MRI 上病灶大小、肿瘤大小更大，Gleason 评分、pT 分期、pN 分期、手术切缘阳性率更高（所有

$P < 0.01$)。TB、SB、TB + SB 对筛状结构的敏感性分别为 28.2%（31/110）、22.7%（25/110）和 36.4%（40/110）。进一步，PSA 密度（$P = 0.003$）、PI-RADS 评分（$P < 0.001$）和最大活检 Gleason 评分（$P = 0.004$）是筛状结构的独立预测因素。用这 3 个参数构建了筛状结构风险诺模图，内部验证显示模型具有较好的区分度（曲线下面积 0.887，敏感性 79.2%，特异性 84.0%）和一致性（平均绝对误差 0.021），具有阈值概率范围为 0 ～ 0.88 的净效益。总结来说，我们开发了一种基于临床特征 - 多参数 MRI 参数的筛状结构风险模型，可以很好地预测中危前列腺癌患者的侵袭性筛状结构。

（五）mpMRI 参数预测前列腺癌 Gleason 评分和细胞学参数[11]

为了研究 mpMRI 参数对前列腺癌外周带和移行带病灶 Gleason 评分和细胞学参数的诊断价值，共纳入 225 例术前行 mpMRI 检查和前列腺全器官病理切片的前列腺癌患者。mpMRI 共检出 398 个病灶，其中 87.1%（196/225）为主要病灶，86.8%（249/287）为 csPCa。与 T2 参数相比，ADC 参数，尤其是平均表观弥散系数（ADC_{mean}），与 Gleason 评分的相关性更好（最大相关系数 ρ：− 0.58 vs. − 0.33，$P=0.011$），外周带病灶中区分 GS 6 分与 GS ≥ 7 分（最大 AUC：0.854 vs. 0.731，$P=0.020$）的 AUC 显著更高。另外，ADC 均值与核质比、核占比显著中度相关（r 分别为 − 0.403 和 − 0.514，$P < 0.001$）。对于移行带病灶，所有参数均与 Gleason 评分和细胞学参数相关性较差。我们得出结论：mpMRI 能有效地检测主要病灶和临床有意义前列腺癌。对于外周带病灶，ADC 参数与 Gleason 评分和细胞学参数的相关性优于 T2 参数，而对于移行带病灶所有参数的

相关性均较差。

十、结论

PI-RADS 指南旨在促进前列腺 mpMRI 检查的标准化，但它并不是一个全面的前列腺癌诊断工具，没有涉及 MRI 检测前列腺癌治疗后的疑似复发，主动监测期间的肿瘤进展，或使用 MRI 评估如骨骼系统等与前列腺癌有关的其他部位。此外，有多种新兴的前列腺癌评估和局部分期成像技术，这无疑将影响未来指南的修正。这些新技术包括：磁共振波谱成像（MRSI）、弥散张量成像（DTI）、扩散峰度成像（DKI）、体素内不相干运动（IVIM）、血氧水平依赖（BOLD）成像、超顺磁氧化铁纳米颗粒（USPIO）静脉药剂和混合磁共振 - 正电子发射断层扫描（MR-PET）。随着相关数据和经验的获得，这些新技术可能会被纳入未来版本的 PI-RADS 指南中。

参考文献

[1] Barentsz JO, Richenberg J, Clements R, et al. ESUR prostate MR guidelines 2012. European Radiology, 2012, 22:746-757.

[2] Weinreb JC, Barentsz JO, Choyke PL, et al. PI-RADS prostate imaging-reporting and data system: 2015, Version 2. European Urology, 2016, 69:16-40.

[3] Bratan F, Melodelima C, Souchon R, et al. How accurate is multiparametric MR imaging in evaluation of prostate cancer volume? Radiology, 2015, 275:144-154.

[4] Le Nobin J, Orczyk C. Prostate tumour volumes: evaluation of the agreement between magnetic resonance imaging and histology using novel co-registration software. BJU International, 2014, 114:e105-e112.

[5] Ahmed HU. The index lesion and the origin of prostate cancer.The New England Journal of Medicine, 2009, 361:1704-1706.

[6] Karavitakis M, Winkler M, Abel P, et al. Histological characteristics of the index lesion in

whole-mount radical prostatectomy specimens: implications for focal therapy. Prostate Cancer and Prostatic Diseases, 2011, 14:46-52.

[7] Kan Y, Zhang Q, Hao J, et al. Clinico-radiological characteristic-based machine learning in reducing unnecessary prostate biopsies of PI-RADS 3 lesions with dual validation. Eur Radiol, 2020 Nov, 30(11):6274-6284.

[8] Li D, Han X, Gao J, et al. Deep learning in prostate cancer diagnosis using multiparametric magnetic resonance imaging with whole-mount histopathology referenced delineations. Front Med, 2022 Jan 13, 8:810995.

[9] Li Y, Fu Y, Li W, et al. Tumour location determined by preoperative MRI is an independent predictor for positive surgical margin status after Retzius-sparing robot-assisted radical prostatectomy. BJU Int, 2020 Jul, 126(1):152-158.

[10] Gao J, Zhang Q, Fu Y, et al. Combined clinical characteristics and multiparametric MRI parameters for prediction of cribriform morphology in intermediate-risk prostate cancer patients. Urol Oncol, 2020 Apr, 38(4): 216-224.

[11] Gao J, Zhang Q, Zhang C, et al. Diagnostic performance of multiparametric MRI parameters for Gleason score and cellularity metrics of prostate cancer in different zones: a quantitative comparison. Clin Radiol, 2019 Nov, 74(11): 895.e17-e895, e26.

第 6 章　磁共振引导靶向穿刺

本章讨论磁共振成像（MRI）在前列腺靶向穿刺活检中的作用。前列腺多参数MRI（mpMRI）已被证明检测临床有意义前列腺癌具有较高的特异性和阴性预测值，mpMRI是目前前列腺癌检测和分期最准确的成像技术。mpMRI在以下方面发挥作用。

● 基于临床、实验室或其他影像学检查结果，作为高度怀疑为前列腺癌患者的二级筛查检查。

● 前列腺癌的风险分层和分期（cTNM）。

● 前列腺癌监测。

● 前列腺癌术前定位和特征界定（活检前、术前或放射治疗前）。

● 过程指导（靶向穿刺活检指导、局部治疗干预）。

本章重点介绍最后两个作用，特别是穿刺活检前的MRI诊断和MRI对靶向穿刺活检的指导作用。

一、穿刺活检前规划

前列腺癌常呈多灶性，其中最具侵袭性的肿瘤病灶被称为主要病灶，通常是远处转移病灶的起源，驱动肿瘤的自然进程和肿瘤进展。因此，前列腺MRI的关键作用是确定和定位主要病灶，帮助穿刺活检，以便准确描述病理特征并指导后续诊疗。

（一）目标人群

穿刺活检前MRI检查通常在以下三类患者中进行。

1. 活检阴性患者　通常是由于其血清前列腺特异性抗原（PSA）水平偏高或持续上升（PSA > 4.0ng/ml），或PSA上升速率过快，或直肠指检异常。临床上怀疑前列腺癌的患者，既往穿刺活检阴性，大部分是采用了非靶向经直肠超声引导下（TRUS引导）系统穿刺活检。其中在既往穿刺活检呈阴性的患者中，MRI检测到其中50%以上为前列腺癌[1, 2]。

2. 活检初诊患者　临床上怀疑前列腺癌的患者，但既往未穿刺活检。在前列腺穿刺活检前进行MRI检查可避免活检后出血对诊断造成影响。另一个优势是，如果MRI没有显示可疑病变，则可能避免穿刺活检。

3. 主动监测患者　经活检证实为低度恶性的前列腺癌，采取主动监测的患者。临床上严格要求低风险肿瘤患者进行主动监测，低风险前列腺癌的定义为：活检时Gleason评分 < 7分、阳性活检组织条段针数 < 3个、所有阳性的穿刺活检条段均 < 50%和血清PSA < 10ng/ml。监测中如果有疾病进展的迹象，则需要密切随访和干预。传统上，主动监测方案包括早期重复活检以确认是否存在低风险疾病，然后每1～3年进行一次重复活检，至少持续10年或直到预期寿命低于10年。然而，穿刺活检前的磁共振检查和磁共振引导的靶向穿刺活检对于降低主动监测患者重复穿刺活检的

频率具有很大潜力。

（二）穿刺活检前 MRI 技术

最先进的前列腺 MRI 技术已经在前面的章节中进行了广泛的讨论。鉴于穿刺活检前可能有大量患者接受前列腺 MRI 检查，检查过程需要高效，并为穿刺活检提供必要的信息，避免因无关成像序列而降低检查效率。因此，该技术优化了前列腺癌的检测和定位，而非进行局部分期。

1. 患者筛查和准备　为了筛查需行前列腺 MRI 检查的患者，医师应该：

（1）筛查患者是否符合 MRI 检查标准（例如，体内含有 MRI 不兼容的金属是禁忌证）。

（2）筛选近期已行前列腺治疗的患者。MRI 检查应在前次的前列腺活检或治疗（手术、放射治疗、化学治疗等）后至少 3 周，最好是 6 ～ 8 周进行。合格患者的准备可使检查操作简单且成本 - 效益更高。

（3）在 MRI 扫描之前，可通过使用灌肠或栓剂，确保直肠完全排空。

（4）一些机构还经验性使用特殊药物（如丁溴东莨菪碱等）来改善 MRI 的图像质量。

2. 设备　PI-RADS v2 及 v2.1 指南详细描述了获取前列腺多参数 MRI 的技术参数和建议。

3. 磁场强度　虽然 MRI 可以使用 1.5T 系统，但 3.0T 场强的 MRI 效果更佳。需要指出，虽然较高磁场强度下的信噪比（SNR）更好，但伪影也可能更明显。因此，针对不同的磁场强度，操作者都必须熟悉相应的系统和优化技术。

4. 线圈　建议在穿刺活检前 MRI 检查中使用多通道（至少 8 通道）外部盆腔相控阵（PPA）线圈，通过 MRI 检查定位主要病灶，以便进行靶向穿刺活检。与使用直肠内线圈（ERC）相比，该方法降低

MRI 的检查成本和时间。此外，还避免了使用 ERC 导致的伪影和几何畸变。另外，使用 PPA 线圈与 ERC 线圈的 MRI 相比，患者的接受度更好。由于体型较大的患者的前列腺 MRI 的 SNR 相对有限，因此可以考虑使用 ERC。对于可能要手术治疗的患者，使用 ERC 的 MRI 对前列腺、精囊和神经血管束的成像更清晰。

5. 图像序列　采集的 MRI 序列必须准确且有效地检测可疑病灶，以便进行靶向穿刺活检。如有必要，可在随后的检查进行详细的表征和分期。图像序列首选高矩阵、小视野采集模式。

（1）T2 加权像（T2WI）：轴位 T2WI 是前列腺解剖评估的主要序列，提供了高空间分辨率的前列腺区带解剖，以及前列腺增生和前列腺囊肿等各种良性疾病的定位。前列腺癌通常表现为 T2WI 低信号，但 T2WI 对前列腺癌的特异性有限。T2WI 低信号病变的常见诊断包括：前列腺癌、出血（如活检或创伤后）、良性前列腺增生、放射治疗后改变、激素治疗后改变以及感染或炎症后纤维化等。此外，T2WI 不能预测前列腺癌的恶性程度。

（2）弥散加权成像（DWI）：DWI 可提供肿瘤组织学信息。如第 4 章所述，它提供了基于水分子布朗运动的微结构组织表征。前列腺癌组织比良性前列腺组织更密集，导致水分子运动受限。因此，DWI 可以区分恶性、良性病变以及低度恶性、高度恶性肿瘤，从而提高前列腺癌检测的特异性。

（3）动态对比增强成像（DCE）：前列腺癌等恶性肿瘤常伴有新生血管的过度增生。T1WI 动态对比增强（DCE）成像通过基于静脉注射含钆造影剂分布的微血管组织特征提供进一步的肿瘤组织学信息。采集的 T1WI 预成像可用于检测和定位出血，

而无须为 DCE 进行单独的专用 T1WI 采集。

（4）磁共振波谱成像（MRSI）和大视野图像：考虑到实用性、不同的技术专长、一般要求直肠内线圈（ERC）以及至少 10min 的额外扫描时间，通常不常规采集磁共振波谱成像（MRSI）。临床中也不常规采集用于局部评估的大视野图像。

（三）MRI结果和报告

PI-RADS v2 和 v2.1 是由美国放射学学院（ACR）、欧洲泌尿生殖放射学学会（ESUR）和 AdMeTech 公司共同开发的前列腺磁共振标准化的报告系统。在临床实践中，建议使用 PI-RADS v2 或 v2.1 指南获得高质量、标准化的 MRI 扫描参数及报告。

使用 PI-RADS v2 或 v2.1 指南的关键优势是可以为可疑病灶进行评分，根据评分数值表示病灶是前列腺癌的可能性。评分准则如下：

1. 极低至低怀疑度（PI-RADS 1 分和 2 分）　鉴于病灶为前列腺癌的可能性较低，建议推迟靶向穿刺活检；也可考虑推迟标准的系统活检；根据临床需要继续监测。

2. 中度怀疑（PI-RADS 3 分）　考虑穿刺活检与随访；关于 PI-RADS 3 分病变的处理仍需要大样本数据进一步证实，目前对此类病变的处理缺乏共识。

3. 高度怀疑（PI-RADS 4 分）　建议靶向穿刺活检。

4. 极高度怀疑（PI-RADS 5 分）　建议靶向穿刺活检；如果最初的靶向穿刺活检病理学为阴性，可考虑重复靶向穿刺活检。

二、穿刺活检的引导

前列腺穿刺活检的目的：①确定是否存在前列腺癌；②根据 Gleason 评分确定肿瘤分级。

（一）活检选项

有多种方法可以进行前列腺穿刺活检，在本节中将按形式、方法和策略进行分类。

1. 成像方法　可用于引导靶向前列腺穿刺活检的成像方式有 MRI、超声（US）和计算机断层扫描（CT）。其中 MRI 和 US 最常见，两者可单独使用，也可采用 MRI-US 影像融合技术。CT 一般用于 MRI 和 US 均不可行的罕见病例。

2. 路径　以往经直肠的穿刺入路被视为常规标准入路，常通过前列腺周围神经丛的局部麻醉来完成。如经直肠入路不可行（例如，肛门直肠切除术者），则可接受经会阴或经臀入路。由于经会阴穿刺入路的败血症等并发症等风险较经直肠入路降低，经会阴的穿刺入路已成为前列腺穿刺的主流入路。

3. 系统穿刺活检　系统穿刺活检需要对整个前列腺进行随机取样，以最大限度地提高发现临床有意义前列腺癌的概率。在临床实践中多采用 12 针等系统穿刺，分别来自两部分六分法的内侧带和外侧带：位于前列腺基底、中部和尖部水平的左右叶共获得 12 个条段。亦可进行饱和穿刺活检以进一步提高前列腺癌的检出率。前列腺系统穿刺活检因应用时间长、泌尿外科医师熟悉、操作相对简单，目前依然是国内大多数中心的主流前列腺穿刺活检策略。但其对前列腺尖部和旁正中部的取样不足导致前列腺癌的低检出率或降低病理分级，从而导致风险分层不正确和假阴性。此外，与仅进行靶向穿刺活检的方法相比，系统穿刺活检的针数更多，可能导致过度检测。

4. 靶向穿刺活检　靶向穿刺活检是指对 mpMRI 检测到的病灶进行靶向取样。患者首先进行 mpMRI 检查，确定主要、次要病灶。随后通过以下方式完成靶向穿刺活检。

（1）直接穿刺活检：采用前列腺 MRI 定位可疑靶点并引导活检枪穿刺活检。

（2）间接穿刺活检：将前列腺 MRI 与经直肠超声图像进行融合，用于指导穿刺活检。融合可以使用或不使用软件进行。

与系统穿刺活检相比，靶向穿刺活检提高了对临床有意义前列腺癌的检测（检测到的高危前列腺癌至少增加了 30%）并减少了对临床无意义前列腺癌的过度检测（检测出的低风险前列腺癌减少 17%）[3, 4]，并更好地预测根治性前列腺切除术标本的 Gleason 评分（MRI-US 融合引导的靶向穿刺活检的 Gleason 评分一致性为 81%，而传统 TRUS 引导的系统活检的一致性为 40% ~ 65%）[5]。此外，对 MRI 可疑靶点进行重复活检，比连续的系统活检更容易让前列腺癌患者接受主动监测。一项研究显示，由于改善了风险分层，在临床怀疑前列腺癌的 10 年里，靶向穿刺与系统穿刺活检的成本相似，但生活质量改善，减少了过度诊断和治疗[6]。靶向穿刺活检的缺点是：泌尿外科医师靶向穿刺活检的经验比系统穿刺活检少，操作更复杂，由数量有限的中心提供，可能操作时间会更长。

靶向穿刺活检具有提高临床有意义前列腺癌的检出率、降低临床无意义癌症的过度检出。例如，一项针对 1003 例男性患者的前瞻性研究，同时进行 MRI-US 融合引导的靶向穿刺活检和系统穿刺活检，得出结论：每 200 例男性患者在进行靶向穿刺 + 系统穿刺活检时，可以多诊断出 1 例高危前列腺癌，但额外诊断出了 17 例低风险癌症[3]。此外，一项对 14 项 MRI-US 融合靶向穿刺活检研究（基于或不基于软件的图像融合）进行的 Meta 分析得出结论：靶向穿刺的活检针数比系统穿刺活检的针数要少得多，且可以检测到更多的临床有意义前列腺癌[7]。通过靶向前列腺穿刺活检获得最佳诊断结果需要高质量的 MRI 采集、图像解读和靶向穿刺技术，上述任何

一方面的误差都会降低基于 MRI 引导的靶向活检在临床实践中的性能。

（二）经直肠超声引导穿刺活检

国内多数医院的前列腺穿刺活检技术目前依然是 TRUS 引导的系统穿刺活检术。多项研究表明，TRUS 引导的系统穿刺活检术是次优技术。第 1 次系统穿刺活检的前列腺癌检出率约为 40%，第 2 次约为 20%，第 3 次约为 10%[8, 9]。同时，经直肠超声对前列腺癌的敏感性有限，据报道：基底部为 62%，中央腺体为 52%，尖部为 38%[10]。前列腺癌在超声下可能表现为等回声结节，因此无法与良性结节区分，导致其敏感性低[11]。TRUS 引导的系统穿刺活检的假阴性率各不相同，部分研究高达 47%[12, 13]。增加使用彩色能量多普勒和静脉超声造影剂可以提高前列腺癌的检出率[14]。

（三）直接 MRI 引导穿刺活检

1. 优点　可以使用与病变检测相同的成像方式显示穿刺活检目标，靶向性更强；直接确认针在靶点内的位置，可能会减少活检针数。

2. 缺点　成本较高；程序的可用性；磁共振是资源密集型的，需要配备与 MRI 兼容的硬件；与超声引导的穿刺活检相比需要更长的操作时间；可能需要适度镇静，因此需要额外的术后观察；不宜同时进行系统穿刺活检取样。

3. 技术　在 MRI 中进行 MRI 引导的穿刺活检，并利用活检前 MRI 作为靶向参考。

4. 设备　1.5T 或 3.0T 的 MRI 系统。虽然较高的场强可能导致手术过程中出现更多伪影，但较低的场强系统可能无法清晰显示靶标。MRI 兼容活检系统包括活检枪以及靶向和导向系统。FDA 已批准的设备包括 DynaTRIM（Invivo Inc.，佛罗里达州盖恩斯维尔）等。

5. 患者准备　包括：

（1）术前 8h 内禁食，术前 24h 内仅喝水，尽量减少胃肠道中的粪便等内容物，并减少术中误吸的风险。

（2）术前一晚进行清洁灌肠，尽管没有随机对照试验证明其价值。

（3）针对革兰氏阴性杆菌（如大肠埃希菌）的预防性抗生素。

1）环丙沙星 500mg，每日 2 次，在活检前 5 天服用。

2）手术时静脉注射环丙沙星 400mg、甲硝唑 500mg 和第三代头孢菌素（肌内注射头孢曲松 1000mg 或静脉注射）。

（4）清醒（中度）镇静，虽然不是必需的，但可以增加患者舒适度并减少运动伪影。咪达唑仑 1mg 静脉注射和芬太尼 50mg 静脉注射。

（5）直肠内利多卡因凝胶。

（6）少数情况可神经阻滞麻醉。

6.过程

（1）设备检查后，获得患者的知情同意，在此期间将对益处、风险和替代方案进行审查。术前留置静脉输液管。患者进入 MRI 室，俯卧在机架中，手臂举过头顶。再次核对患者、手术方式及部位。

（2）使用经直肠活检引导器（多平面 T2WI；可选 DWI）获得初始图像，重新识别靶标。

（3）使用基于探针引导位置的计算模式进行活检导杆校准。

（4）定位靶标，包括使用专用规划软件计算相关区域的坐标。

（5）根据规划软件，使用导轨和目标位置的计算模式，调整针导轨的位置和方向。使用矢状和斜轴/冠状 T2WI 对导针进行重新成像，确认引导针的位置，选择正确的活检针长度和活检位点间隔。

（6）活检装置穿过导管，获得活检组织。通过显示目标中活检针的 T2WI 确认

位置。避免损伤尿道。

（7）在重新调整活检针位置后，根据需要采集更多样本。

（8）活检后 T2WI 和梯度回波图像评估并发症（如严重出血）。

（9）病理学家评估活检组织并准备活检组织病理报告。

7.活检后患者护理　如果使用镇静药，患者将被常规观察 3h，监测出血、疼痛、恶心或呕吐等并发症，随后出院。建议术后预防性使用抗生素 2～5d。

8.并发症　经直肠前列腺穿刺活检通常耐受性良好。少数患者出现轻微并发症。并发症包括：疼痛，出血（血尿、血精、便血），感染（尿路感染、前列腺炎），尿潴留或膀胱出口梗阻，尿道瘘（非常罕见）。此外，还有活检样本不足或无法诊断，如出现这种情况，建议重复活检。

（四）经直肠 MRI-US 融合引导的穿刺活检

1.优点　具有 MRI 检测临床有意义前列腺癌的高敏感性、特异性和 TRUS 的广泛可用性；通常比直接在 MRI 引导的穿刺活检更快；如果需要系统穿刺活检，可同时进行。

2.缺点　操作技术更复杂；由于膀胱或直肠充盈引起的前列腺变形、患者体位或超声传感器的存在，可能会影响融合的准确性，导致遗漏疑似病变；术前 MRI 诊断和穿刺活检之间的时间间隔不宜太长；无法直接看到可疑病灶或确认病灶内的针头位置；基于软件的融合技术成本较高。

3.技术和设备　患者完成 MRI 检查及诊断后，在门诊进行图像融合和穿刺活检。如果是基于软件融合的穿刺活检，则需要额外的硬件和软件。

融合可以在有或没有目标软件的帮助下实施。在基于软件的融合中，导航可以

基于传感器，也可以基于器官。

（1）认知融合：获得术前 MRI，确定可疑病灶的位置。在 TRUS 引导的穿刺活检过程中，通过已有 MRI 对可疑病灶和其他解剖标志进行识别，配合超声识别上述解剖标志，根据操作者认知可视化，最终定位可疑区域。认知融合的优点：快速、直观、广泛可用、廉价，无需额外设备，与系统穿刺活检相比可提高前列腺癌的检出率。缺点在于，由于认知融合中潜在的人为错误，尤其对小病灶（直径 < 1cm）穿刺不太可靠。需要操作者在 MRI 和超声图像上了解前列腺解剖并熟悉使用前列腺癌 MRI 的不同表现。

（2）软件融合：通过术前 MRI 确定目标病灶，使用专用规划软件勾画前列腺轮廓和靶标轮廓并存储分割图像。在活检程序之前，分割的图像被传输并存储在融合系统中。活检开始前对前列腺进行三维超声采集，操作者也基于上述图像绘制前列腺轮廓。然后，根据两种模式的各自轮廓，将保存的 MRI 三维轮廓叠加融合到三维超声图像。在获取活检样本时，利用 MRI-US 融合图像引导穿刺活检（图 6-1）。融合算法可以是刚性或弹性。刚性配准通过简单的旋转和放大来对齐 MRI 和 US 图像。弹性配准则考虑到手术过程中的前列腺形变，因此融合的可靠性更好[7, 11, 15]。

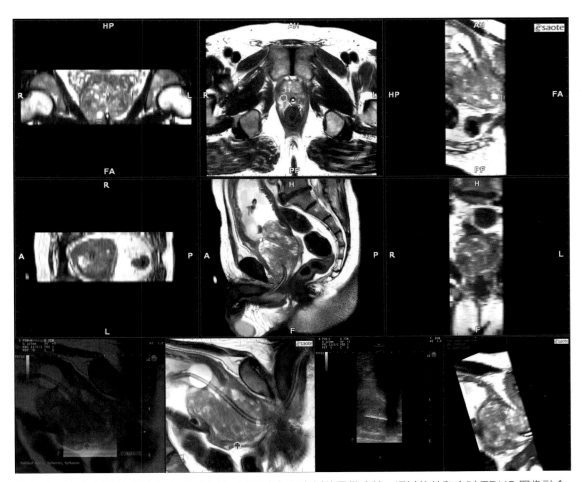

图 6-1　MRI-TRUS 融合靶向穿刺案例。MRI 上标记右侧外周带病灶，通过软件和实时 TRUS 图像融合，并经超声引导靶向目标病灶进行靶向穿刺活检

基于软件融合的 MRI-TRUS 融合穿刺活检的优点是：①它比认知融合更可靠；②融合软件保存的轮廓有助于在患者的后续活检中跟踪前次的活检部位。缺点在于，它比认知融合引导活检更消耗资源；尽管使用了基于软件的融合，但仍有可能出现融合错误，以及它错误地保证在融合情况下对"病变"进行了可靠的取样。

（3）基于传感器导航：基于传感器导航融合穿刺包括类似 GPS 的 TRUS 探头实时跟踪，根据 TRUS 和 MRI 之间的匹配坐标，执行与跟踪探头相关的图像配准。基于传感器导航 MRI-TRUS 融合靶向穿刺活检的优势是对已识别病灶的前瞻性实时靶向，缺点是运动敏感，且由于患者和前列腺无直接跟踪，会出现配准错误。两种常用基于传感器导航的设备是 Artemis（加利福尼亚州格拉斯山谷的 Eigen 公司）和 UroNav（佛罗里达州盖恩斯维尔的 Invivo 公司）系统，它们分别采用了两种不同的基于传感器导航方法：

1）Artemis 使用包含传感器的铰接机械臂进行机械跟踪，在整个过程中须固定 TRUS 探头。一项研究估计其目标定位精度为 1.2mm±1.1mm [16]。熟悉机械臂的使用通常需要学习曲线。虽然一些操作者认为机械臂很笨重，但其他操作者认为机械臂提供的穿刺针稳定性是有益的。

2）UroNav 使用电磁跟踪，传感器嵌入在 TRUS 探头中。初始分割和配准类似于机械臂方法。在引导阶段，该软件提供前列腺的小运动校正。尽管外部电磁跟踪在逻辑上可能比机械臂更简单，且可能允许更短的学习曲线，但与机械臂相比，这种随手操作的特性可能会降低探头的稳定性。一项研究估计其靶向精度为（2.4±1.2）mm [17]。

（4）基于器官导航：基于器官导航则不跟踪 TRUS 探头，而是追踪前列腺本身。前列腺的 3D 形状由 TRUS 确定，描绘并作为 MRI 叠加的基础。MRI-TRUS 融合活检中基于器官导航用于计算机融合的优点是直接追踪前列腺，对运动不太敏感。缺点是在融合图像上回顾性显示目标，并未实时跟踪目标。FDA 批准的最常用设备是 UroStation（Koelis；LaTronche，法国）。MRI 分割后被加载到工作站中，使用 3D 超声和 MRI 融合来跟踪前列腺。该软件执行基于形状统计的半自动前列腺轮廓描绘，结合基于弹性 3D 器官的融合，可以纠正直肠探头引起的前列腺形变。然后，按照刚性和弹性配准步骤，在图像上识别目标。目标精度估计为 0.8 mm±0.5mm [18]。此外，还有 Biojet 和 HI-RVS 等系统已用于临床。

4. 流程　具体流程如下：

（1）完成活检前 MRI 检查并进行诊断，识别病灶，确定靶点，载入融合设备中。

（2）进行经直肠超声检查，通过融合装置对前列腺进行三维重建。对 MRI 和 TRUS 图像软件融合。

（3）在融合设备的指导下，对 MRI 中识别的可疑病灶进行靶向穿刺活检。

（4）同时可进行标准的系统穿刺活检以获得相应的活检组织。

5. 活检后患者护理　手术结束后患者即可出院，无须观察。护理要求与 MRI 引导的直接穿刺活检类似。

6. 并发症　并发症类似于 MRI 引导的直接穿刺活检。

三、前列腺穿刺术后 MRI 表现

穿刺活检会导致前列腺出血、炎症、梗死和纤维化，可能会持续数月或永久，并在随访的 MRI 中出现类似前列腺癌的表现。有专家建议将随访 MRI 检查间隔时间调整为 6～8 周。DCE 成像可能有助于区分肿瘤和出血，因为治疗后 T2WI 和 ADC 信号均降低并与前列腺癌相似，但穿刺后的前列腺血流灌注通常降低，从而提高了高血管性肿瘤的显著性。

四、前列腺靶向穿刺研究进展

（一）进行靶向穿刺还是系统穿刺

前列腺 MRI 的支持者认为，TRUS 引导的系统穿刺活检存在临床有意义前列腺癌诊断不足和临床无意义前列腺癌过度诊断的风险，而在活检前进行 mpMRI 检查可以一定程度上降低这些风险[19]。

1. PROMIS 研究　2017 年，PROMIS 研究提供了支持这一论点的一级证据[20]。PROMIS 研究是一项前瞻性多中心配对队列研究，纳入 576 例未经活检的疑似前列腺癌患者（先前 3 个月内血清 PSA 升高，直肠指诊阳性，临床分期≤ T2 期或家族史），进行活检前 mpMRI 检查并进行评分。随后进行超声引导标准 12 针系统穿刺活检和经会阴前列腺模板穿刺活检（TPM，作为评估的金标准）。临床有意义前列腺癌定义为 Gleason 评分≥ 4+3 分或穿刺最大癌灶长度≥ 6mm。在接受 TPM 活检的 576 例男性中，有 408 例（71%）诊断为前列腺癌，230 例（40%）诊断为临床意义前列腺癌[20]。PROMIS 研究中，mpMRI 的敏感性、特异性、阳性预测值和阴性预测值分别为 93%（95% CI：0.88 ～ 0.96），41%（95% CI：0.36 ～ 0.46），51%（95% CI：0.46 ～ 0.56）和 89%（95% CI：0.83 ～ 0.94）；TRUS 引导的穿刺活检的敏感性、特异性、阳性预测值和阴性预测值分别为 48%（95% CI：0.42 ～ 0.55），96%（95% CI：0.94 ～ 0.98），90%（95% CI：0.83 ～ 0.94）和 74%（95% CI：0.69 ～ 0.78）。这些数据表明，mpMRI 的敏感性明显优于 TRUS（$P <$ 0.000 1）。此外，如果 TRUS 穿刺活检在

活检前行 MRI 引导下靶向穿刺，理论上可多检出 18% 的临床有意义前列腺癌。PROMIS 研究还表明，活检前 mpMRI 检查可避免不必要的穿刺活检。当用作分诊工具时，非可疑的 mpMRI 报告可以直接避免 27%（158/576）的穿刺活检。然而，mpMRI 检查阴性不完全代表不存在临床有意义前列腺癌的风险，临床有意义前列腺癌的检出取决于许多因素，包括影像学报告的准确性，临床有意义前列腺癌定义和患者的基线临床特征等[21, 22]。

2. 进行磁共振靶向穿刺还是系统穿刺　在 PROMIS 结果之后，后续研究旨在评估 MRI 靶向前列腺穿刺活检在提高临床有意义前列腺癌检测方面的作用。PRECISION 研究是一项多中心、非劣效性研究，纳入了 500 例首次接受穿刺活检的疑似前列腺癌患者，随机分为 mpMRI 靶向（TRUS 或经会阴途径）穿刺或系统 TRUS 引导的穿刺活检[23]。MRI 靶向穿刺队列的中位血清 PSA 水平为 6.75（5.16 ～ 9.35）ng/ml，TRUS 引导系统穿刺队列中位血清 PSA 水平为 6.50（5.14 ～ 8.65）ng/ml。MRI 靶向穿刺队列只有在 PI-RADS 评分≥ 3 分时才进行活检。结果显示，MRI 靶向穿刺组 235 例男性患者中有 95 例（38%）检出临床有意义前列腺癌（定义为 Gleason ≥ 3+4=7 分），而 TRUS 引导系统穿刺组 235 例男性患者中有 64 例（26%）检出临床有意义前列腺癌。此外，MRI 靶向穿刺组的临床无意义前列腺癌检出率低于 TRUS 引导系统穿刺组（9% vs. 22%，$P <$ 0.001），表明 MRI 引导的靶向穿刺活检优于标准 TRUS 引导系统穿刺活检[23]。

根据 PRECISION 研究结果，基于前列腺靶向穿刺是否保留非靶向系统穿刺仍然是一个有争议的话题[23]。后续 MRI-FIRST[24] 和 PAIREDCAP[25] 等研究报道，

非靶向系统穿刺活检对临床有意义前列腺癌的额外检出率为 1.1% ～ 19.9%。多中心 MRI-FIRST 研究比较了 12 针系统穿刺和 MRI 引导靶向经直肠穿刺活检，该研究纳入了 251 例初次活检患者，中位 PSA 为 6.5ng/ml（IQR 5.6 ～ 9.6），94 例（37%，94/251）检出临床有意义前列腺癌，其中 13 例（14%）单独通过系统穿刺诊断，19 例（20%）单独通过 MRI 靶向穿刺诊断。然而，当系统穿刺联合靶向穿刺时，共 62 例（66%）患者被诊断为临床有意义前列腺癌。另外，在 PAIREDCAP 配对诊断研究中，248 例未接受活检的男性患者接受了 12 针系统穿刺活检，随后采用两种 MRI 靶向方法：认知融合活检和软件融合活检[25]。系统穿刺的临床有意义前列腺癌检出率为 60%（149/248），MRI 引导靶向穿刺的临床有意义前列腺癌检出率为 62.1%（154/248）。此外，系统穿刺联合靶向穿刺提供额外的临床有意义前列腺癌检出率为 11%，总体检出率为 70%（178/248）。值得注意的是，2022 年的两项研究显示，在使用融合平台时，不准确的联合配准和靶向可能导致检出率下降，这也支持了除了融合靶向之外，建议继续采取系统穿刺和病变周围活检[26, 27]。

3. MRI可见性　肿瘤微环境，特别是肿瘤的血管排列、细胞组织和基质的改变，能够影响前列腺癌的 MRI 可检测性[28, 29]。对 PROMIS 研究数据的二次分析表明，mpMRI 未检测到的临床有意义前列腺癌具有更低的 Gleason 评分（P=0.000 7）和更短的癌灶长度（5mm vs. 8mm，$P < 0.000\ 1$）[30]。值得注意的是，"MRI 不可见病灶"没有标准化的定义。2020 年的一项研究表明，MRI 不可见病灶应定义为系统活检在无 MRI 病变区域检出临床有意义前列腺癌[31]。在这项回顾性研究中，194 例接受活检前 mpMRI 检查的患者应用了这一定义。根据这些标准，分别有 79 例（41%）和 25 例（13%）患者存在 MRI 不可见的 ISUP GG = 2 和 ISUP GG =3 的病灶。此外，黑人种族（OR=3.5，95% CI：1.24 ～ 9.87）和 PSA 密度增加（OR=2.0，95% CI：1.34 ～ 3.20）都与活检中 MRI 不可见 ISUP GG ≥ 2 病灶的存在相关，这表明患者有其他危险因素，如种族、家族史和异常 DRE，即使没有可疑的 MRI，也应考虑进行前列腺穿刺活检[32]。此外，前列腺癌的某些侵袭性组织学结构，如筛状结构和导管腺癌，可能与 mpMRI 上肿瘤可见性降低相关[33]。在一个大型单中心系列研究中，240 例患者接受了 mpMRI-TRUS 融合穿刺活检，只有 17.4% 的筛状肿瘤在 mpMRI 上可见[34]。

鉴于以上这些数据，在国际前列腺癌诊断指南的所有最新版本中，仍建议靶向穿刺联合系统穿刺而非单独靶向穿刺用于诊断前列腺癌。

（二）磁共振靶向方式

到目前为止，三种 MRI 靶向前列腺穿刺活检方法已被广泛评估：直接 MRI 靶向、认知靶向和 MRI-TRUS 图像融合。

1. 直接 MRI 靶向　在 2005 年首次被描述，这项技术主要受限于昂贵的成本（800 ～ 1400 欧元，685 ～ 1119 英镑，950 ～ 1661 美元）和时间较长（每例穿刺 30 ～ 60min）[35, 36]。

2. 认知靶向　是指操作者先识别活检前 MRI 上可疑的病灶区域，凭借自己的认知再将穿刺活检针靶向可疑病灶区域进行穿刺活检，该技术要求操作者在 MRI 和 TRUS 上了解非恶性组织结构和潜在恶性组织结构的关键解剖特征和位置，且不需要昂贵的融合软件系统。然而，认知靶向主要取决于操作者；此外，该技术不能通过 MRI 确认活检区域。因此，解剖上的活检位置不能被记录下来，这对那些将继续接受 MRI 引导局灶治疗的患者来说是一个劣势。

3. MRI-TRUS 图像融合　于 2002 年首次被描述，需要获取 TRUS 前列腺图像，然后融合先前获取的 MRI 以创建 3D 前列腺模型[37]。MRI-TRUS 融合的基本原理是，一旦创建 3D 前列腺模型，重建的解剖模型能够准确跟踪和针对 MRI 上识别的 ROI 活检。简单来说，"刚性"图像配准包括术中将获得的 mpMRI 叠加到 TRUS 图像上（反之亦然），无须调整因解剖学或 TRUS 探头或患者运动所产生的潜在伪影[38]。相比之下，"非刚性"或"弹性"图像配准则考虑 mpMRI 和实时 TRUS 图像之间的差异，使用各种配准活检系统及软件方法来跟踪[38]。弹性配准方法从理论上已经假设能提高临床有意义前列腺癌的检出率。然而，一项大型 Meta 分析报告了弹性配准和刚性配准的临床有意义前列腺癌检出比值比分别为 1.45（95% CI：1.21 ~ 1.73）和 1.40（95% CI：1.13 ~ 1.75），两种方法之间没有差异[39]。也有研究将 MRI-TRUS 图像融合与 TRUS 引导的系统穿刺活检进行比较[3]。在一项前瞻性队列研究中，1003 名男性接受了 MRI-TRUS 图像融合（刚性配准）靶向穿刺活检，然后进行了 12 针 TRUS 引导的系统穿刺活检。相比于单独 TRUS 引导的系统穿刺穿刺，MRI-TRUS 融合引导的靶向穿刺活检能多检出 30%（173 例 vs. 122 例，$P < 0.001$）的临床有意义前列腺癌，同时少检出 17%（213 例 vs. 258 例，$P < 0.001$）的临床无意义前列腺癌[3]。关于 MRI-TRUS 图像融合，2021 年 SmartTarget 研究纳入了 mpMRI PI-RADS 评分 ≥ 3 分的男性患者，同时接受认知融合靶向穿刺和计算机辅助 MRI-TRUS 图像融合系统 SmartTarget（该系统由伦敦大学学院开发）

引导靶向穿刺活检[40]。穿刺活检顺序是随机的，每次活检都由不同的外科医师进行，该外科医师对之前的活检结果不知情。在该研究中，临床有意义前列腺癌（定义为采用两种活检方法检测 Gleason 评分 ≥ 3+4 分，最大癌灶长度 ≥ 4mm）共检出 93 例（72%，93/129），每一种活检方法都能检测出 80 例临床有意义前列腺癌（62%，80/129），并且每种方法也能够单独识别 13 例（14%，13/129）临床有意义前列腺癌。因此作者得出结论，在可能的情况下，应该使用图像融合和认知融合相结合的方法进行靶向穿刺活检[40]。2014 年的 PROFUS 研究评估了认知融合和 ProFuse 3D TRUS-MRI 融合软件（Eigen，GrassValley，CA，USA）靶向穿刺对 125 例患者（172 个 MRI 可疑病灶）的癌症检出率[41]。ProFuse 3D TRUS-MRI 融合引导的靶向穿刺在 172 个可疑病灶中检出 35 个（20.3%）临床有意义前列腺癌 [定义为最大癌灶长度 > 5mm 和（或）Gleason 评分 ≥ 3+4 分]，认知融合穿刺在 172 个可疑病灶中检出 26 个（15.1%，$P=0.052\ 3$）临床有意义前列腺癌，两者无明显差异。该研究得出结论，虽然与视觉配准相比，软件融合活检提供了更多的组织学信息，但它并没有增加癌症检出率。在 PAIREDCAP 研究中，入组的男性患者首先接受了系统穿刺活检，然后是认知融合靶向 MRI 可疑病灶进行穿刺活检，最后接受了软件融合靶向 MRI 病灶进行穿刺活检（Artemis）[25]。单独使用认知融合穿刺活检的癌症检出率为 47%，单独使用系统穿刺活检或软件图像融合穿刺活检的癌症检出率为近 60%，系统穿刺活检联合软件融合引导的靶向穿刺活检的癌症检出率为 70%。笔者建议使用软件融合靶向穿刺联合系统穿刺来提升癌症检出率。2021 年的一项系统综述分析了三种 MRI 靶向方式（直接 MRI 靶向、认知融合以及 MRI-TRUS 融合）的癌症检出率。在检测临床有意义前列腺癌方面，这三种方法之间没有差异（直接 MRI 靶向 0.87，认知融合 0.81，MRI-TRUS 图像融合 0.81，$P=0.55$）。

显然，需要进一步研究来了解哪种方法在临床有意义前列腺癌检出率方面具有诊断优势，以及它们的应用是否应该在初次活检和既往阴性活检设置中有所不同。目前的指南大多针对 PI-RADS 评分 ≥ 3 分的病例，需要更多的研究对既往穿刺活检阴性的患者进行评估。

（三）经会阴前列腺穿刺和经直肠前列腺穿刺

在前列腺穿刺活检方式发展的同时，临床实践中也不断认识到经直肠穿刺活检固有的感染风险。根据英国大型数据库（$n=198\ 361$）[42, 43]，直肠菌群的扩散易导致前列腺穿刺活检后的感染并发症，如尿路感染、前列腺炎和脓毒症，经直肠前列腺活检患者中高达 3.7% 的患者因感染并发症需要住院。据报道，在亚洲经直肠前列腺穿刺活检的菌血症和败血症的发病率分别为 3.5%（95% CI：2.1 ～ 5.2）和 1.0%（95% CI：0.3 ～ 2.0）[44]。这种感染风险加上多重耐药菌株患病率的增加，导致抗生素的不断升级，进一步诱导耐药[45]。因此，许多专家现在提倡强制采用经会阴途径穿刺活检，尽可能停止经直肠前列腺活检，可显著降低败血症的发生率[46]。相较于传统的经直肠穿刺活检，经会阴入路的前列腺穿刺活检在前列腺前部和尖部病灶穿刺取样方面也具有优势，因为这些部位的 TRUS 分辨率较低[47]。

超声引导下经会阴途径的前列腺穿刺活检首先由 Holm 和 Gammelgaard 于 1981 年报道[48]，最初的适应证较少，例如解剖限制的患者（如既往腹部会阴切除术等）

限制了经直肠穿刺活检。随后逐步在正常的直肠解剖结构患者中获得认可。2005 年，300 例首次接受穿刺活检的男性患者接受了 12 针超声引导经会阴前列腺系统穿刺活检。在该队列中，36%（108/300）的患者检出前列腺癌，这与在同一时期使用 12 针超声引导下经直肠穿刺活检报告的 31%(43/137) 癌症检出率相当[49]。文献中已经报道了许多经会阴前列腺穿刺活检方案，大致分为以下类别：24 区（Barzell）和改良 12 区模板穿刺活检，Ginsburg 活检方案，12 针系统活检，10 区活检方案和 MRI 靶向联合 12 针系统穿刺[50]。

一些系统性综述比较了经会阴和经直肠前列腺穿刺的前列腺癌检出率。Bhavan Prasad Rai 等共纳入了 3608 项研究，比较了磁共振成像 / 超声融合引导下经会阴前列腺穿刺活检（MRI-TPB）与磁共振成像 / 超声融合引导下经直肠前列腺活检（MRI-TRUSB）[51]。在每例患者汇总分析中，MRI-TPB 的临床有意义前列腺癌（csPCa）检出率明显更高（RR=1.28，95% CI：1.03 ～ 1.60，$P=0.03$）；在每个病灶分析中，MRI-TPB 的前列腺前部 csPCa 检出率显著更高（RR=2.46，95% CI：1.22 ～ 4.98，$P=0.01$）。在每个病灶分析中，MRI-TPB 和 MRI-TRUSB 的总体前列腺癌检出率分别为 75% 和 81.6%（$P=0.53$），csPCa 的检出率分别为 65.7% 和 75.5%（$P=0.40$）。MRI-TPB 并发症的发生率更低（OR=2.56，95% CI：1.14 ～ 5.56，$P < 0.05$）。该综述强调 MRI-TPB 对 csPCa、前列腺前部肿瘤的检出率较高，同时感染并发症较少[51]。另外，Alessandro Uleri 等综述纳入了 11 项研究，对分别接受经直肠（TR）和经会阴（TP）MRI 靶向穿刺活检的 3522 例和 5140 例患者的数据进行了回顾分析[52]。两种方法在 csPCa 检出率上无统计学差异（OR=

1.11，95% CI：0.98 ～ 1.25，*P*=0.1）。当根据病灶位置对患者进行分层时，TP 入路对前列腺前部及尖部病灶的 csPCa 检出率更高（OR=2.17，95% CI：1.46 ～ 3.22，*P* < 0.001；OR=1.86，95% CI：1.14 ～ 3.03，*P*=0.01）。在基于 PI-RADS 评分的亚组分析中，TP 方法对于 PI-RADS 4 分病灶的 csPCa 检出率相对更高（OR=1.57，95% CI：1.07 ～ 2.29，*P*=0.02），PI-RADS 3 分、5 分病灶则无差异（*P* > 0.05）。因此，当考虑所有活检适应证时，前列腺穿刺活检方法与 csPCa 检出率之间没有明显的关联。TP 入路在前列腺前部及尖部肿瘤检出中具有优势，因此在这些病灶部位首选 TP 入路。Qiyou Wu 等比较了经会阴磁共振成像靶向穿刺活检（TP MRI-TB）与经直肠途径（TR MRI-TB）检测前列腺癌[53]。共纳入 8826 例患者，发现 TP MRI-TB 的前列腺癌检出率更高（RR=1.25，95% CI：1.12 ～ 1.39，*P* < 0.000 1）。在同时或分别接受 TP MRI-TB 和 TR MRI-TB 的患者中，在每例患者分析中，TP MRI-TB 具有更高的 csPCa 检出率（一个队列 RR=1.33，95% CI：1.09 ～ 1.63，*P*=0.005；两个队列 RR=1.37，95% CI：1.16 ～ 1.61，*P*=0.000 2）。然而，在单个病灶分析中，TP 途径和 TR 途径的 csPCa 检出率相当（RR=0.91，95% CI：0.76 ～ 1.08，*P*=0.28）。此外，对于前列腺前部病灶，TP MRI-TB 检测到更多的 csPCa（每个病灶分析 RR=1.52，95% CI：1.04 ～ 2.23，*P*=0.03，每例患者分析 RR=2.55，95% CI：1.56 ～ 4.16，*P*=0.000 2）。综合研究的结论，TP MRI-TB 在检测 PCa 和 csPCa 方面比 TR MRI-TB 更有效，检测位于前部 csPCa 的效果仍然显著。

综上，经会阴相较于经直肠途径具有更高的前列腺癌及临床有意义前列腺癌检出率（特别是对于前部、尖部病灶），且并发症更少。经会阴穿刺途径是目前临床实践中的主流。

（四）局部麻醉经会阴前列腺穿刺

在美国和欧洲每年超过 200 万例的前列腺穿刺活检，医疗负担巨大[42]。反对经会阴入路穿刺活检的临床医师主要认为，患者需要在手术室中接受全身麻醉或椎管内麻醉，由于巨大的穿刺工作量，无法将前列腺穿刺手术从门诊转至手术室[54]。然而，随着技术的进步，经会阴入路穿刺活检可以完全在局部麻醉下完成。在 2017 年的一项研究中，181 例患者在局部麻醉下利用近距离放射治疗网格和机械步进装置进行经会阴 mpMRI 靶向前列腺穿刺活检。首先，将 0.5% 布比卡因与肾上腺素逐层注射浸润到会阴皮肤、肛门前以及深入皮下组织，2min 后将 0.5% 布比卡因 10ml 和 1% 利多卡因 10ml 的混合物注射到前列腺周围间隙，阻断前列腺周围神经，再将 10ml 利多卡因乳膏浸润直肠。患者对局部麻醉手术的耐受性非常好，只有 1 例（1/181）手术被中止，报告的疼痛中位视觉模拟评分（VAS，连续评分 0 ～ 10 分，数值越高表示疼痛越大）为 1.0（IQR 0 ～ 2.4）[55]。使用近距离放射治疗网格和步进设置的优点是，对于经验不足的临床医师来说它更容易，因为它可以固定超声图像，因此只需要双相（矢状面和轴向）视图，但该方案在一定程度上受到近距离放射治疗步进装置的限制。徒手（自由臂）技术进行经会阴前列腺穿刺进一步改进了程序。徒手技术将穿刺导管放置在会阴两侧，活检针通过导管穿刺以尽量减少皮肤穿刺的次数，临床医师也可以将活检针导向斜角度，特别适用骨盆狭窄的患者。一项纳入 1287 例徒手经会阴前列腺穿刺活检的研究中，穿刺在局部麻醉下通过 14G 静脉导管进行操作[56]。队列中有 511 例男性报告了实时疼痛 VAS

评分，皮肤浸润时疼痛的 VAS 平均值为 3.1 分，前列腺周围浸润时为 3.0 分，活检时为 2.5 分，超声探头插入时为 2.4 分。此外，在本研究中，没有一例患者因疼痛而中止穿刺活检[56]。2020 年一项包括 11 999 例局部麻醉下经会阴前列腺穿刺活检的回顾性报告显示：该研究的临床有意义前列腺癌的平均检出率为 45.5%（3796/8338），平均 VAS 为 3.17 分，脓毒症和急性尿潴留率分别为 0.0%（0/7396）和 2.1%（120/5693）[57]。以上研究结果支持局部麻醉经会阴穿刺活检可以在门诊操作室环境中进行。据报道，局部麻醉经会阴穿刺活检经过 4～6 周的学习曲线，操作时间可缩短至 10～12min[56]，并有效地消除了需要在手术室进行经会阴前列腺穿刺活检的限制。为了进一步改进徒手技术，建议采用"双徒手"方法，使用 Cambridge 前列腺活检装置（CamPROBE）[58] 等设备。CamPROBE 由一个套管和一个集成针头组成，它可以连接到一个标准的注射器进行局部麻醉渗透。一旦套管就位，取出针芯，并通过保留的套管进行标准的 18G 针芯活检。该技术具有挑战性，因为针头在使用时没有与 TRUS 探针处于同一相位的定位装置。因此，2022 年 NICE 报告指出，当前数据暂不足以支持推荐双徒手方法（包括 CamPROBE）进行穿刺。然而，NICE 报告推荐了其他经会阴装置，包括 PrecisionPoint（BXTAccelyon）、Trinity Perine（KOELIS）、ezuu-pa3u（日立）和 UA1232（BK Medical）。独立的 PrecisionPoint 经会阴穿刺系统是一个同轴系统，通过夹子连接至超声探头，使穿刺针与矢状 TRUS 图像保持同步。Precision Point 系统已在一系列研究中进行了评估，其中包括 1000 例患者的回顾性研究，临床有意义前列腺癌（定义为 ISUP GG ≥ 2）检出率为 40.3%[59]。值得注意的是，英国

NICE 指南还指出，保持活检针与超声图像相一致的设备在其性能上被视为相同。将 TRUS-MRI 融合到徒手模型中的其他系统正在研究中。例如，TrinityPerine（KOELIS）经会阴徒手系统集成了 TRUS-MRI 融合制导。在一项纳入 377 名男性的系统研究，临床有意义前列腺癌（定义为 ISUP GG ≥ 2）的检出率为 52%（196/377）[60]。总体而言，前列腺活检技术和经会阴活检技术的进步促进了局部麻醉经会阴前列腺穿刺活检的发展，越来越多的诊疗中心提倡采用这种方法。

（五）新型穿刺技术

前列腺穿刺活检是一项不断发展的技术，新型技术不断涌现。

1. PSMA 分子影像引导靶向穿刺 PSMA 是一种成熟的前列腺癌生物靶抗原，可以与各种配体结合，如 ^{68}Ga 或 ^{18}F-DCFPyL。PSMA 是一种跨膜叶酸水解酶，在良性前列腺组织中表达，但其表达和酶活性在前列腺癌细胞中显著增强[61]。PSMA PET-CT 成像能够在局部高危前列腺癌的男性中发现远处转移疾病，并可用于生化复发和转移性疾病的监测[62, 63]。同时，PSMA PET-CT 也能准确检测前列腺内的肿瘤病灶，且信号强度与侵袭性病灶相关，具有预后评估价值[64, 65]。

PSMA PET/CT 引导的靶向穿刺活检的前瞻性证据来自一项试点研究。该研究中，120 例 PSA ≥ 4ng/ml 的前列腺癌可疑患者被随机分配，进行 TRUS 引导系统穿刺活检或 ^{68}Ga-PSMA PET/CT 引导的靶向穿刺活检[66]。TRUS 引导系统活检组中，15/60 例（25.0%）患者被检出临床有意义前列腺癌；PSMA PET/CT 组中，25/60 例（41.6%）患者中存在 PSMA 阳性病灶（定义为 SUV_{max} ≥ 8），21/60 例（35.0%，$P < 0.01$）患者被检出临床有意义前列腺癌。值

得注意的是，该研究中使用 TRUS 引导的系统穿刺而不是 MRI 靶向穿刺作为参照，未体现 PSMA PET/CT 靶向穿刺活检与当前金标准方法的诊断效果比较。随后的多中心 II 期 PRIMARY 研究中，患者接受了盆腔 PSMA PET/CT、标准 mpMRI 和经会阴模板穿刺活检（≥ 18 针）以及 mpMRI 靶向穿刺活检和（或）PSMA PET/CT 靶向穿刺活检[67]。总体而言，56% 的男性患者（162/291）检出临床有意义前列腺癌。与单独 MRI 相比，PSMA PET/CT 联合 MRI 可改善影像报告的阴性预测值（91% vs. 72%，检测比为 1.27，95% CI：1.11 ~ 1.39，$P <$ 0.001），影像报告的敏感性也有所提高（97% vs. 83%，$P < 0.001$），但影像报告的特异性有所降低（40% vs. 53%，$P=0.011$）。有趣的是，所有 PSMA $SUV_{max} \geq 12$ 的患者在随后的活检中都检出有临床有意义前列腺癌。联合组的 NPV 增加表明，在未来的前列腺癌诊断途径中，对于基线 PSMA PET/CT 和 mpMRI 阴性患者可以避免立即穿刺活检。

以上这些研究的自然延伸是创建一个靶向穿刺活检系统，该系统可以将实时获得的 TRUS 图像与前列腺 mpMRI 及 PSMA PET 图像上阳性病灶进行整合，为随后的靶向穿刺活检创建"TRUS-PSMA PET-MRI"可疑感兴趣区。基于该方法的前瞻性先导研究纳入了 42 例未经活检的疑似前列腺癌患者，中位 PSA 为 8ng/ml（IQR 7-11），他们接受了 TRUS-^{68}Ga-PSMA PET-MRI 融合引导的经会阴靶向穿刺活检，使用 TPM 活检作为参考[68]。TRUS-^{68}Ga-PSMA PET/MRI 活检系统检测临床有意义前列腺癌的准确率为 90%，灵敏性为 96%，特异性为 81%。作者表示，尽管 TRUS-^{68}Ga-PSMA PET-MRI 活检系统诊断效果优异，但 PSMA PET/MRI 设备限制可能是采用这种方法的障碍。

同时，新型放射性示踪剂引导靶向穿刺也被开发。放射性示踪剂 ^{18}F-fluciclovine 是一种放射性标记的合成氨基酸，被转运蛋白（lat1 和 ASCT2）吸收到细胞中，已知在前列腺癌细胞表面大量存在，已与 PET/CT 成像结合使用[69]。一项研究纳入了 21 例非手术治疗后生化复发的患者，平均 PSA 为 7.4ng/ml，接受了 ^{18}F-fluciclovine PET/CT 检查，并与获得的 TRUS 图像融合，然后进行 ^{18}F-fluciclovine PET/CT 靶向和 12 针系统前列腺穿刺活检。系统穿刺在 21 例患者中有 6 例（28.6%）呈前列腺癌，而在 ^{18}F-fluciclovine PET/CT 靶向组中，21 例中有 10 例（47.6%）呈前列腺癌。这项研究规模很小，但结果表明 ^{18}F-fluciclovine PET/CT 在挽救性治疗前的影像复发或近距离治疗复发性疾病中可能有特别的用处，在这种情况下，mpMRI 影像可能会受到先前治疗（如近距离治疗）引起的图像扭曲或产生伪影[69]。

2. 多参数超声和微超声靶向穿刺 多参数超声和微超声（29 MHz）已被探索作为 TRUS 图像采集的替代方案[70, 71]。前瞻性多中心配对队列研究 CADMUS 比较了多参数超声（b 型，彩色多普勒，实时弹性成像，对比增强）和 mpMRI 对临床有意义前列腺癌（定义为 Gleason 评分 ≥ 4+3 分或最大穿刺癌灶长度 ≥ 6mm）的诊断效果[70]。306 例患者同时完成了多参数超声和多参数 MRI 检查，257 例患者接受了前列腺穿刺活检。在 257 例活检患者中，多参数超声检测出临床有意义前列腺癌 66 例（26%，95% CI：21 ~ 32），mpMRI 检测出临床有意义前列腺癌 77 例（30%，95% CI：24 ~ 36）。与 mpMRI 相比，多参数超声具有类似的临床有意义前列腺癌检出率。因此，多参数超声应保留在不能常规使用 mpMRI 的医疗机构。

微超声成像的分辨率低至70μm，与目前的TRUS平台相比分辨率提高了300%[72]。在一项大型Meta分析中（$n=1125$），包括来自初始活检组和主动监测组的患者，他们接受了微超声引导下前列腺穿刺活检或者mpMRI靶向联合系统穿刺活检[71]。两种技术的前列腺癌检出率相似，总前列腺癌检出比为0.99（95% CI：0.89～1.11，$I^2=0$），ISUP 1组前列腺癌合并检出比为0.94（95% CI：0.73～1.22，$I^2=0$），ISUP ≥ 2组前列腺癌合并检出比为1.05（95% CI：0.93～1.19，$I^2=0$），ISUP ≥ 3组前列腺癌合并检出比为1.25（95% CI：0.95～1.64，$I^2=0$）。因此，微超声引导下前列腺穿刺活检可能是一种潜在的替代mpMRI靶向穿刺活检的诊断方法。目前正在进行随机临床试验以证实非劣效性，OPTIMUM研究是一项比较微超声引导的穿刺活检、MRI-TRUS融合引导穿刺活检和MRI-微超声融合引导穿刺活检的三臂随机对照试验，目前正在招募患者。研究者的主要假设是MRI-微超声融合引导的穿刺活检与微超声引导的穿刺活检两组之间临床有意义前列腺癌（ISUP > GG 2）检出率的非劣效性。期待最终的临床试验结果公布。

3. 自动化穿刺　自动化穿刺即机器人辅助下的图像引导穿刺活检已经进行了一些探索[73-77]。在一项前瞻性研究中，86例初次活检或既往穿刺活检阴性的患者使用iSR'obot蒙娜丽莎（BioBot Surgical Ltd，Singapore）设备接受了机器人辅助MRI引导的靶向穿刺联合经会阴系统前列腺穿刺活检[73]。iSR'obot蒙娜丽莎使用安装在手术台上的软件控制的机械臂，并与安装在机械臂上的TRUS探针相连。使用UroFusion软件（BioBot Surgical）生成MRI-TRUS融合图像。机器人可以通过2

个1mm的经会阴皮肤穿刺通道对整个腺体进行采样，并在全身麻醉下进行自动深度穿透。报道的临床有意义前列腺癌（定义为Gleason评分 > 3+3分）检出率为51.2%（44/85），机器人靶向穿刺检出了大多数的临床有意义前列腺癌（35/85，40.1%），未报告与机器人设备相关的不良事件。然而，在广泛采用之前，仍需大型前瞻性随机研究来进一步验证该技术的有效性和安全性。

五、南京鼓楼医院泌尿外科前列腺癌中心的相关研究

（一）MpMRI-TRUS 融合经会阴靶向前列腺穿刺：中国单中心经验[78, 79]

南京鼓楼医院在国内率先开展mpMRI-TRUS融合经会阴靶向前列腺穿刺活检。前瞻性招募了62例PSA > 4.0ng/ml和mpMRI扫描异常、怀疑前列腺癌的男性患者，首先对每个可疑癌灶进行靶向穿刺活检（TB），然后行12针系统穿刺活检（SB）。术前PSA平均值是10.21ng/ml（4.5～30.1ng/ml）。由系统穿刺活检和（或）靶向穿刺活检检出的前列腺癌患者共34例（54.8%），SB和TB每针检出前列腺癌的概率分别是7.53%和26.2%（$P < 0.001$）；SB和TB阳性活检的每针阳性癌长度分别是（3.71±2.77）mm（1～14mm）和（5.00±3.04）mm（2～17mm）（$P=0.016$），SB和TB阳性活检的癌灶百分比分别是（28.77±20.13）%（7%～100%）和（35.76±18.73）%（11%～100%）；由SB和TB检测出来的临床有意义前列腺癌针数分别是19针（2.6%）和48针（18.5%）（$P < 0.001$）。与SB相比，使用实时TRUS和mpMRI融合成像的自由臂经会阴靶向穿刺能够提高前列腺癌的采样质量，相比SB可检测出更多的临床有意义前列腺癌。

随后通过扩大样本量，前瞻性比较了

自由臂经会阴 mpMRI-TRUS 融合靶向穿刺活检（TB）和经会阴系统穿刺活检（SB）的前列腺癌检出效率。研究共纳入了 224 例可疑为前列腺癌的患者，所有患者均接受自由臂经会阴 mpMRI-TRUS 融合 TB 并接受额外的经会阴 SB，进一步分析 TB、SB 和根治标本病理。患者中位 PSA 水平 10.05（3.61 ～ 78.39）ng/ml，总体前列腺癌检出率是 50.45%（113/224）。TB 相较 SB 检测出更多前列腺癌 [44.2%（99/224）vs. 34.8%（78/224），P=0.001] 和临床有意义前列腺癌 [75.75%（75/99）vs. 62.82%（49/78）]。基于 SB，TB 增加了 39.74%（31/78）临床有意义前列腺癌的检出。以根治病理为标准，TB 证实的主要病灶中 96.67%（58/60）的位置和 60%（36/60）的 Gleason 评分被正确识别，MRI 上主要病灶中位体积是 1.125（0.21 ～ 19.87）ml，根治标本主要病灶中位体积是 1.41（0.13 ～ 9.56）ml。因此，在采集更少的穿刺针数时，自由臂经会阴 mpMRI-TRUS 融合靶向穿刺活检能更好地检出临床有意义前列腺癌，同时能可靠地预测主要病灶的位置、肿瘤体积和 Gleason 评分。

（二）磁共振 - 超声图像融合经直肠穿刺与经会阴穿刺并发症比较 [80]

为比较传统经直肠（TR）前列腺穿刺活检和图像融合引导的经会阴（TP）前列腺靶向穿刺活检的并发症，我们回顾了 2014 年 8 月至 2015 年 1 月在笔者所在中心接受前列腺穿刺活检的 242 例患者，其中 144 例患者接受经直肠超声（TRUS）引导的前列腺 12 针系统穿刺活检（TR 方法），98 例患者接受了 TRUS 和 mpMRI 融合图像的自由臂经会阴靶向穿刺活检（TP 方法）。结果表明：TR 的感染和直肠出血的发生率远高于 TP（P < 0.05），但 TP 的会阴肿胀的发生率高于 TR（P < 0.05）。两组间的

轻微并发症包括血尿、下尿路症状（LUTS）、排尿困难和急性尿潴留等未见显著差异（P > 0.05）。本研究支持这两种技术的安全性，mpMRI 和 TRUS 的实时图像融合靶向穿刺结果可能更好。经会阴穿刺活检无须术前灌肠，相对于经直肠穿刺操作更便捷。在后续临床实践中，本中心亦发现穿刺前可不停用常规抗凝药，因此，经会阴穿刺更适合门诊或日间进行。

（三）基于 mpMRI-TRUS 穿刺活检的新鲜前列腺癌组织样本库技术 [81]

本中心提出并验证基于 mpMRI-TRUS 影像融合穿刺活检的新鲜冷冻前列腺癌组织生物样本库新技术。2014 年 8 月至 2016 年 8 月，PSA 异常升高且 mpMRI 上至少有一处可疑病灶的患者被纳入本研究。每个 mpMRI 可疑病灶在同一位置重复活检至少 2 针。这些重复的活检组织被标记为 A/A'、B/B' 等。A/B 活检组织用于组织病理学评估，相应的 A'/B' 穿刺组织储存在 − 80℃ 冰箱用于构建生物样本库。在 60 个选定的库存样本中，56 个样本与相应的石蜡样本匹配，用于良性和恶性诊断，总体符合率为 93.3%。在癌症百分比和 Gleason 评分方面，库存样本和相应的石蜡样本之间没有显著差异。20 个生物库样本被处理用于 RNA 质量评估，RNA 完整性数值范围为 6.8 ～ 9.3（平均值 7.89）。该研究表明，通过相应的石蜡样本可以准确预测前列腺穿刺活检样本等组织学特征。基于 MRI-TRUS 影像融合靶向穿刺活检构建前列腺癌生物组织样本库的方法高效、省时，能取得在组织学和 RNA 完整性水平上都具有高质量的组织样本。

（四）局部麻醉经会阴 mpMRI 融合靶向穿刺的疼痛因素：一项多中心研究 [82]

既往研究证实局部麻醉经会阴前列腺穿刺活检是可行的，但缺乏详细描述疼痛

结果和影响疼痛因素的大型分析。2016—2019 年，本中心对在局部麻醉下接受经会阴、经直肠超声与多参数磁共振影像融合经会阴靶向穿刺活检（靶向＋系统穿刺）的男性患者进行了一项多中心前瞻性研究，共纳入了 1008 例在局部麻醉下接受经会阴影像融合靶向穿刺活检的男性患者。局部麻醉时疼痛评分的平均值为 3.9 分，穿刺活检时的疼痛评分平均值为 3.1 分；疼痛与靶向活检的临床意义前列腺癌的检出无关（$P=0.47$）；在多变量分析中，年龄（OR=0.96，95% CI：0.94 ～ 0.99）和严重焦虑（OR=2.99，95% CI：1.83 ～ 4.89）分别是严重活检疼痛的保护因素和危险因素，手术时间与严重活检疼痛的风险增加相关（OR=1.04，95% CI：1.00 ～ 1.08）。因此，局部麻醉下经会阴影像融合靶向穿刺活检可导致中度疼痛，但疼痛并不影响临床有意义前列腺癌的检测。同时，患者术前焦虑预示着疼痛，基于数字评分量表的焦虑评估可用于确定接受经会阴影像融合穿刺活检的男性患者中有较高剧烈疼痛的风险。

（五）局部麻醉经会阴 mpMRI-TRUS 影像融合前列腺靶向穿刺活检[83]

为评估局部麻醉下经会阴 mpMRI-TRUS 影像融合前列腺靶向穿刺活检，我们筛选了 2016 年 9 月—2019 年 5 月在两家前列腺癌中心接受穿刺的 1327 例 mpMRI 阳性患者，共纳入 1014 例患者。局部麻醉穿刺手术疼痛是可以忍受的 [NRS 疼痛评分（3.1±2.3）分]，穿刺对性功能（$P=0.45$）或尿控功能（$P=0.58$）没有影响，并发症发生率低（Clavien-Dindo 1 或 2 级 8 例，2 级以上 0 例），没有出现活检后脓毒症并发症。39.4%（$n=400$）的患者被诊断为临床有意义前列腺癌，每 22 名（95% CI：17 ～ 29）男性接受额外系统活检可以诊断一例被靶向穿刺活检遗漏的临床有意义前列腺癌。

活检与 RP 的 ISUP 分级一致性如下：单独靶向穿刺 k=0.40（95% CI：0.31 ～ 0.49），靶向＋系统穿刺 k=0.65（95% CI：0.57 ～ 0.72，$P < 0.05$）。总体来说：局部麻醉经会阴 mpMRI-TRUS 影像融合引导的前列腺靶向穿刺可获得良好的癌症检测结果，并有良好的耐受性和安全性，其感染风险可以忽略不计。

六、结论

磁共振成像是检测和评估前列腺癌的有效且有力的工具。它在图像引导活检中的作用在不断发展，随着支持数据的不断涌现，这种方法有可能成为前列腺活检的新标准。目前的研究领域包括优化融合技术的精度以及确定靶向穿刺活检的成本效益。为实现 MRI 靶向前列腺活检的广泛应用，临床需要更多的靶向穿刺系统，以及提高泌尿外科医师对此类系统的熟悉程度和使用培训。

参考文献

[1] Sonn GA, Chang E, Natarajan S, et al. Value of targeted prostate biopsy using magnetic resonance-ultrasound fusion in men with prior negative biopsy and elevated prostate-specific antigen. European Urology, 2014, 65:809-815.

[2] Anastasiadis AG, Lichy MP, Nagele U, et al. MRI-guided biopsy of the prostate increases diagnostic performance in men with elevated or increasing PSA levels after previous negative TRUS biopsies. European Urology, 2006, 50:738-748, discussion 748-739.

[3] Siddiqui MM, Rais-Bahrami S, Turkbey B, et al. Comparison of MR/ultrasound fusion-guided biopsy with ultrasound-guided biopsy for the diagnosis of prostate cancer. Jama, 2015, 313:390-397.

[4] Schoots IG, Roobol MJ, Nieboer D, et al. Magnetic resonance imaging-targeted biopsy may enhance the diagnostic accuracy of significant prostate cancer detection compared

to standard transrectal ultrasound-guided biopsy: a systematic review and meta-analysis. European Urology, 2015, 68:438-450.

[5] Le JD, Stephenson S, Brugger M, et al. Magnetic resonance imaging-ultrasound fusion biopsy for prediction of final prostate pathology. The Journal of Urology, 2014, 192:1367-1373.

[6] de Rooij M, Crienen S, Witjes JA, et al. Cost-effectiveness of magnetic resonance (MR) imaging and MR-guided targeted biopsy versus systematic transrectal ultrasound-guided biopsy in diagnosing prostate cancer: a modelling study from a health care perspective. European Urology, 2014, 66:430-436.

[7] Sonn GA, Margolis DJ, Marks LS. Target detection: magnetic resonance imaging-ultrasound fusion-guided prostate biopsy. Urologic Oncology, 2014, 32:903-911.

[8] Campodonico F, Casarico A, Gavazzi L, et al. Cancer detection with TRUS-guided 10-core biopsy of the prostate. an institutional assessment at the first, repeated and surgical specimen biopsy. Archivio italiano di urologia, andrologia : organo ufficiale [di] Societa italiana di ecografia urologica e nefrologica, 2006, 78:39-43.

[9] Kravchick S, Cytron S, Stepnov E, et al. 7 to 10 years' follow-up of 573 patients with elevated prostate-specific antigen (>4 ng/ml) or/and suspected rectal examination: biopsies protocol and follow-up guides. Journal of Endourology, 2009, 23:1007-1013.

[10] Wefer AE, Hricak H, Vigneron DB, et al. Sextant localization of prostate cancer: comparison of sextant biopsy, magnetic resonance imaging and magnetic resonance spectroscopic imaging with step section histology. The Journal of Urology, 2000, 164:400-404.

[11] Cornud F, Brolis L, Delongchamps NB, et al. TRUS-MRI image registration: a paradigm shift in the diagnosis of significant prostate cancer. Abdominal Imaging, 2013, 38:1447-1463.

[12] Singh H, Canto EI, Shariat SF, et al. Predictors of prostate cancer after initial negative systematic 12 core biopsy. The Journal of Urology, 2004, 171:1850-1854.

[13] Rajinikanth A, Manoharan M, Soloway CT, et al. Trends in Gleason score: concordance

between biopsy and prostatectomy over 15 years. Urology, 2008, 72:177-182.

[14] Mitterberger M, Aigner F, Pinggera GM, et al. Contrast-enhanced colour Doppler-targeted prostate biopsy: correlation of a subjective blood-flow rating scale with the histopathological outcome of the biopsy. BJU International, 2010, 106:1315-1318, discussion 1318.

[15] Valerio M, Donaldson I, Emberton M, et al. Detection of Clinically Significant Prostate Cancer Using Magnetic Resonance Imaging-Ultrasound Fusion Targeted Biopsy: A Systematic Review. European Urology, 2015, 68:8-19.

[16] Natarajan S, Marks LS, Margolis DJ, et al. Clinical application of a 3D ultrasound-guided prostate biopsy system. Urologic Oncology, 2011, 29:334-342.

[17] Xu S, Kruecker J, Turkbey B, et al. Real-time MRI-TRUS fusion for guidance of targeted prostate biopsies. Computer aided surgery : official Journal of the International Society for Computer Aided Surgery, 2008, 13:255-264.

[18] Baumann M, Mozer P, Daanen V, et al. Prostate biopsy tracking with deformation estimation. Medical Image Analysis, 2012, 16:562-576.

[19] Ahmed HU, Kirkham A, Arya M, et al. Is it time to consider a role for MRI before prostate biopsy? Nature reviews Clinical Oncology, 2009, 6:197-206.

[20] Ahmed HU, El-Shater Bosaily A, Brown LC, et al. Diagnostic accuracy of multi-parametric MRI and TRUS biopsy in prostate cancer (PROMIS): a paired validating confirmatory study. Lancet (London, England), 2017, 389:815-822.

[21] Sathianathen NJ, Omer A, Harriss E, et al. Negative predictive value of multiparametric magnetic resonance imaging in the detection of clinically significant prostate cancer in the prostate imaging reporting and data system era: a systematic review and meta-analysis. European Urology, 2020, 78:402-414.

[22] Houlahan KE, Salmasi A, Sadun TY, et al. Molecular Hallmarks of Multiparametric Magnetic Resonance Imaging Visibility in Prostate Cancer. European Urology, 2019, 76:18-23.

[23] Kasivisvanathan V, Rannikko AS, Borghi M, et al. MRI-targeted or standard biopsy for prostate-cancer diagnosis.The New England journal of Medicine, 2018, 378:1767-1777.

[24] Rouvière O, Puech P, Renard-Penna R, et al. Use of prostate systematic and targeted biopsy on the basis of multiparametric MRI in biopsy-naive patients (MRI-FIRST): a prospective, multicentre, paired diagnostic study. The Lancet Oncology, 2019, 20:100-109.

[25] Elkhoury FF, Felker ER, Kwan L, et al. Comparison of Targeted vs Systematic Prostate Biopsy in Men Who Are Biopsy Naive: The Prospective Assessment of Image Registration in the Diagnosis of Prostate Cancer (PAIREDCAP) Study. JAMA Surgery, 2019, 154:811-818.

[26] Williams C, Ahdoot M, Daneshvar MA, et al. Why does magnetic resonance imaging-targeted biopsy miss clinically significant cancer? The Journal of Urology, 2022, 207:95-107.

[27] Brisbane WG, Priester AM, Ballon J, et al. Targeted prostate biopsy: umbra, penumbra, and value of perilesional sampling. European Urology, 2022, 82:303-310.

[28] Miyai K, Mikoshi A, Hamabe F, et al. Histological differences in cancer cells, stroma, and luminal spaces strongly correlate with in vivo MRI-detectability of prostate cancer. Modern pathology : an official Journal of the United States and Canadian Academy of Pathology, Inc, 2019, 32:1536-1543.

[29] Tan N, Margolis DJ, Lu DY, et al. Characteristics of detected and missed prostate cancer foci on 3-T multiparametric MRI using an endorectal coil correlated with whole-mount thin-section histopathology. AJR American Journal of Roentgenology, 2015, 205:W87-92.

[30] Norris JM, Carmona Echeverria LM, Bott SRJ, et al. What type of prostate cancer is systematically overlooked by multiparametric magnetic resonance imaging? An analysis from the PROMIS cohort. European Urology, 2020, 78:163-170.

[31] Kuhlmann PK, Chen M. Patient- and tumor-level risk factors for MRI-invisible prostate cancer. Prostate Cancer and Prostatic Diseases, 2021, 24:794-801.

[32] Marks LS. Some prostate cancers are invisible to magnetic resonance imaging! BJU International, 2016, 118:492-493.

[33] Schieda N, Coffey N, Gulavita P, et al. Prostatic ductal adenocarcinoma: an aggressive tumour variant unrecognized on T2 weighted magnetic resonance imaging (MRI). European Radiology, 2014, 24:1349-1356.

[34] Truong M, Feng C, Hollenberg G, et al. A comprehensive analysis of cribriform morphology on magnetic resonance imaging/ultrasound fusion biopsy correlated with radical prostatectomy specimens. The Journal of Urology, 2018, 199:106-113.

[35] Venderink W, Govers TM, de Rooij M, et al. Cost-Effectiveness Comparison of imaging-guided prostate biopsy techniques: systematic transrectal ultrasound, direct in-bore MRI, and image fusion. AJR American Journal of Roentgenology, 2017, 208:1058-1063.

[36] Overduin CG, Fütterer JJ, Barentsz JO. MRI-guided biopsy for prostate cancer detection: a systematic review of current clinical results. Current urology Reports, 2013, 14:209-213.

[37] Kaplan I, Oldenburg NE, Meskell P, et al. Real time MRI-ultrasound image guided stereotactic prostate biopsy. Magnetic Resonance Imaging, 2002, 20:295-299.

[38] Sarkar S, Das S. A review of imaging methods for prostate cancer detection. Biomedical Engineering and Computational Biology, 2016, 7:1-15.

[39] Venderink W, de Rooij M, Sedelaar JPM, et al. Elastic versus rigid image registration in magnetic resonance imaging-transrectal ultrasound fusion prostate biopsy: a systematic review and meta-analysis. European Urology Focus, 2018, 4:219-227.

[40] Hamid S, Donaldson IA, Hu Y, et al. The smarttarget biopsy trial: a prospective, within-person randomised, blinded trial comparing the accuracy of visual-registration and magnetic resonance imaging/ultrasound image-fusion targeted biopsies for prostate cancer risk stratification. European Urology, 2019, 75:733-740.

[41] Wysock JS, Rosenkrantz AB, Huang WC, et al. A prospective, blinded comparison of magnetic

resonance (MR) imaging-ultrasound fusion and visual estimation in the performance of MR-targeted prostate biopsy: the PROFUS trial. European Urology, 2014, 66:343-351.

[42] Borghesi M, Ahmed H, Nam R, et al. Complications after systematic, random, and image-guided prostate biopsy. European Urology, 2017, 71:353-365.

[43] Anastasiadis E, van der Meulen J, Emberton M. Hospital admissions after transrectal ultrasound-guided biopsy of the prostate in men diagnosed with prostate cancer: a database analysis in England.International journal of Urology : official Journal of the Japanese Urological Association, 2015, 22:181-186.

[44] Bennett HY, Roberts MJ, Doi SA, et al. The global burden of major infectious complications following prostate biopsy. Epidemiology and Infection, 2016, 144:1784-1791.

[45] Johansen TEB, Zahl PH, Baco E, et al. Antibiotic resistance, hospitalizations, and mortality related to prostate biopsy: first report from the Norwegian Patient Registry.World Journal of Urology, 2020, 38:17-26.

[46] Grummet J, Gorin MA, Popert R, et al. "TREXIT 2020" : why the time to abandon transrectal prostate biopsy starts now. Prostate Cancer And Prostatic Diseases, 2020, 23:62-65.

[47] Nix JW, Turkbey B, Hoang A, et al. Very distal apical prostate tumours: identification on multiparametric MRI at 3 Tesla. BJU International, 2012, 110:E694-E700.

[48] Holm HH, Gammelgaard J. Ultrasonically guided precise needle placement in the prostate and the seminal vesicles. The Journal of Urology, 1981, 125:385-387.

[49] Yamamoto S, Kin U, Nakamura K, et al. Transperineal ultrasound-guided 12-core systematic biopsy of the prostate for patients with a prostate-specific antigen level of 2.5-20 ng/ml in Japan.International Journal of Clinical Oncology, 2005, 10:117-121.

[50] Connor MJ, Gorin MA, Eldred-Evans D, et al. Landmarks in the evolution of prostate biopsy. Nature Reviews Urology, 2023, 20:241-258.

[51] Rai BP, Mayerhofer C, Somani BK, et al. Magnetic resonance imaging/ultrasound fusion-guided transperineal versus magnetic resonance imaging/ultrasound fusion-guided transrectal prostate biopsy-a systematic review. European Urology Oncology, 2021, 4:904-913.

[52] Uleri A, Baboudjian M, Tedde A, et al. is There an impact of transperineal versus transrectal magnetic resonance imaging-targeted biopsy in clinically significant prostate cancer detection rate? a systematic review and meta-analysis. European Urology Oncology, 2023, 6:621-628.

[53] Wu Q, Tu X, Zhang C, et al. Transperineal magnetic resonance imaging targeted biopsy versus transrectal route in the detection of prostate cancer: a systematic review and meta-analysis. Prostate Cancer and Prostatic Diseases, 2024, 27:212-221.

[54] Zimmerman ME, Meyer AR, Carter HB, et al. In-office transperineal prostate biopsy using biplanar ultrasound guidance: a step-by-step guide. Urology, 2019, 133:247.

[55] Bass EJ, Donaldson IA, Freeman A, et al. Magnetic resonance imaging targeted transperineal prostate biopsy: a local anaesthetic approach. Prostate Cancer and Prostatic Diseases, 2017, 20:311-317.

[56] Stefanova V, Buckley R, Flax S, et al. Transperineal prostate biopsies using local anesthesia: experience with 1, 287 patients. prostate cancer detection rate, complications and patient tolerability. The Journal of Urology, 2019, 201:1121-1126.

[57] Szabo RJ. "Free-Hand" Transperineal prostate biopsy under local anesthesia: review of the literature. Journal of Endourology, 2021, 35:525-543.

[58] Gnanapragasam VJ, Leonard K, Sut M, et al. Multicentre clinical evaluation of the safety and performance of a simple transperineal access system for prostate biopsies for suspected prostate cancer: The CAMbridge PROstate Biopsy DevicE (CamPROBE) study. Journal of Clinical Urology, 2020, 13:364-370.

[59] Ristau BT, Allaway M, Cendo D, et al. Free-hand transperineal prostate biopsy provides acceptable cancer detection and minimizes risk of infection: evolving experience with a 10-sector template. Urologic Oncology, 2018, 36:528.e515-e528,e520.

[60] Jacewicz M, Günzel K, Rud E, et al. Multicenter

transperineal MRI-TRUS fusion guided outpatient clinic prostate biopsies under local anesthesia. Urologic Oncology, 2021, 39:432. e431-e432,e437.

[61] Ross JS, Sheehan CE, Fisher HA, et al. Correlation of primary tumor prostate-specific membrane antigen expression with disease recurrence in prostate cancer. Clinical cancer research : an official Journal of the American Association for Cancer Research, 2003, 9:6357-6362.

[62] Hofman MS, Lawrentschuk N, Francis RJ, et al. Prostate-specific membrane antigen PET-CT in patients with high-risk prostate cancer before curative-intent surgery or radiotherapy (proPSMA): a prospective, randomised, multicentre study. Lancet (London, England), 2020, 395:1208-1216.

[63] Perera M, Papa N, Christidis D, et al. Sensitivity, specificity, and predictors of positive (68)Ga-prostate-specific membrane antigen positron emission tomography in advanced prostate cancer: a systematic review and meta-analysis. European Urology, 2016, 70:926-937.

[64] Kesch C, Radtke JP, Wintsche A, et al. Correlation between genomic index lesions and mpMRI and (68)Ga-PSMA-PET/CT imaging features in primary prostate cancer. Scientific Reports, 2018, 8:16708.

[65] Zamboglou C, Carles M, Fechter T, et al. Radiomic features from PSMA PET for non-invasive intraprostatic tumor discrimination and characterization in patients with intermediate- and high-risk prostate cancer-a comparison study with histology reference. Theranostics, 2019, 9:2595-2605.

[66] Zhang LL, Li WC, Xu Z, et al. (68)Ga-PSMA PET/CT targeted biopsy for the diagnosis of clinically significant prostate cancer compared with transrectal ultrasound guided biopsy: a prospective randomized single-centre study. European journal of Nuclear Medicine And Molecular Imaging, 2021, 48:483-492.

[67] Emmett L, Buteau J, Papa N, et al. The Additive diagnostic value of prostate-specific membrane antigen positron emission tomography computed tomography to multiparametric magnetic resonance imaging triage in the diagnosis of

prostate cancer (PRIMARY): a prospective multicentre study. European Urology, 2021, 80:682-689.

[68] Ferraro DA, Becker AS, Kranzbühler B, et al. Diagnostic performance of (68)Ga-PSMA-11 PET/MRI-guided biopsy in patients with suspected prostate cancer: a prospective single-center study. European journal of Nuclear Medicine And Molecular Imaging, 2021, 48:3315-3324.

[69] Fei B, Abiodun-Ojo OA, Akintayo AA, et al. Feasibility and initial results: fluciclovine positron emission tomography/ultrasound fusion targeted biopsy of recurrent prostate cancer. The Journal of Urology, 2019, 202:413-421.

[70] Grey ADR, Scott R, Shah B, et al. Multiparametric ultrasound versus multiparametric MRI to diagnose prostate cancer (CADMUS): a prospective, multicentre, paired-cohort, confirmatory study. The Lancet Oncology, 2022, 23:428-438.

[71] Sountoulides P, Pyrgidis N, Polyzos SA, et al. Micro-ultrasound-guided vs multiparametric magnetic resonance imaging-targeted biopsy in the detection of prostate cancer: a systematic review and meta-analysis. The Journal of Urology, 2021, 205:1254-1262.

[72] Saita A, Lughezzani G, Buffi NM, et al. Assessing the feasibility and accuracy of high-resolution microultrasound imaging for bladder cancer detection and staging. European Urology, 2020, 77:727-732.

[73] Miah S, Servian P, Patel A, et al. A prospective analysis of robotic targeted MRI-US fusion prostate biopsy using the centroid targeting approach. Journal of Robotic Surgery, 2020, 14:69-74.

[74] Ho H, Yuen JS, Mohan P, et al. Robotic transperineal prostate biopsy: pilot clinical study. Urology, 2011, 78:1203-1208.

[75] Kaufmann S, Mischinger J, Amend B, et al. First report of robot-assisted transperineal fusion versus off-target biopsy in patients undergoing repeat prostate biopsy. World Journal of Urology, 2017, 35:1023-1029.

[76] Patel MI, Muter S, Vladica P, et al. Robotic-assisted magnetic resonance imaging ultrasound fusion results in higher significant cancer

detection compared to cognitive prostate targeting in biopsy naive men. Translational Andrology and Urology, 2020, 9:601-608.

[77] Connor MJ, Dasgupta P, Ahmed HU. Autonomous surgery in the era of robotic urology: friend or foe of the future surgeon?Nature Reviews Urology, 2020, 17:643-649.

[78] Zhang Q, Wang W, Yang R, et al. Free-hand transperineal targeted prostate biopsy with real-time fusion imaging of multiparametric magnetic resonance imaging and transrectal ultrasound: single-center experience in China. Int Urol Nephrol, 2015 May, 47(5):727-733.

[79] Zhang Q, Wang W, Zhang B, et al. Comparison of free-hand transperineal mpMRI/TRUS fusion-guided biopsy with transperineal 12-core systematic biopsy for the diagnosis of prostate cancer: a single-center prospective study in China. Int Urol Nephrol, 2017 Mar, 49(3):439-448.

[80] Huang H, Wang W, Lin T, et al. Comparison of the complications of traditional 12 cores transrectal prostate biopsy with image fusion guided transperineal prostate biopsy. BMC Urol, 2016 Nov 17, 16(1):68.

[81] Ji C, Wang W, Lu Q, et al. A New Technique in Fresh Prostate Cancer Tissue Biobanking Based on MRI-Transrectal Ultrasound Fusion Biopsy. Urology, 2019 Dec, 134:186-191.

[82] Marra G, Zhuang J, Marquis A, et al. Pain in men undergoing transperineal free-hand multiparametric magnetic resonance imaging fusion targeted biopsies under local anesthesia: outcomes and predictors from a multicenter study of 1, 008 patients. J Urol, 2020 Dec, 204(6):1209-1215.

[83] Marra G, Zhuang J, Beltrami M, et al. Transperineal freehand multiparametric MRI fusion targeted biopsies under local anaesthesia for prostate cancer diagnosis: a multicentre prospective study of 1014 cases. BJU Int, 2021 Jan，127(1):122-130.

第7章 磁共振等影像评估肿瘤分期

一、引言

肿瘤分期系统的目标是结合现有肿瘤相关数据来评估恶性肿瘤的预后和生存结局，从而指导医师采取相对应的分层治疗方式。通过分期系统定义肿瘤范围，为临床医师和患者提供肿瘤预后的量化指标。TNM 分期系统（肿瘤、淋巴结和远处转移）是目前应用最广泛的分期系统，由美国癌症联合委员会（AJCC）和国际癌症控制联盟（UICC）首次提出和持续修正。前列腺癌 TNM 分期系统于 1992 年被首次引入。前列腺癌 AJCC TNM 分期系统的当前版本（2017 年）见表 7-1。

盆腔淋巴结转移对前列腺癌患者的预后具有重要影响。即使是单个淋巴结的微转移，通常认为该患者已丧失手术治愈的可能性。是否存在淋巴结转移在很大程度决定了对原发肿瘤的治疗方式。在低危前列腺癌患者中，淋巴结受累率较低，通常在 0.5% ～ 0.7%[1, 2]。在 T2 期前列腺癌患者中，有 10% ～ 25% 的患者有淋巴转移。后续数据表明，T2 期前列腺癌患者在接受前列腺癌根治术时，可以通过扩大盆腔淋巴结清扫进行治疗。

影像学检查已经成为肿瘤研究、临床试验和医疗实践中不可或缺的工具。磁共振成像（MRI）是前列腺癌应用最广泛的断层成像技术。虽然超声能提供实时数据，但它高度依赖操作者的经验。磁共振成像可以对前列腺进行更标准化的检查，加上弥散加权成像、质子光谱成像和动态对比增强成像等功能影像技术，可以更全面地了解前列腺癌特征。

本章的重点是 MRI 在评估前列腺包膜外侵犯、精囊侵犯和淋巴结转移中的作用及其在选择相关手术术式中的作用。同时，前列腺特异性膜抗原正电子发射计算机断层扫描（prostate-specific membrane antigen positron emission tomography/computed tomography，PSMA PET/CT）在前列腺癌中的应用逐渐受到临床医师的认可，在前列腺癌分期中发挥重要的作用。本章也将在章末讲述 PSMA PET/CT 在评估局限性或局部进展性前列腺癌临床分期中的作用。

二、前列腺癌临床分期

前列腺癌的临床分期手段包括直肠指诊、前列腺特异性抗原（PSA）测定、经直肠超声、多参数磁共振、ECT-骨扫描和 PSMA PET/CT 等。通过上述变量确定临床分期，并使用 TNM 分期表示（表 7-1）。

T1a 和 T1b 期肿瘤不能通过直肠指检来确定，通常在经尿道前列腺电切术（TURP）或在其他良性前列腺增生手术切除的前列腺组织中发现。此阶段的肿瘤通常被称为"偶发癌"。在接受良性疾病手术的患者中，有 8% ～ 12% 的患者会发现此类肿瘤[3, 4]。

表 7-1　AJCC 前列腺癌临床 TNM 分期

分期的定义

原发肿瘤（T）临床分期

Tx 肿瘤无法评估

T0 无原发肿瘤证据

T1 临床上不明显、影像学上也不可见的肿瘤

T1a 组织学检查偶尔发现的肿瘤，占切除前列腺组织的 5% 以内

T1b 组织学检查偶尔发现的肿瘤，占切除前列腺组织的 5% 以上

T1c 通过穿刺活检确定的肿瘤（例如，由于 PSA 升高）

T2 局限于前列腺内的肿瘤 [a]

T2a 肿瘤累及一侧叶的 1/2 或更少

T2b 肿瘤累及一侧叶的 1/2 以上，未累及两侧叶

T2c 肿瘤累及两侧叶

T3 肿瘤累及前列腺包膜 [b]

T3a 前列腺包膜外累及（单侧或双侧）

T3b 肿瘤侵犯精囊

T4 肿瘤侵犯精囊以外的邻近结构，如外括约肌、直肠、膀胱、肛提肌和（或）盆腔壁

区域淋巴结（N）临床分期

NX 没有对区域淋巴结进行评估

N0 无区域淋巴转移

N1 区域淋巴转移

远处转移（M）[c] 临床分期

M0 无远处转移

M1 远处转移

M1a 非区域淋巴结转移

M1b 骨转移

M1c 其他部位转移，有或无骨转移

　　a：穿刺活检发现一侧或双侧叶有肿瘤，但影像学不能显示的肿瘤被归类为 T1c。

　　b：侵犯前列腺尖部或进入（但不超过）前列腺包膜不属于 T3，而属于 T2。

　　c：当存在多个转移部位时，使用最高级类别。其中 pM1c 最为晚期，p 代表前列腺。

　　缩写：PSA，前列腺特异性抗原。

　　来源：改编自 AJCC 癌症分期手册，2017 年第 8 版。

T1a 或 T1b 期前列腺癌很少致人死亡，如果直肠指诊正常且经直肠超声检查未见病变，由于 PSA 升高后经穿刺活检病理确诊的前列腺癌者为 T1c 期肿瘤。

　　在 T2a ～ T2c 期肿瘤中，直肠指诊可触及器质性结节或影像上可见一个或多个肿瘤，这类前列腺癌有可能治愈。在 T2 期患者中，淋巴结清扫显示 10% ～ 25% 的患者伴有淋巴结转移 [5]。研究表明，根据 T2 期前列腺癌的自然发展进程，66% 的前列腺癌患者将在 10 年内出现局部进展，而其他 33% 的患者在 10 年内会出现肿瘤转移 [6]。

　　与器官局限性前列腺癌相比，T3 期前列腺癌具有前列腺包膜外侵犯的特点，因此预后较差。T3 期肿瘤前列腺包膜外侵犯的深度及范围不同，超过 50% 的肿瘤会发生淋巴结转移。由于直肠指诊和 PSA 在预测 T3 期肿瘤方面的价值有限，许多成像方法已被应用于提高局部分期的准确性。计算机断层扫描（CT）、磁共振成像（MRI）以及正电子发射断层扫描（PET）已被用于 T3 期疾病的评估。其中，运用最多的就是 MRI，其可以帮助判断是否存在前列腺包膜外侵犯，并提供具体位置信息，因此，精准的根治性前列腺切除术能够有效切除已经受侵犯的组织，并延长病理 T3 期患者的生存时间。

　　当在淋巴结受累及的情况下，肿瘤预后由 N 分期而非 T 分期决定。研究表明，前列腺癌仅依靠手术治疗获得治愈的比例不超过 30%[7]。在盆腔淋巴结清扫术后部分患者发现有不同程度的淋巴结转移，该组患者的中位进展时间为 11 ～ 24 个月。在生存结局方面，术后内分泌治疗何时开始对病情转归发展十分重要。尽管早期内分泌治疗的副作用较大，但研究结果显示，相应患者的中位进展时间较对照组显著延长，可达 5 年。

三、局部分期

局部分期是通过评估前列腺包膜和精囊情况来实现的。多参数 MRI 是目前最准确的前列腺癌术前评估方法。由于肿瘤分期结果决定了诊断及治疗的思路，因此，肿瘤分期的评估需要较高的准确性，精确分期可以改善患者的预后和生活质量。与其他影像技术相比，MRI 在评估前列腺内病灶、前列腺包膜外侵犯、精囊侵犯以及前列腺周围结构的浸润方面更具优势（图 7-1）。在确诊为前列腺癌的患者中，准确确定其局部分期及腺内肿瘤定位是前列腺 MRI 的重要内容。随着患者对术后功能恢复的不断重视，基于术后瘤控、尿控、性控等因素的考量，临床医师对前列腺手术的设计也愈发精细和个性化，从而导致前列

腺癌 MRI 的重点逐步从肿瘤分期转向肿瘤定位，肿瘤位置、包膜受累、肿瘤体积和神经血管束完整性的信息比单纯分期信息更加重要。

在前列腺癌局部分期中，T2WI 是最重要的序列。与 MRI 的其他序列（如 DWI、MRSI 和 DCE）相比，T2WI 具有最高的平面内空间分辨率，对前列腺包膜和神经血管束受累的评估至关重要。由于已发表的研究存在较大分歧，因此明确 MRI 对前列腺癌分期的单一总体准确性比较困难[8]。一项荟萃分析结果表明，磁共振对前列腺癌局部分期（T2 vs. T3）的敏感性为 71%，特异性为 74%[9]。考虑到不同中心肿瘤分期的差异性，MRI 的分期性能可能不同。有学者研究建议使用直肠内线圈和多个成像平面的快速自旋回波成像改善分期

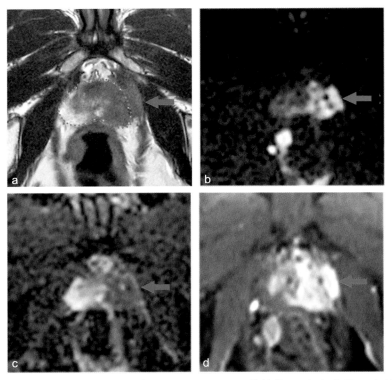

图 7-1　66 岁老年男性患者，初始 PSA 水平 63.8ng/ml。a. 横轴位 T2 加权像显示病灶左侧边界不清（蓝色虚线），侵犯左侧肛提肌（箭头所指），DWI（b）和 ADC（c）可见弥散受限，DCE（d）可见病灶的造影剂早期强化。经穿刺活检组织病理证实为前列腺癌（Gleason 评分 5+4=9/10 分）

效果[8]。使用常规体线圈或相控阵表面线圈在低场强下执行的磁共振成像序列，通常缺乏精确分期所需的清晰分辨率和信噪比，用于识别前列腺和其周围组织的精细解剖[10]。随着线圈技术的改进、场强的提高和成像序列的发展已经实现了更高的分期准确性。采用直肠内线圈的 3.0-T MRI 是目前明确前列腺癌局部分期最可靠的非侵入性技术。

接受直肠内线圈磁共振成像局部分期获益最多是 PSA 4 ～ 20ng/ml 和 Gleason 评分 6 ～ 7 分的患者群体，即所谓中危的 T3 期前列腺癌患者[11]。在这组患者中，直肠内线圈 MRI 是有效的，因为治疗的选择 [前列腺切除术或某种形式的放射治疗和（或）雄激素剥夺治疗] 很可能取决于 MRI 影像结果。将 MRI 结果纳入临床诺模图，可有效预测肿瘤的恶性程度，从而做出利于患者局部治疗的选择决策[12]。理想情况下，MRI 对前列腺癌的包膜外侵犯识别的假阳性率应较低，以确保患者因被误诊而失去局部治疗等选择的概率较低。有学者建议，所有拟行根治性治疗的患者都应该有高特异性的 MRI，用于指导选择治疗方案[13]。因此，保留神经的根治性前列腺切除术是局限性前列腺癌的常规手术方法。尽管术前怀疑为前列腺癌包膜外侵犯（EPE）的患者手术切缘阳性率更高，泌尿外科医师依然会考虑根治性前列腺切除术。EPE 的诊断不是根治手术的禁忌，因此，MRI 对 EPE 的高敏感性可以帮助降低 EPE 患者的切缘阳性风险。

（一）图像采集方案

由于穿刺活检后的组织出血（图 7-2）会降低 MRI 定位病灶和分期的精度，故应至少在活检后 4 ～ 6 周进行前列腺 MRI[14, 15]。尽管如此，当出现广泛的穿刺活检后变化时，出血的分布也可以用来帮助检测肿瘤。在出血之外的区域，当 T2 加权像显示为相应的均匀低信号强度，则很可能代表癌症[16]。

一般来说，盆腔相控阵线圈和直肠内线圈的组合使用场强为 1.5T，而盆腔相控阵线圈或直肠内线圈或其组合使用的场强为 3.0T。直肠内线圈与盆腔相控阵线圈相比已被证明可以改善前列腺 MRI 质量和分期性能，尽管在 3.0T 直肠内线圈的必要性仍有争议[17]。虽然使用直肠内线圈在插入时会感到不适，但大部分患者的耐受性良好[18]。直肠内线圈的潜在缺点是肠运动导致的伪影发生率增加，从而降低图像质量。欧洲泌尿生殖放射学会的前列腺癌 MRI 指南认为直肠内线圈和盆腔相控阵线圈的组合可以提供良好的信号传输[19]。

成像方案包括至少 2 个平面中的横断平面中高分辨率 T2 加权序列，以及轴向平面中的 DWI 和 DCE 成像，优先选择与 T2 加权解剖成像序列相同的层厚和层间距。

（二）T2WI

T2WI 能精确描述前列腺分区解剖和前列腺包膜。目前尚无证据支持 T2WI 压脂序列的有效性，事实上，T2WI 压脂序列不能显著改善前列腺包膜外肿瘤侵犯的诊断效能，而降低信噪比可能会限制解剖细节的可视化，降低前列腺包膜的清晰度。此外，压脂序列会导致前列腺周围解剖平面的清晰度降低，降低前列腺周围脂肪内结构的可视化程度，如神经血管束。也可能会降低前列腺包膜外侵犯的肿瘤和周围脂肪之间的对比度。

在局部进展期肿瘤中，识别 T3a 期（即肿瘤穿透前列腺包膜但未累及精囊）和 T3b 期（即肿瘤侵犯精囊），这两个分期对患者的预后影响差异较大，对制订治疗计划至关重要。根据 TNM 分期系统，侵袭但未穿透包膜的肿瘤被归类为 T2 期，而非 T3 期。

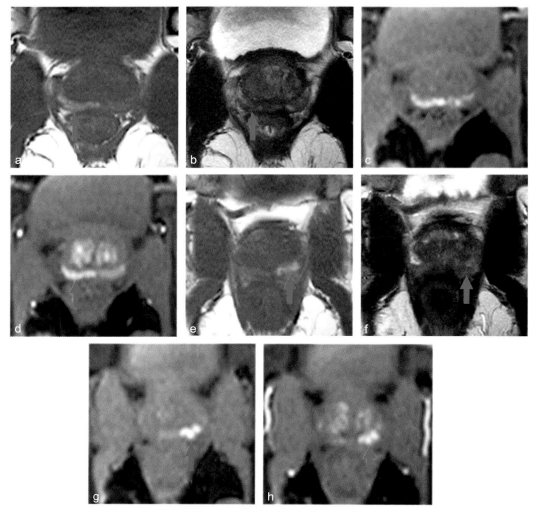

图 7-2　64 岁中老年男性，PSA 水平 5.3ng/ml。既往行经会阴前列腺穿刺提示慢性前列腺炎。MRI 显示两侧外周带受压变薄，信号欠均匀，T1WI（a、e）显示双侧外周带高信号，T2WI（b、f）双侧外周带信号减低，DWI（c、g）未见明显弥散受限，增强后明显不规则强化（d/h），考虑穿刺后出血可能

在 T2WI 上，可以通过观察前列腺周围脂肪来检测前列腺包膜外侵犯（EPE）。诊断 EPE 的间接影像标准包括神经血管束不对称（图 7-3）、前列腺直肠角减小或者消失、肿瘤隆起凸向前列腺周围脂肪（图 7-4）、肿瘤与包膜表面广泛接触（＞1.5cm）（图 7-5）、包膜回缩[20, 21]。尽管拥有上述间接标准，MRI 对前列腺癌局部分期的敏感性和特异性因技术和人群的不同差异很大：分别为 14.4%～100% 和 67%～100%[22]。这种异质性表明局部分期的准确性可能受到

EPE 侵犯程度的影响，MRI 对广泛 EPE 具有较高的准确性，但对局灶或局部性 EPE 的准确性有限。MRI 报告 EPE 的假阴性可能发生于存在微小 EPE 的情况下，而 EPE 的假阳性可能是由于不同患者之间的包膜外观和可视化程度的正常差异。

在前列腺癌患者中，精囊侵犯与肿瘤复发和治疗失败有关。据报道，该肿瘤分期患者的进展率为 40%～95%[23]。在 MRI 上具有高度敏感性和特异性的精囊侵犯（SVI）特征包括精囊内低信号和（或）精

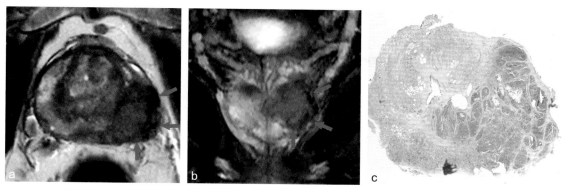

图 7-3　横轴位（a）和冠状位（b）T2WI 显示前列腺左侧外周带肿瘤包膜外侵犯（EPE），前列腺全器官病理切片（c）证实包膜外侵犯

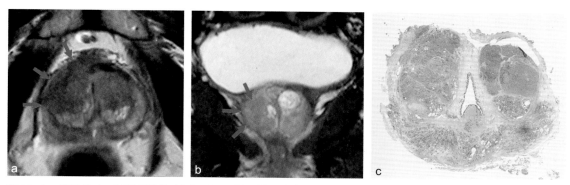

图 7-4　横轴位（a）和冠状位（b）T2WI 显示前列腺右侧移行带肿瘤包膜外侵犯（EPE），前列腺全器官病理切片（c）证实包膜外侵犯

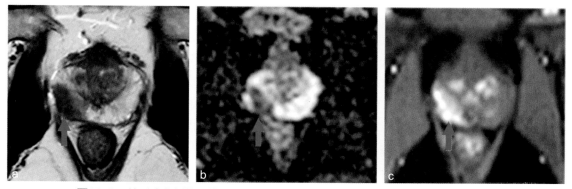

图 7-5　前列腺右侧外周带肿瘤包膜外侵犯（EPE）。a.T2WI；b.ADC；c.DCE

囊的正常结构缺失[24, 25]。前列腺基底部肿瘤的存在也与 SVI 的发生率增加有关。虽然，MRI 上的射精管扩张和前列腺与精囊夹角闭塞特征对明确 SVI 不敏感，但特异性高，提示精囊侵犯[25]。此外，前列腺基底部肿瘤、伴发的前列腺包膜外侵犯和精囊侵犯的特征相结合，比任何单独的影像特征在预测精囊侵犯方面都更有帮助。总之，MRI 检测 SVI 的敏感性和特异性分别为 23% ～ 80% 和 81% ～ 99%。假阴性可能是由于微环境中肿瘤沿导管扩散、淀粉样变性沉积、精囊纤维化或瘢痕形成所致。

MRI 的准确性与影像科医师的经验和亚专科培训有关[26]。研究表明，完成前列腺 MRI 解读专门培训课程的医师通常比普通的影像科医师定位肿瘤更准确[27, 28]。尽管 MRI 为前列腺癌患者的临床决策过程提供了价值，但经验丰富、训练有素、具有前列腺 MRI 阅读专业知识的影像科医师同样重要，他们是前列腺 MDT 团队的重要部分[16]。一项研究表明，通过使用交互式专用培训课程，可以提高影像科医师解读前列腺 MRI 的准确性。影像科医师对前列腺癌局部分期的能力在经过培训后显著改善[27]。

（三）磁共振功能成像

DCE-MRI 在提高前列腺癌分期准确性方面的文献较少，但在有前列腺包膜穿透、精囊侵犯和神经血管束受累的模糊表现的患者中，T2WI 联合 DCE 可提高局部分期诊断的精确性。对于缺乏经验的放射科医师而言，DCE 可帮助其更好地判断前列腺癌的局部分期。DCE-MRI 可以提高 EPE 和 SVI 的分期准确性（分别为 84% 和 97%），并在评估神经血管束受累方面获得了 97% 的准确性[29]。

DWI 联合 T2WI 可能有助于提高诊断 SVI 的特异性和阳性预测值。T2WI 联合弥散加权成像（DWI）和表观弥散系数（ADC）可以提高术前检测 EPE 的准确性。此外，包膜外侵犯的肿瘤 ADC 值较局限在包膜内的肿瘤有显著差异[30]，可能有助于前列腺癌患者的治疗前评估[31]。在一项研究中，DWI 在评估 EPE 方面显示出与 T2WI 类似的准确性，对于经验较少的影像科医师来说，DWI 对 EPE < 2mm 的敏感性更高[32]。另外，在 T2WI 的基础上增加三维磁共振波谱成像，可以提高预测 EPE 的准确性[33]。虽然这些功能序列不能直接显示 EPE 和(或)神经血管束受累，但均通过帮助定位主要病灶来改善分期性能，而主要病灶代表了可能存在 EPE 的位置。

四、淋巴结分期

淋巴结转移通常是肿瘤复发或进展的标志，直接影响治疗方式的选择。对于转移风险较高的前列腺癌患者，尤其是 PSA > 20ng/ml、Gleason 评分 > 7 分和（或）临床肿瘤分期为 T3 或更高的患者（高危组）更有必要进行淋巴结转移成像。

盆腔淋巴结清扫术结合组织病理学检查是目前评估淋巴结受累状况最可靠的方法。在术前评估中，一种无创、可靠的检测和分期淋巴结转移的方法可能会改变临床医师的治疗策略。然而，由于正常和异常淋巴结在 MRI 上的信号强度和在 CT 上的密度相似，判断是否是转移的淋巴结目前主要根据大小来识别（图 7-6），而基于大小的标准通常会导致在正常大小的结节中漏掉小的转移灶，以及在扩大的良性反应性结节中误评为转移灶（图 7-7）。在正常大小的淋巴结中，则是根据形态来识别是否存在淋巴结转移，圆形而非椭圆形、缺乏脂肪成分及边界不清的结节等特点可能有助于提高转移性淋巴结的诊断。

CT 和 MRI 对基于形态标准的淋巴结转移的检测敏感性很低，在一项研究中报道的敏感性约为 36%[34]。部分原因可能由于识别淋巴结转移时通常需要直径大小为 ≥ 1cm。一项荟萃研究指出，CT 和 MRI 对基于形态评估淋巴结转移检测的特异性约为 82%[35]。DWI 也被用于帮助评估盆腔淋巴结（图 7-8）或者帮助发现不符合传统大小标准的小淋巴结转移。淋巴结内的 ADC 值在鉴别良恶性淋巴结方面可能优于传统的大小标准。但 DWI 与 ADC 图上良恶性结节的特征存在重叠，依赖 DWI 检测淋巴结转移可能导致假阳性率增加。需要进一步验证 DWI 在淋巴结评估中的作用。

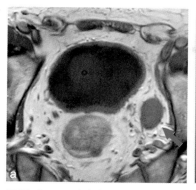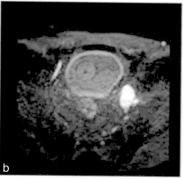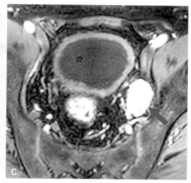

图 7-6 83 岁老年男性患者，前列腺癌外照射治疗 5 年后，复查 PSA 水平升至 7.3ng/ml。T1WI（a）显示左侧盆腔一个短径 20mm 的增大淋巴结，呈低信号，DWI（b）提示淋巴结明显弥散受限（高信号），DCE（c）呈造影剂显著强化。活检后组织病理检查发现有转移性前列腺癌

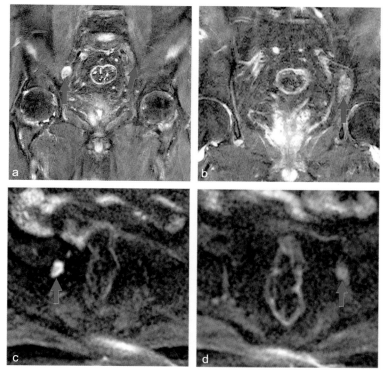

图 7-7 1 例经活检证实为前列腺癌的男性患者（Gleason 评分 4+4=8/10 分）。冠状位 T2WI 压脂显示双侧髂血管旁多发肿大淋巴结，较大者如 a、b 所示，DWI（c、d）可见明显的弥散受限。术中行双侧淋巴结清扫，病理未见明显转移证据

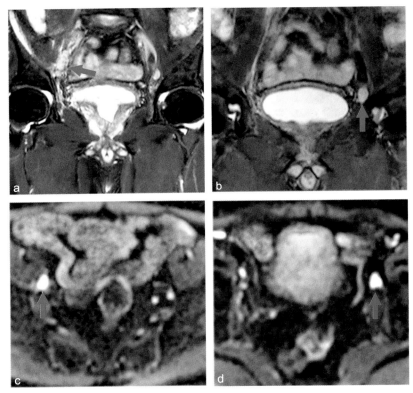

图 7-8 前列腺癌患者曾接受过前列腺癌根治术和前列腺癌放射治疗，随访中发现 PSA 水平迅速升高，为 8.3ng/ml。冠状面 T2WI（a、b）显示双侧髂血管旁区域多发肿大淋巴结，但短径均未达到 1cm，根据传统的大小标准，这些结节将被认为是良性的。对应的 DWI（c、d）均显示双侧髂血管旁区域的淋巴结弥散受限，患者接受了髂动脉旁区域的局部放射治疗，PSA 随后降至 1.2ng/ml

淋巴亲顺磁性氧化铁纳米粒子造影剂 [磁共振淋巴管造影术（MRL）] 的引入提高了对淋巴结转移的检测[36, 37]。磁共振淋巴管造影在注射造影剂 24h 后进行，更清晰地显示淋巴管和周围组织的情况，用于评估已识别淋巴结的增强效果。静脉注射后，颗粒从血管外缓慢渗出至间质间隙，再经淋巴管转运至淋巴结，最后被巨噬细胞内化。因此，该造影剂对巨噬细胞是细胞特异性的。一旦进入正常功能的淋巴结内，巨噬细胞内的氧化铁纳米颗粒由于氧化铁诱导的 T2* 易感效应，降低了正常淋巴结组织的信号强度并产生信号下降或负增强。在淋巴结被恶性细胞浸润的区域，巨噬细胞被癌细胞取代，氧化铁纳米颗粒无法被吸收。此外，由于肿瘤组织中血管通透性增加和扩散增加，氧化铁纳米颗粒很少泄漏到恶性转移区域的细胞外空间，故在这些部位产生局部低浓度和不聚集的颗粒。磁共振淋巴管造影检测淋巴结转移的敏感性和阴性预测值显著高于 CT，在中 - 高风险患者中，MRL 阴性后发生淋巴结转移的概率较低（小于 4%），可不进行盆腔淋巴结清扫[38]。在一项研究中，MRL 正确识别了所有的淋巴结转移患者，并且逐个节点分析的敏感性明显高于常规 MRI（90.5% vs. 35.4%）[39]。

五、手术计划和保留神经的手术

前列腺癌的治疗方法包括放射治疗、根治性前列腺切除术、局灶治疗和内分泌治疗等。本节重点讲述是术前 MRI 准确判断肿瘤分期与定位，以辅助设计个性化手术方案。在保留更多神经血管术及正常组织的前提下，减少阳性切缘率和改善患者生存预后。保留神经的根治性前列腺切除术是治疗器官局限或微小 T3 期疾病的一种治疗方案，目的是在保留尿控和男性勃起功能的同时，在手术切缘阴性的情况下实现良好的肿瘤学控制。

保留神经的根治性前列腺切除术保留了位于前列腺后外侧的神经血管束。该手术是针对希望保留勃起功能、术前评估前列腺包膜外侵犯风险较低患者的标准术式，同时也与尿控的改善有关。保留神经手术的主要风险是其可能导致的更高的手术切缘阳性率，由于前列腺癌最常发生于前列腺外周带，在前列腺包膜后方及下方往往可能导致更高的手术切缘阳性率。前列腺磁共振有助于决定是否使用神经保留的方法。一项研究报告指出，接受 mpMRI 引导的术中冰冻切片分析的手术切缘阳性率显著降低[40]。此外，McClure 等报道，从 MRI 结果来看，从非神经保留入路转向神经保留入路的患者都没有同侧阳性切缘[41]。泌尿外科医师术前应判断是否切除同侧神经，或只切除部分神经的筋膜间剥离，应该对每个侧叶做出单独的决定，实现前列腺癌患者个体化精准诊疗。

前列腺体积较大、骨盆较窄且深的患者行机器人辅助腹腔镜前列腺切除术则更困难。通过描绘盆腔解剖结构，MRI 可以帮助预测手术难度，并作为机器人辅助腹腔镜前列腺切除术前有价值的辅助研究。在开放根治性前列腺切除术中，外科医师常通过触觉反馈来识别神经血管束，指导切除范围，以及是否保留神经血管束以保护患者的尿控及性功能。但在机器人辅助腹腔镜前列腺切除术中，外科医师缺乏在开放手术中获得的触觉反馈。与 PSA、直肠指诊等传统预测指标不同，MRI 提供了详细的前列腺肿瘤空间定位，利于医师在机器人手术中个性化定制切除范围。

六、PSMA PET/CT 在评估局部进展性前列腺癌临床分期中的作用

前列腺特异性膜抗原（prostate-specific membrane antigen，PSMA）在前列腺癌组织中高表达，PSMA PET/CT 是一种非常有前景的新型前列腺癌分期评估工具，其在识别晚期前列腺癌转移灶上具有独特优势，但在前列腺局部分期及淋巴结分期上的作用并无在转移灶识别方面的优势显著。近年来，PSMA PET/CT 在前列腺癌局部分期和淋巴结分期中的作用越发备受关注，可与 mpMRI 互补，进一步准确地对局限性或局部进展性前列腺癌的临床分期和危险分层（图 7-9，图 7-10）。例如，在一项研究中，比较 PSMA PET/CT、mpMRI 和 PSMA PET/CT 联合 mpMRI 对中高危前列腺癌患者局部分期准确性，发现 PSMA PET/CT 和 mpMRI 均可准确定位原发肿瘤位置（分别为 85% 和 83%）。但在检测 EPE 和 SVI 上，mpMRI 的准确性要高于 PSMA PET/CT（EPE，0.79 vs. 0.59；SVI，0.84 vs. 0.63）[42]。也有研究表明 PSMA PET/CT 对 EPE 检测的灵敏度高于 mpMRI（0.78 vs. 0.54），但在 SVI 的检测上没有明显差异[43]。

在淋巴结分期评估方面，PSMA PET/CT 最显著的优点是其在低 PSA 水平下对小淋巴结转移的敏感性[44]，这在治疗后生化复发的患者中已有报道。同时，PSMA PET/CT 检测中高危前列腺癌患者盆腔淋巴结转移较传统影像学的准确度更高，一项研究显示术前 PET/CT 检测淋巴结转移敏感性高于 mpMRI（48.3% vs. 22.4%）[45]。虽然 ^{68}Ga-PSMA PET/CT 是一种重要的淋巴结评估工具，但转移淋巴结的大小仍对其诊断准确性有很大影响[46]。

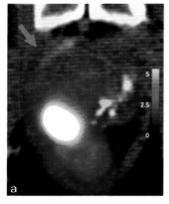
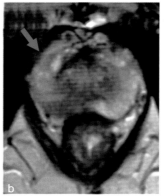
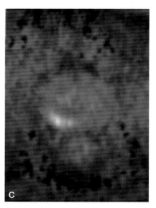

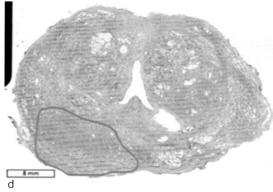

图 7-9　68 岁的患者，PSA 为 8.6ng/ml，经前列腺穿刺活检组织病理证实为 Gleason 评分 3+4=7 分的前列腺癌。横向 PSMA PET/CT 图像（a），T2WI（b），以及高 b 值 DWI（c）显示右后中腺部病变（箭头）。前列腺全器官切片病理（d）显示一个病变，Gleason 评分为 4+3=7 分，在同一段中（绿色轮廓标出），并且病变显示有 EPE。影像与病理学之间有良好的对应（对两种影像模式都是真阳性结果）

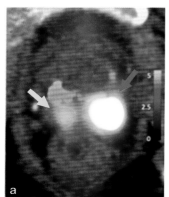
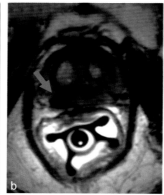
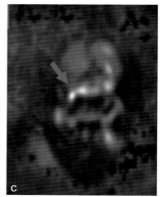

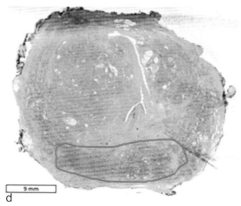

图 7-10　69 岁的患者，PSA 为 11.4ng/ml，经前列腺穿刺活检组织病理证实为 Gleason 评分为 3+4=7 分的前列腺癌。PSMA PET/CT 图像（a）显示右后尖部（黄色箭头）和左后尖部（绿色箭头）出现 PSMA 摄取增加的 2 个病灶。T2WI（b）显示低信号病变，DWI（c）显示右后尖部和左后尖部病灶弥散受限（箭头）。前列腺全器官切片病理（d）显示一个包括右后尖部和左后尖部的病变（绿色轮廓标出），并且有 EPE

前列腺癌病理特征也是决定局部进展性前列腺癌治疗方式和相关预后的重要因素。根据前文提到的前列腺主要病灶的概念，即前列腺内多灶性肿瘤结节中最有可能具有侵袭性生物学行为并决定肿瘤整体生物学行为的肿瘤结节，术前能够有效检测出临床有意义癌是十分重要的。PSMA PET/CT 联合 mpMRI 可以提高单独 mpMRI 检查中 PI-RADS 3 分病灶的临床有意义前列腺癌的检测能力（NRI，66.7%），这部分临床有意义前列腺癌的患者应该采取更加积极的治疗方式（图 7-11）[47]。但临床上仍有 30% 的患者存在从 mpMRI- 靶向穿刺活检（TB）到根治术（RP）后的病理升级[48]。有研究探讨了 PSMA PET/CT 预测局限性前列腺癌术后病理升级的作用，

认 为 高 SUV$_{max}$、mpMRI-TB 低 ISUP 分级、PET/CT 上多灶性病灶是病理升级的独立危险因素，提示对于 mpMRI-TB 分期较低的患者，PSMA PET/CT 能有效预测术后病理升级（图 7-12）[49]。即使术后证实是相同的 ISUP 分级的前列腺肿瘤，因其可能具有不良病理特征而可能有着更差的预后。例如前列腺癌的筛状结构，是 Gleason 评分 4 的一个亚型，被认为比非筛状形态更具有侵袭性，许多研究表明筛状结构与淋巴结侵袭、远处转移、生化复发等风险息息相关。有研究表明 PSMA PET/CT 可以有效识别前列腺癌中具有侵袭性的筛状形态的病变，而 mpMRI 对筛状结构的分辨敏感性和特异性均没有明显意义（图 7-13）[50]。

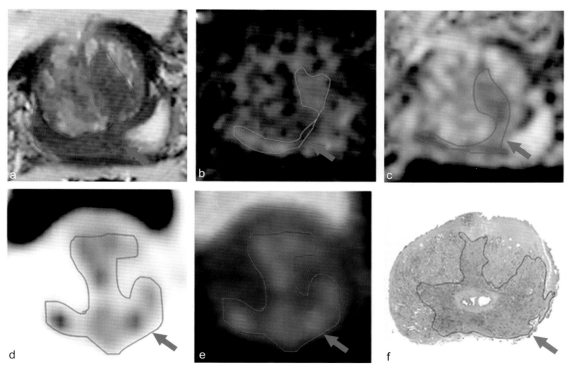

图 7-11 66 岁的患者，PSA 为 7.89ng/ml。a. 横断面 T2WI 显示在前列腺外周带和移行带有中度低信号病变区域（箭头）。b. DWI（b 值 1500）显示在前列腺外周带边缘和左侧移行带中央部位有中度高信号区域（箭头）。c. ADC 显示前列腺右侧外周带和左侧移行带中央部位有线性中度低信号区域（箭头）。上述病灶均为 PI-RADS 3 级。d、e. PSMA PET/CT 显示在前列腺外周带和移行带有局部高摄取（箭头），高于肝脏，MI-ES 2 级。f. 前列腺全器官病理切片组织病理证实在 PSMA PET/CT 上看到的病变为临床有意义前列腺癌，Gleason 评分为 4+5=9 分，肿瘤总体积为 0.21cm^3

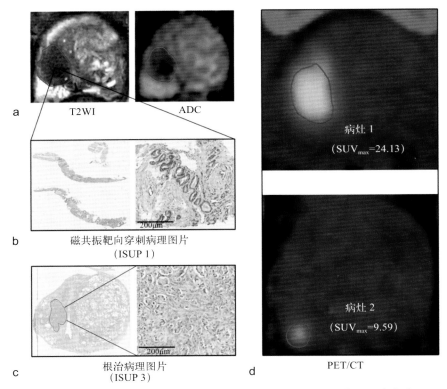

a T2WI ADC

b 磁共振靶向穿刺病理图片
（ISUP 1）

c 根治病理图片
（ISUP 3）

病灶 1
（SUV$_{max}$=24.13）

病灶 2
（SUV$_{max}$=9.59）

d PET/CT

图 7-12　68 岁的患者，PSA 为 18.06ng/ml。a. mpMRI 检测到一个移行带可疑病变（PI-RADS 4 级；
ADC 均值 664.70）。b. mpMRI 指导下的前列腺穿刺活检病理显示为前列腺癌，Gleason 评分为 3+3 分
（ISUP 组 1 级）。c. 根治性前列腺切除的病理学显示病理学升级至 Gleason 评分 4+3 分（ISUP 组 3 级）。
d. 术前 PSMA PET/CT 显示更高的肿瘤分级（SUV_{max}=24.13）和多灶性

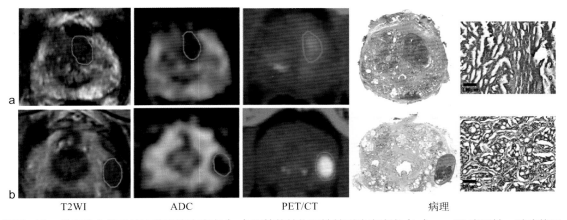

T2WI　　　　　ADC　　　　　PET/CT　　　　　病理

图 7-13　代表性非筛状结构前列腺癌病变（a）和筛状结构阳性前列腺癌病变（b）。a. 69 岁男性，肿瘤位于
移行带（PSA 水平 8.05ng/ml，Gleason 评分 4+3 分，主要融合结构为 4 级，最大直径 1.5cm），在 T2WI
和 ADC 上显示为低信号区，并在 PSMA PET/CT 图像上呈中等摄取。b. 73 岁男性，肿瘤位于移行带（PSA
水平 17.76ng/ml，Gleason 评分 4+3 分，主要为 4 级筛状结构，最大直径 1.2cm），在 T2WI 和 ADC 上显
示为低信号区，并在 PSMA PET/CT 图像上呈强摄取

尽管 PSMA PET/CT 在临床上的应用越来越广泛，但目前 mpMRI 仍是应用最广泛的前列腺断层成像技术，未来需要更多的研究，更大规模的临床数据，让 PSMA PET/CT 和 mpMRI 有效结合，帮助实现前列腺癌患者个体化精准诊疗。

参考文献

[1] Berglund RK, Sadetsky N, DuChane J, et al. Limited pelvic lymph node dissection at the time of radical prostatectomy does not affect 5-year failure rates for low, intermediate and high risk prostate cancer: results from CaPSURE. The Journal of Urology, 2007, 177:526-529.

[2] Makarov DV, Humphreys EB, Mangold LA, et al. Pathological outcomes and biochemical progression in men with T1c prostate cancer undergoing radical prostatectomy with prostate specific antigen 2.6 to 4.0 vs 4.1 to 6.0 ng/ml. The Journal of Urology, 2006, 176:554-558.

[3] Bhojani N, Boris RS, Monn MF, et al. Coexisting prostate cancer found at the time of holmium laser enucleation of the prostate for benign prostatic hyperplasia: predicting its presence and grade in analyzed tissue. Journal of Endourology, 2015, 29:41-46.

[4] Nunez R, Hurd KJ, Noble BN, et al. Incidental prostate cancer revisited: early outcomes after holmium laser enucleation of the prostate. International journal of Urology : official Journal of the Japanese Urological Association, 2011, 18:543-547.

[5] Huang Y, Isharwal S, Haese A, et al. Prediction of patient-specific risk and percentile cohort risk of pathological stage outcome using continuous prostate-specific antigen measurement, clinical stage and biopsy Gleason score. BJU International, 2011, 107:1562-1569.

[6] Whitmore WF, Jr. Natural history of low-stage prostatic cancer and the impact of early detection. The Urologic Clinics of North America, 1990, 17:689-697.

[7] Fleischmann A, Schobinger S, Schumacher M, et al. Survival in surgically treated, nodal positive prostate cancer patients is predicted by histopathological characteristics of the primary tumor and its lymph node metastases. The Prostate, 2009, 69:352-362.

[8] Engelbrecht MR, Jager GJ, Laheij RJ, et al. Local staging of prostate cancer using magnetic resonance imaging: a meta-analysis. European Radiology, 2002, 12:2294-2302.

[9] Sonnad SS, Langlotz CP, Schwartz JS. Accuracy of MR imaging for staging prostate cancer: a meta-analysis to examine the effect of technologic change. Academic Radiology, 2001, 8: 149-157.

[10] Rifkin MD, Zerhouni EA, Gatsonis CA, et al. Comparison of magnetic resonance imaging and ultrasonography in staging early prostate cancer. Results of a multi-institutional cooperative trial. The New England Journal of Medicine, 1990, 323:621-626.

[11] Engelbrecht MR, Jager GJ, Severens JL. Patient selection for magnetic resonance imaging of prostate cancer. European Urology, 2001, 40:300-307.

[12] Wang L, Hricak H, Kattan MW, et al. Prediction of organ-confined prostate cancer: incremental value of MR imaging and MR spectroscopic imaging to staging nomograms. Radiology, 2006, 238:597-603.

[13] Fütterer JJ, Engelbrecht MR, Jager GJ, et al. Prostate cancer: comparison of local staging accuracy of pelvic phased-array coil alone versus integrated endorectal-pelvic phased-array coils. Local staging accuracy of prostate cancer using endorectal coil MR imaging. European Radiology, 2007, 17:1055-1065.

[14] Ikonen S, Kivisaari L, Vehmas T, et al. Optimal timing of post-biopsy MR imaging of the prostate. Acta Radiologica (Stockholm, Sweden: 1987), 2001, 42:70-73.

[15] Kaji Y, Kurhanewicz J, Hricak H, et al. Localizing prostate cancer in the presence of postbiopsy changes on MR images: role of proton MR spectroscopic imaging. Radiology, 1998, 206:785-790.

[16] Barrett T, Vargas HA, Akin O, et al. Value of the hemorrhage exclusion sign on T1-weighted prostate MR images for the detection of prostate cancer. Radiology, 2012, 263:751-757.

[17] Haider MA, Krieger A, Elliott C, et al. Prostate

imaging: evaluation of a reusable two-channel endorectal receiver coil for MR imaging at 1.5 T. Radiology, 2014, 270:556-565.

[18] Engelbrecht MR, Barentsz JO, Jager GJ, et al. Prostate cancer staging using imaging. BJU International, 2000, 86 Suppl 1:123-134.

[19] Barentsz JO, Richenberg J, Clements R, et al. ESUR prostate MR guidelines 2012. European Radiology, 2012, 22:746-757.

[20] Yu KK, Hricak H, Alagappan R, et al. Detection of extracapsular extension of prostate carcinoma with endorectal and phased-array coil MR imaging: multivariate feature analysis. Radiology, 1997, 202:697-702.

[21] Outwater EK, Petersen RO, Siegelman ES, et al. Prostate carcinoma: assessment of diagnostic criteria for capsular penetration on endorectal coil MR images. Radiology, 1994, 193:333-339.

[22] Turkbey B, Albert PS, Kurdziel K, et al. Imaging localized prostate cancer: current approaches and new developments. AJR American Journal of Roentgenology, 2009, 192:1471-1480.

[23] Debras B, Guillonneau B, Bougaran J, et al. Prognostic significance of seminal vesicle invasion on the radical prostatectomy specimen. Rationale for seminal vesicle biopsies. European Urology, 1998, 33:271-277.

[24] Soylu FN, Peng Y, Jiang Y, et al. Seminal vesicle invasion in prostate cancer: evaluation by using multiparametric endorectal MR imaging. Radiology, 2013, 267:797-806.

[25] Sala E, Akin O, Moskowitz CS, et al. Endorectal MR imaging in the evaluation of seminal vesicle invasion: diagnostic accuracy and multivariate feature analysis. Radiology, 2006, 238:929-937.

[26] Schiebler ML, Yankaskas BC, Tempany C, et al. MR imaging in adenocarcinoma of the prostate: interobserver variation and efficacy for determining stage C disease. AJR American Journal of Roentgenology, 1992, 158:559-562, discussion 563-554.

[27] Akin O, Riedl CC, Ishill NM, et al. Interactive dedicated training curriculum improves accuracy in the interpretation of MR imaging of prostate cancer. European Radiology, 2010, 20:995-1002.

[28] Mullerad M, Hricak H, Wang L, et al. Prostate cancer: detection of extracapsular extension by genitourinary and general body radiologists at MR imaging. Radiology, 2004, 232:140-146.

[29] Ogura K, Maekawa S, Okubo K, et al. Dynamic endorectal magnetic resonance imaging for local staging and detection of neurovascular bundle involvement of prostate cancer: correlation with histopathologic results. Urology, 2001, 57:721-726.

[30] Chong Y, Kim CK, Park SY, et al. Value of diffusion-weighted imaging at 3 T for prediction of extracapsular extension in patients with prostate cancer: a preliminary study. AJR American Journal of Roentgenology, 2014, 202:772-777.

[31] Lawrence EM, Gallagher FA, Barrett T, et al. Preoperative 3-T diffusion-weighted MRI for the qualitative and quantitative assessment of extracapsular extension in patients with intermediate- or high-risk prostate cancer. AJR American Journal of Roentgenology, 2014, 203:W280-W286.

[32] Rosenkrantz AB, Chandarana H, Gilet A, et al. Prostate cancer: utility of diffusion-weighted imaging as a marker of side-specific risk of extracapsular extension. Journal of Magnetic Resonance Imaging : JMRI, 2013, 38:312-319.

[33] Yu KK, Scheidler J, Hricak H, et al. Prostate cancer: prediction of extracapsular extension with endorectal MR imaging and three-dimensional proton MR spectroscopic imaging. Radiology, 1999, 213:481-488.

[34] Wolf JS, Jr., Cher M, Dall' era M, et al. The use and accuracy of cross-sectional imaging and fine needle aspiration cytology for detection of pelvic lymph node metastases before radical prostatectomy. The Journal of Urology, 1995, 153:993-999.

[35] Hövels AM, Heesakkers RA, Adang EM, et al. The diagnostic accuracy of CT and MRI in the staging of pelvic lymph nodes in patients with prostate cancer: a meta-analysis. Clinical Radiology, 2008, 63:387-395.

[36] Harisinghani MG, Barentsz J, Hahn PF, et al. Noninvasive detection of clinically occult lymph-node metastases in prostate cancer. The New England Journal of Medicine, 2003, 348:2491-2499.

[37] Bellin MF, Roy C, Kinkel K, et al. Lymph node metastases: safety and effectiveness of MR imaging with ultrasmall superparamagnetic iron oxide particles--initial clinical experience. Radiology, 1998, 207:799-808.

[38] Heesakkers RA, Hövels AM, Jager GJ, et al. MRI with a lymph-node-specific contrast agent as an alternative to CT scan and lymph-node dissection in patients with prostate cancer: a prospective multicohort study. The Lancet Oncology, 2008, 9:850-856.

[39] Harisinghani MG, Barentsz JO, Hahn PF, et al. MR lymphangiography for detection of minimal nodal disease in patients with prostate cancer. Academic Radiology, 2002, 9 Suppl 2:S312-313.

[40] Petralia G, Musi G, Padhani AR, et al. Robot-assisted radical prostatectomy: Multiparametric MR imaging-directed intraoperative frozen-section analysis to reduce the rate of positive surgical margins. Radiology, 2015, 274:434-444.

[41] McClure TD, Margolis DJ, Reiter RE, et al. Use of MR imaging to determine preservation of the neurovascular bundles at robotic-assisted laparoscopic prostatectomy. Radiology, 2012, 262:874-883.

[42] Sonni I. Head-to-Head Comparison of (68) Ga-PSMA-11 PET/CT and mpMRI with a Histopathology Gold Standard in the Detection, Intraprostatic Localization, and Determination of Local Extension of Primary Prostate Cancer: Results from a Prospective Single-Center Imaging Trial. J Nucl Med, 2022, 63:847-854.

[43] Chen M. Comparison of (68)Ga-prostate-specific membrane antigen (PSMA) positron emission tomography/computed tomography (PET/CT) and multi-parametric magnetic resonance imaging (MRI) in the evaluation of tumor extension of primary prostate cancer. Transl Androl Urol, 2020, 9:382-390.

[44] Afshar-Oromieh A, Zechmann CM, Malcher A, et al. Comparison of PET imaging with a (68) Ga-labelled PSMA ligand and (18)F-choline-based PET/CT for the diagnosis of recurrent prostate cancer.European Journal of Nuclear Medicine and Molecular Imaging, 2014, 41:11-20.

[45] Franklin A. Histological comparison between predictive value of preoperative 3-T multiparametric MRI and (68) Ga-PSMA PET/CT scan for pathological outcomes at radical prostatectomy and pelvic lymph node dissection for prostate cancer. BJU Int 127:71-79.

[46] Budäus L, Leyh-Bannurah SR, Salomon G, et al. Initial experience of (68)Ga-PSMA PET/CT imaging in high-risk prostate cancer patients prior to radical prostatectomy. European Urology, 2016, 69:393-396.

[47] Chen M. Combination of (68)Ga-PSMA PET/CT and multiparametric MRI improves the detection of clinically significant prostate cancer: a lesion-by-lesion analysis. J Nucl Med, 2019, 60:944-949.

[48] Ahdoot M. MRI-Targeted, systematic, and combined biopsy for prostate cancer diagnosis. N Engl J Med, 2020, 382:917-928.

[49] Yin H. Can (68)Ga-PSMA-11 PET/CT predict pathological upgrading of prostate cancer from MRI-targeted biopsy to radical prostatectomy? Eur J Nucl Med Mol Imaging, 2021, 48:3693-3701.

[50] Gao J. Diagnostic performance of (68)Ga-PSMA PET/CT for identification of aggressive cribriform morphology in prostate cancer with whole-mount sections. Eur J Nucl Med Mol Imaging , 2019, 46:1531-1541.

第 8 章　前列腺癌局灶治疗

低危、中危局限性前列腺癌患者可以选择接受主动监测（active surveillance，AS）或者全腺体治疗。主动监测（AS）包括对疾病进程的主动动态监测，以期在发现肿瘤进展时能及时采取以根治为目的的干预措施，主要适用于预期寿命 10 年以上的低危及少部分中危前列腺癌患者，目的是在不影响总生存时间的前提下，推迟治愈性治疗的时间从而减少治疗带来的副作用。主动监测（AS）的定期复查内容包括：每 6 个月检测血清总 PSA、每年复查经直肠前列腺超声、每年定期接受前列腺穿刺活检和多参数磁共振成像（mpMRI）检查[1, 2]。主动监测的弊端包括：①随访期间需要重复多次的活检，可能会增加患者的心理和经济负担；②规律、长期、严格的主动监测对患者的依从性有较高要求[3, 4]。全腺体治疗是指对整个前列腺的治疗，包括根治性前列腺切除术（RP）和根治性放射治疗（RT）等。目前，全腺体治疗的相关并发症还无法完全避免，例如 RP 术后的勃起功能障碍、尿失禁、淋巴瘘等[5, 6]，以及 RT 术后的尿路梗阻、出血、直肠尿道瘘、盆腔骨相关并发症等[7, 8]。这些并发症的出现，降低了患者的生活质量，同时增加了额外的治疗和经济负担。CSCO 指南认为，患者的预期寿命和健康状况也应是前列腺癌治疗决策中的重要考量因素[9]。低危、中危局限性前列腺癌患者如无严重的基础疾病，预期寿命一般较长，

生活质量的期望更高。

局灶治疗（focal therapy，FT）是指靶向局部腺体、破坏肿瘤组织，最大限度地保存健康的腺体、减少并发症，降低治疗对患者排尿和性功能的影响[10, 11]。共识提出：前列腺癌局灶治疗是指对经图像确定和活检组织病理确诊为前列腺癌的病灶进行靶向消融治疗，且留有安全边界[12]。由于主动监测和全腺体治疗具有上述缺点，局灶治疗在局限性前列腺癌的治疗中逐渐被重视，其实际上代表了主动监测和全腺体治疗之间的中间地带。除泌尿系统恶性肿瘤外，局灶治疗还广泛应用于甲状腺、肝脏、乳腺和脑部恶性肿瘤的治疗。临床上常用的局灶治疗方法包括：高强度聚集超声（HIFU）、激光消融（FLA）、冷冻消融、光动力治疗（PDT）、不可逆电穿孔（IRE）和近距离放射治疗等。总体上，局灶治疗的临床研究数据有限，尚未开展广泛的应用。

本章重点关注前列腺癌局灶治疗中患者的选择和肿瘤定位问题，归纳总结现有前列腺癌局灶治疗方法及其临床证据，详述其肿瘤学预后和并发症情况，提出未来研究方向。

一、局灶治疗的重点关注问题

1. 主要病灶的定义　研究发现，大多数前列腺癌患者的前列腺腺体中存在多灶性病变[13, 14]，单病灶患者只占 20% ～

40%[15-17]，前列腺癌的多灶性病变在很大程度上限制了局灶治疗的发展，但后续的研究发现前列腺癌患者的转移灶通常只来源于同一克隆体，即主要病灶（index lesion）[18-23]。Ohori 等认为，前列腺癌中高达 80% 的肿瘤体积增长都是由主要病灶产生的[24]。

根据前列腺癌患者的尸检研究报告，临床无意义前列腺癌（clinically insignificant prostate cancer）的定义为：肿瘤体积 < 0.5cm^3，Gleason 评分 6 分（ISUP 评分分组为 1），同时局限于前列腺内[25]。根据该临床无意义前列腺癌的定义，可以评估局灶治疗后的肿瘤学结局。Rukstalis 等研究发现，在使用冷冻消融治疗主要病灶后，79.5% 的患者仅会残留临床无意义前列腺癌[26]。因此，仅针对主要病灶进行靶向局灶治疗也许可以为中 - 低体积前列腺癌患者提供良好的肿瘤学预后[27]。

越来越多的研究证据表明，主要病灶决定了前列腺癌的自然病史，主要病灶的病理特征（包括分级和是否存在包膜外侵犯）可以预测疾病的预后[28, 29]，而未治疗区域残留的临床无意义癌则不会影响远期瘤控。因此，如果能准确识别并靶向主要病灶进行局灶治疗，就可以获得良好的治疗效果[28, 29]。

2. 适应证　随着更多临床研究的开展，前列腺癌局灶治疗的疗效变得越来越确切。前列腺癌国际工作组最早在 2007 年阐述了局灶治疗在部分低风险前列腺癌患者中的应用[30]。随后，局灶治疗在中等风险前列腺癌患者中的应用也在逐渐增加。2014 年发表的系统性综述，回顾性地评估了 2350 例接受局灶治疗的前列腺癌患者的特征，其中：1109 例接受治疗的患者（56%）为低风险，704 例（36%）为中风险，164 例（8%）为高风险；此外，71% 的患者的 Gleason 评分 ≤ 6 分，25% 的患者 Gleason

评分为 7 分，4% 的患者 Gleason 评分 ≥ 8 分[31]。

随着局灶治疗技术的不断发展，前列腺癌局灶治疗得到了更广泛的应用。2015 年，一项专家共识建议针对中等风险前列腺癌患者开展局灶治疗[32]，并提出特征良好的低风险前列腺癌患者更适合主动监测，对其使用局灶治疗可能存在过度治疗[12]。此外，接受局灶治疗的患者预期寿命应 > 5 年，WHO 体能状态评分（WHO performance status，亦称 ECOG 评分）为 0 ~ 1 分，即体能完全正常或仅不能从事剧烈体力劳动[33]。

目前的观点认为，适合接受局灶治疗的前列腺癌患者特征包括：中危、小体积、单灶 Gleason 评分 7 分病灶，或体积较大的局限于单叶的 Gleason 评分 6 分病灶[27]。单灶 Gleason 评分 7 分伴随周围 Gleason 评分 6 分的患者可能也适合接受局灶治疗[12]。笔者结合近年来的专家共识、南京大学医学院附属鼓楼医院的诊疗经验，总结前列腺癌局灶治疗的理想人群为：①前列腺特异性抗原（prostate-specific antigen，PSA）≤ 20ng/ml；②临床分期 ≤ T2b；③ Gleason 评分 ≤ 4+3 分（ISUP 3 组）；④预期寿命 > 10 年；⑤ PI-RADS 评分 4 ~ 5 分（没有包膜和精囊侵犯）；⑥经术前规划，能够在一次局灶治疗内完整消除主要病灶；⑦患者充分知情同意，并具有较好的治疗依从性。结合上文的讨论，以下几种患者也可以考虑接受局灶治疗：①早期前列腺癌不愿接受主动监测；②希望最大限度保护功能；③高龄或无法耐受全麻手术。

3. 病灶定位　在评估前列腺癌患者是否适合局灶治疗时，排除高级别肿瘤和准确的病灶定位均至关重要。局灶治疗的总体疗效和安全性取决于治疗前和治疗期间肿瘤的精确定位，这主要依赖于术前 mpMRI 和术中 mpMRI-TRUS 融合图像引导的穿刺。术前 mpMRI 可以对病灶进行更准确的定位、协助制订局灶治疗方案，术后 mpMRI 则可以评估病灶内部的治疗反应[34, 35]。Felker 等研究证实，在预测激光消融术后是否存在肿瘤残留时，使用 mpMRI 显著优于连续的 PSA 监测[36]。随着 PI-RADS 评分系统的应用，mpMRI 更加标准化的解释和报告，进一步提高了临床有意义前列腺癌的检出率[37, 38]。但 mpMRI 也有局限性。首先，mpMRI 常低估低 Gleason 评分病灶的大小[39]；其次，mpMRI 仍会漏检临床有意义前列腺癌，导致在穿刺活检或局灶治疗时遗漏病灶[40]。随着影像学技术的进步，前列腺癌可以获得更精确的诊断和临床分期。例如，7.0-T MRI 可以提供质量更好的 T2WI，其具有更好的敏感性和特异性[41, 42]。

在局灶治疗之前，需通过前列腺穿刺活检病理确诊前列腺癌[12]。单纯经直肠超声（TRUS）引导下经直肠穿刺活检可能会低估肿瘤体积和病理信息[43, 44]。研究表明，在 TRUS 引导下经直肠途径的标准 12 针系统穿刺活检发现的单侧腺体的前列腺癌患者中，约 75% 的患者遗漏了对侧腺体肿瘤[45]。因此，泌尿外科医师越来越热衷经会阴前列腺穿刺活检术，尤其在联合 mpMRI 时。

由于经会阴穿刺可取更多的穿刺活检点、更好地定位前列腺癌，从而降低漏诊的风险[46, 47]。会议共识认为应在局灶治疗前进行的诊断路径[12]：①采用高质量的 mpMRI 进行前列腺穿刺活检前定位，并对 mpMRI 上的可疑病灶靶向穿刺活检[47, 48]；②使用完整的经会阴模板穿刺活检[49]，当标准 TRUS 引导的穿刺活检中得到的阳性区域与 mpMRI 检查得出的报告一致时，患者可以在接受活检后直接接受局灶治疗[12]。

4. 局灶消融策略　局灶治疗专家共识建议：低风险或中等风险前列腺癌患者，可以针对主要病灶开展局灶治疗。该建议促进了各种消融策略的发展。共识认为靶向病灶中心输送局灶治疗能量时，靶向误差应 ≤ 3mm[12]。前列腺癌局灶治疗的最佳范围应将影像上的病灶范围覆盖，并超出病灶范围边缘 5mm[12]。这与以下研究证据一致：① 2 ～ 3mm 量级的靶向误差仍可使 0.5ml 体积的肿瘤的阳性检出率达到 90% ～ 95%；② MRI 会低估肿瘤的体积[50, 51]。

临床上最常见的前列腺癌局灶消融策略如下（图 8-1）：

（1）"曲棍球棒"形或扩展的半侧腺体消融。

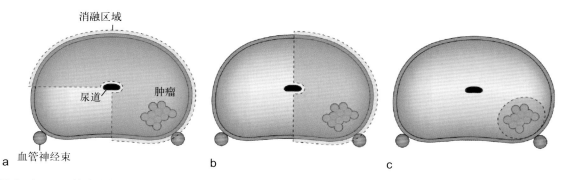

图 8-1　不同的消融策略。a. 曲棍球棒消融或扩展的半腺消融：包括偏侧半腺和对侧 1/4 腺体区域消融；b. 半腺消融：包括破坏尿道左侧或右侧半腺内的所有前列腺组织，具体取决于病灶部位；c. 靶向病灶消融：仅针对已知肿瘤区域消融，对前列腺组织进行非常有限的破坏

（2）半腺消融。

（3）主要病灶的靶向局灶消融[52]。2014 年的一篇系统性综述统计了 2350 例局灶治疗患者的消融方式，49% 的患者使用半腺消融或曲棍球棒形消融，50.7% 的患者使用病灶靶向局灶消融，0.3% 的患者使用双侧病灶局灶消融[31]。

5. 局灶治疗结局：治疗失败　截至目前，尚无足够的临床数据能够阐明前列腺癌局灶治疗后的长期肿瘤学结局。现有的研究大多通过治疗后的前列腺穿刺活检、PSA 监测和再治疗率来评估治疗是否成功。在现有文献中，治疗后 1 年的前列腺穿刺活检是一种广泛使用的预后指标。治疗后应进行穿刺活检的指征包括患者的血清 PSA 升高或术后 mpMRI 检测到可疑病灶。2015 年专家共识认为，治疗区域内残留 Gleason 评分 6 分肿瘤、肿瘤直径 ≤ 3mm，且治疗后 1 年内减少的肿瘤负荷在可接受范围内，则不需要进一步治疗；然而，在治疗区域发现残留 Gleason 评分 3+4 分或 4+3 分的病灶则认为治疗失败[12]。血清 PSA 监测也用于局灶治疗后的疗效评估，目前有文献使用了前列腺癌放射治疗中使用的生化失败定义，包括美国放射肿瘤学协会（ASTRO）标准[53]和 Phoenix 标准[54]。然而，这些标准能否应用于局灶治疗尚未经过验证。与根治性前列腺切除术或放射治疗相比，局灶治疗后保留了相当体积的功能性前列腺组织，这些功能性组织会持续产生生理性 PSA，从而影响上述标准的应用。

由于缺乏长期的随访数据，已发表的研究中很少有对再治疗率的记录。目前的专家共识认为，局灶治疗后的再治疗率 ≤ 20% 在临床上是可以接受的。

6. 局灶治疗结局：治疗成功　目前尚无局灶治疗后治疗成功的正式定义[12, 55]。通常局灶治疗成功定义为：成功消融目标前列腺癌组织、改善肿瘤预后、保留健康组织和周围结构。亦有共识提出，若局灶治疗完全去除所有基于靶向穿刺活检或系统穿刺活检的 Gleason 7 分病灶，则为治疗成功。

用于局灶治疗的能量源均需获得 FDA 批准，且需证实其对组织损伤范围可控。经 I 期临床试验证实该局灶治疗方式可在预定区域内损毁病灶并保留周围组织后，该疗法才能用于临床。在这些 I 期试验中，局灶治疗通常在前列腺切除术前几周进行。患者接受局灶治疗后再接受前列腺切除术，得到的组织病理结果可以确定消融的治疗区域，若治疗区域残留癌则代表消融失败。目前，I 期临床试验已经评估了冷冻消融、高强度聚焦超声（HIFU）[56, 57]、激光消融（FLA）[58]、不可逆电穿孔（IRE）[59, 60]和射频消融[61]等治疗方式。也有其他 I 期临床试验通过在 MRI 引导下靶向治疗区域活检来确定局灶治疗是否成功[62]。

多数前列腺癌局灶治疗的临床试验在完成基于预定方案的影像学检查和局灶治疗后的穿刺活检后即完成研究，对后续患者的管理和随访策略的记录很少。有几项专家共识提出了前列腺癌局灶治疗术后随访策略的规范化流程，这部分内容将在本书的第 9 章详细介绍。

二、治疗方式和肿瘤学结局

1. 冷冻消融　现代冷冻外科技术的基本过程包括快速冷冻、缓慢解冻和冻融循环的重复。冷冻消融疗法对组织的破坏主要包括两种机制：一是冷却 - 加热循环对细胞的直接损伤；二是组织微循环进行性衰竭及最终血管淤滞带来的延迟损伤。对于肿瘤治疗来说，冷冻组织的温度应达到 − 50℃，但最佳冷冻持续时间尚未有统一共识[63]。冷冻消融最早于 1851 年被报道用于治疗宫颈癌和乳腺癌[64]，其在前列腺癌治疗中的应用在20世纪60年代就已有概述。冷冻消融是第一个进入前列腺癌临床治疗的局灶治疗方法，根据冷冻疗法在线数据（COLD）的登记，冷冻疗法1999—2005年在临床的应用增加了10倍[65, 66]。尿道预热器、冷冻探针和温度监测探针等技术进步降低了冷冻治疗的并发症发生率[67]。

在目前的临床实践中，冷冻探针在TRUS引导下经会阴途径置入前列腺内部，就位后，冷冻探针冷却形成冰球。超声可视化技术能够实时监测局灶治疗区域。然而，99%的声波都被冰球反射，这在某种程度上限制了超声监测[68]。术中冷冻探针与温度监测探针的热耦联为术者提供了充分的温控信息，以确保完整消融目标病灶和最大限度地保护周围组织[69]。MRI兼容低温探测技术的发展[70]，解决了术中实时监测的痛点，MRI实时引导下进行冷冻消融可以更准确地对温度进行监测[71]。此外，MRI引导下的冷冻消融可以实现在三维立体视角下观测消融区域，并且可以很好地划分冰球与前列腺组织之间的边界[72]。

目前，已有10余项临床试验对局灶冷冻治疗的安全性和有效性进行了研究[66, 73-80]。由于最佳的冷冻探针放置位置尚无定论，大多数研究使用半侧消融方法[81]。Ward等报道了一项较大人群的基于COLD注册中心数据的前列腺癌冷冻治疗研究[66]。该研究共纳入1160例前列腺癌患者，术后3年无复发率为75.5%（根据ASTRO标准）。Chuang等的研究纳入了61例接受半侧冷冻消融的前列腺癌患者，82%的患者（50/61）在治疗后6个月时未检测到临床有意义前列腺癌，在治疗后18个月仍有82%（22/27）的患者保持活检阴性[82]。Tan等的回顾性研究纳入了71例接受部分腺体冷冻消融的前列腺癌患者，其1～5年无失败

生存率（FFS）分别为98%、89%、84%、75%和75%[83]。Mercader等研究共纳入了177例患者，为了将患者的前列腺体积缩小至40～60ml，患者接受了为期3个月的新辅助内分泌治疗。平均随访期为60个月，总体的无生化进展生存率（BPFS）为67%，低、中、高风险组患者的无生化进展生存率分别为70.2%、70.3%和50%[84]。Oishi等的多中心试验回顾了160例接受半侧冷冻消融的患者，其中131例为中危或高危，第5年的无治疗失败生存率为85%，无生化失败生存率为62%[85]。有研究提示，在前列腺癌冷冻治疗前进行靶向穿刺活检并对患者进行危险分层，可以降低治疗的失败率[86]。另外，Guo等比较了冷冻消融和RP的结局，冷冻消融与根治手术的10年肿瘤特异性生存率分别为98.1%和99.2%。冷冻消融组的10年肿瘤特异性生存率虽略低于手术组，但仍有较好的结果[87]。

研究者们也对冷冻治疗的副作用进行了一定的探讨。Tan等的研究显示，所有患者在整个随访期间均未使用尿垫，消融后患者的IIEF-5评分和AUA症状评分均有下降[83]。Mercader等的研究显示，冷冻治疗术后95%的患者保持了完全尿控[84]。Oishi等的半侧冷冻消融研究中，97%的患者保持无垫尿控，73%的患者术后可以充分勃起[85]。Shah等在2014年进行了一项系统综述，经过9～70个月的随访监测后患者无生化复发的生存率（BCR-FS）为71%～93%，尿失禁率为0%～3.6%，勃起功能障碍发生率为0～42%[88]。2021年再次对58例患者进行问卷调查，发现IPSS、IIEF评分在12个月时恢复至基线水平的比例分别为78%和85%，24个月时为87%和89%[89]。现有数据表明，与根治性治疗方案相比，局灶冷冻消融的中期肿瘤学结果较好、并发症发生率较低，但仍需

进一步探索治疗的规范流程。

2. 高强度聚集超声 (HIFU)　HIFU 治疗的首次报道见于 20 世纪 40 年代早期的临床前研究[90]，主要见于泌尿系统以外的肿瘤消融[91]，1995 年首次发表了将 HIFU 应用于前列腺癌治疗的报告[56]。HIFU 的特点是利用超声波引发细胞损伤，"高强度" 指的是这些声波的功率超过 5W/cm²。在临床实践中，HIFU 通常使用 0.8 ～ 3.5mHz 范围内的频率。HIFU 主要通过两种生理机制导致细胞死亡：①精确聚集的超声波被输送到目标组织，在 2 ～ 3s 组织的温度可以升至近 100℃，并产生凝固性坏死[92]；②由反复的压缩波和稀疏波造成惯性空化效应[93]。这些机制确保了组织损伤具有高度选择性。

实施 HIFU 时，通常经直肠放置超声探头，实时显示前列腺组织，并提供 HIFU 能量以破坏目标组织。TRUS 对治疗过程的监测作用有限，因为它不能实时评估治疗效果或治疗范围。MRI 现在已被用于评估 HIFU 治疗，因为其可以实时提供详细的温度分析[94]，避免前列腺组织过热和过度治疗[57, 95]。目前关于 HIFU 治疗局限性前列腺癌的研究正逐渐增多[96]。Guillaumier 等的研究是目前为止最大的局灶 HIFU 治疗前列腺癌的临床试验，研究纳入了 625 例非转移性临床有意义前列腺癌患者，并在其接受局灶 HIFU 治疗后进行长期随访[97]。对于整个患者队列，5 年无失败生存率 (FFS) 和总生存率 (OS) 分别为 88% 和 99%。肿瘤控制结果令人满意，但仅有 222 例患者在治疗后接受了穿刺活检，后续随访不够充分[97]。后续的小样本临床试验也证实了 Guillaumier 等的结论。Nahar 等的研究共纳入 52 例患者，术后 12 个月 17% (5/30) 患者的活检结果为阳性[98]。Ghai 等纳入 44 例患者，在治疗后 5 个月进行随访

活检，有 7% (3/44) 在治疗区域检测到残留的前列腺癌[99]。另外，Albisinni 等的研究表明了 HIFU 与 RP 后发生肿瘤进展且需要进一步接受治疗的患者比例差异不显著[100]。排除了后续需要进行前列腺切除术的研究之后，HIFU 的综合再治疗率为 0 ～ 34%[56, 7, 95, 101-111]。

此外，HIFU 在安全性方面也具有明显的优势。Guillaumier 等的研究中，241/247 (98%) 的患者实现了完全无垫尿控[97]。Nahar 等的研究中，患者尿控功能在 3 ～ 6 个月时恢复至基线水平，性功能在 12 个月恢复[98]。Ghai 等提出，HIFU 术后 5 个月患者的中位 IIEF-15 和 IPSS 评分与基线数据无明显统计学差异[99]。还有一项研究表明，HIFU 术前与术后肛门直肠生理状况无明显变化[112]。

HIFU 拥有较好的治疗成功率和安全性，且可以在腰麻或静脉麻醉下进行。患者体表无创口，术后恢复较快[92]。尽管如此，仍需要大样本、长期随访的临床研究观察其治疗效果。

视频 1　激光消　视频 2　激光消　视频 3　水凝胶融：穿刺到达病　融过程　　　隔离后激光消融灶位置

3. 激光消融 (FLA)　激光消融也被用于前列腺癌局灶治疗，经会阴或经直肠将激光探针穿刺置入肿瘤区域，通过激光光纤释放的热量让前列腺组织迅速升温，产生具有可控体积的凝固性坏死区域，同时降低损伤相邻组织结构的风险[113]。激光消融在具有适当的光吸收能力且没有过多血管的组织中最有效，因此前列腺组织是实施激光消融的理想组织[114]。激光消融可导致组织形成界限分明的透明纤维瘢痕，

同时伴有轻度慢性炎症、含铁血黄素沉积和凝固性坏死[115]。临床实践中，在 MRI 或 TRUS 引导下经会阴将激光光纤置入前列腺。光纤就位后，利用 TRUS 或 MRI 监测消融，以确定是否达到足够的温度来损毁病变组织[58, 62, 116]。初步的 I 期临床试验证明了在超声引导下局灶激光消融治疗前列腺癌的安全性和可行性。随后的研究证明了在MRI引导下的安全性和有效性[116-118]。激光消融临床研究的报道相对较少，且多数是小样本研究，并缺乏长期的随访数据。Walser 等的研究纳入了 120 例中危、低危前列腺癌患者，17%（20/120）的患者在接受激光消融 1 年后，因再次发现前列腺癌接受了进一步抗肿瘤治疗[119]。Hakeem 等的临床研究也得到了类似的结论，治疗后有 20.4%（10/49）的患者在治疗区域仍存在肿瘤[120]。此外，有研究者从 SEER 数据库中筛选患者，将激光消融与根治性前列腺切除术（RP）和根治性放射治疗（RT）进行了对比研究。与 RP 相比，激光消融的全因死亡率（ACM）更高，癌症特异性死亡率（CSM）没有显著差异[121]。而 Zhou 等的研究表明，与激光消融相比，RT 在生存获益方面仍具有明显优势[122]。

激光消融的优势主要在于其具有较低的副反应率。此外，激光消融可以在局部麻醉下进行，手术风险较小。MRI 引导技术的引入也为激光消融提供了术中监测方案[123]。激光消融的缺点主要在于其技术难点相对较多，对临床医师的要求较高[124]。

4. 光动力治疗（PDT）　光动力治疗（PDT）使用光敏剂来治疗病变组织和细胞[125]。PDT 主要由三个组分构成：光敏化合物、光和氧。首先，光敏化合物选择性地在过度增殖的癌变组织细胞中蓄积；随后，用可见光进行局部照射；最后，在活性氧的作用下，靶细胞发生坏死和凋亡[126]。体外

实验证实，光动力治疗的作用机制是通过改变线粒体膜的通透性而导致靶细胞死亡，线粒体膜通透性相关蛋白的调节可能是光动力治疗疗效的关键[127]。本部分主要讨论血管靶向光动力治疗（VTP）。通常在 TRUS 引导下经会阴途经输送激发光[128, 129]。光敏剂经过 20min 左右的光处理后会被激活，产生具有细胞毒性的活性氧，导致血管损伤和细胞损伤[10, 130-133]。

评估前列腺癌局灶治疗光动力治疗的临床研究较少。Azzouzi 等[134]进行了迄今为止最大规模的前列腺癌光动力治疗研究，该研究报道：光动力治疗后 6 个月进行前列腺活检，局部复发率为 26%。另一项关于光动力治疗前列腺癌的 II 期临床试验也得到了相似的治疗后复发率[129]。Flegar 等比较了单侧低风险前列腺癌患者接受 VTP（$n=41$）和 RP（$n=49$）治疗后的结局[135]。VTP 术后 12 个月 57%（12/21）的患者活检阴性，术后 24 个月 40%（2/5）的患者活检阴性，而接受 RP 的患者均未出现复发。但本研究术后随访薄弱，且没有对 VTP 和 RP 患者进行匹配，另外只有 79% 的患者在 VTP 之前接受了 mpMRI 和靶向穿刺活检，这些均会影响最终的结果比较。Gill 等将 413 例患者随机分配至 VTP 或主动监测组，两组患者转为根治性治疗的比例如下：第 2 年分别为 7% 和 32%，第 3 年为 15% 和 44%，第 4 年为 24% 和 53%；VTP 组和主动监测组最近一次活检的阴性率分别为 50%（104/206）和 14%（30/207）[136]。Tracey 等的研究纳入了 50 例 Gleason 3+4=7 分的患者，82%（40/49）患者在治疗后 3 个月未在治疗区域检测到 Gleason 3+4=7 分或以上的癌灶[137]。此外，经光动力治疗后出现前列腺癌局部复发，可接受挽救性前列腺切除术治疗[138]。

另外，VTP 的副作用在可接受范围之

内。Flegar 等的研究中，接受 VTP 和 RP 的患者分别有 71% 和 30% 保留了勃起功能，VTP 患者有 12% 发生膀胱出口梗阻[135]。在 Tracey 等的研究中，100% 的患者实现无垫尿控，治疗后 3 个月患者 IPSS 和 IIEF-5 评分的中位数较基线均下降 1.0，其中 12%（6/50）的患者发生了 Clavien-Dindo Ⅲ 级治疗相关不良反应[137]。Chelly 等纳入了 82 例患者以评价 VTP 治疗后的勃起功能[139]。治疗后 6 个月中位 IIEF-5 评分较基线下降 3 分，1 年和 2 年后下降 1 分，第 3、4 和 5 年与基线相比无显著差异。研究者还对部分勃起功能障碍的患者（32.9%，27 例）进行了对症治疗，75% 的患者有效，治疗后中位 IIEF-5 评分显著升高[139]。

VTP 在治疗局限性前列腺癌方面具有一定的前景，但目前相关研究较少，且均为小样本研究，还需要更多、更长时间的随访来确定其疗效和副作用。

5. 不可逆电穿孔（IRE） 对细胞应用脉冲电场后细胞膜的通透性增加，这被称为"电穿孔"现象。根据不同的电流参数和细胞特征，电穿孔可以是可逆或不可逆的。不可逆电穿孔（IRE）通过在细胞膜上形成纳米孔导致细胞死亡，同时不会产生热效应。其显著优势在于不会因热能损失导致能量耗散而影响治疗效果[140, 141]。IRE 的另一个优势表现在它具有选择性，其仅会导致细胞膜磷脂的通透性增加，从而可以选择性地保留细胞外蛋白[140]。一项犬类的临床前研究表明，IRE 治疗后血管、神经等结构没有受到损伤[142]。临床应用中，临床医师在规划好治疗区域后，在 TRUS 引导下将电极探针置入目标区域，再使用特定系统将低能量直流电输送到该区域。使用预先设定的治疗电脉冲方案，可以造成完全消融而无热损伤[143]。不可逆电穿孔导致局部微循环立即减少，同时使细胞膜

产生纳米孔，造成肿瘤细胞死亡[144]。

Valerio 等在 2014 年首次报道了不可逆电穿孔治疗前列腺癌的安全性和可行性[59, 145]。后续随访数据显示，74% 接受治疗的男性在 8 个月时未发现临床有意义癌，大多数临床有意义癌与治疗区域相邻，并且发生于学习曲线中的早期[146]。Blazevski 等的临床研究纳入了 123 例患者，该研究报道不可逆电穿孔治疗术后 3 年无失败生存率为 96.75%，无转移生存率为 99%，其中 14.6%（18/123）的患者需要接受术后挽救性治疗[147]。Collettini 等的研究纳入了 30 例患者，治疗后 6 个月时有 28 例患者接受了 mpMRI 和靶向穿刺活检，治疗失败率为 17.9%（5/28）[148]。此外，IRE 可用于前列腺尖部消融，Blazevski 等筛选出 50 例病灶位于尖部的前列腺癌患者并进行 IRE 治疗，随访 3 年时无失败生存率为 90%（36/40）[149]。

研究者们也对 IRE 的功能学结局进行了评估。Blazevski 等的研究中，治疗后 3 个月患者总体尿控功能恢复到基线水平，其中在治疗后 24 个月时，98.8%（80/81）的患者不需要使用尿垫，76%（40/53）的患者仍保持勃起功能[147]。Collettini 等的研究中，术后 12 个月患者的泌尿生殖功能与基线水平无差异[148]。尖部消融的前列腺癌患者 12 个月后的泌尿系统功能与基线数据相比无显著差异，24 个月后无患者需要使用尿垫；术前勃起功能正常的患者中，94%（30/32）在术后仍保持功能[149]。另外，Guenther 等研究表明 IRE 除了可用于早期前列腺癌的局灶治疗外，在全腺治疗、复发性和晚期前列腺癌的治疗中也有一定的应用价值[150]。

IRE 具有很好的肿瘤学结局，且治疗后并发症发生率较低。其可能具有治疗选择性，可保留血管、神经等组织，因而具

有广阔的应用前景。IRE 的缺陷主要在于治疗时需要全身麻醉和评估，且治疗过程中可能导致患者发生心律失常[141]。但治疗中脉冲频率与心脏节律同步可降低心律失常的发生率[151]。

6. 其他疗法　近距离放射治疗已应用于局限性前列腺癌的治疗，其肿瘤结局和不良反应率在可接受范围内[152-154]。放射治疗技术应用于肿瘤消融有已知的生物学基础，而且可以根据消融效果调整放射剂量[155]。目前，已开展了一系列局灶近距离放射治疗前列腺癌的临床试验。根据活检前的MRI 确定病灶位置并引导置入粒子，调整病灶区域的粒子密度可使计划目标组织的放射剂量达到 100%。Al-Qaisieh 等[156] 证明，合理的近距离放射治疗粒子置入方案的病灶覆盖效果可以与全腺治疗相媲美，同时减少了邻近器官的放射暴露。在这一系列临床研究中，Nguyen 等以 137Gy 的目标剂量治疗了 318 例前列腺癌患者，其 5 年随访的无生化复发率为 92%（Phoenix 标准）[54]。Cosset 等用局灶近距离放射（平均剂量183.2Gy）治疗了 21 例局限性前列腺癌患者，并在粒子植入 2 年后进行前列腺穿刺活检，5%（1/21）的患者在治疗部位发现残留癌[157]。从可获得的初步临床数据来看，其结果是令人鼓舞的。

另外，在 TRUS 引导下的射频消融已经在早期的前列腺癌动物模型中进行了验证[158, 159]。其基本流程包括将双极射频消融针经会阴置入目标区域，并在前列腺癌组织中形成广泛的凝固性坏死区域。一项初步研究证实了前列腺癌患者在前列腺切除术前使用射频消融的安全性[61]。该疗法已获美国 FDA 批准用于前列腺癌的治疗，但目前报道的相关临床研究较少。一项前瞻性 II 期临床试验对 20 例单灶局限性前列腺癌患者进行了射频消融治疗，治疗区域的

靶向活检显示 80% 的患者（16/20）没有明显的肿瘤残留[160]。此外，对患者的功能学结局进行分析时发现，接受双极射频治疗的患者的泌尿生殖系统和肠道并发症发生率低，并且无严重的不良事件[160]。

视频 4　射频消融：穿刺到达病灶位置　视频 5　射频消融过程　视频 6　射频消融后超声造影

三、注意事项

（一）性功能

局灶治疗可以对前列腺癌病灶进行治疗的同时保护神经血管束，从而降低术后发生性功能障碍的风险。用于评估治疗后性功能的标准存在相当大的异质性，多项研究使用国际勃起功能指数（IIEF）或男性性健康调查问卷（SHIM）作为结果衡量指标[62, 74, 78, 80, 108, 129, 157, 161-163]。Yap 等收集了 HIFU 局灶治疗前列腺癌后患者的性功能情况[164]。他们认为消融的边缘区域必须至少距离神经血管束 10mm，如果消融是双侧的，则必须距离双侧神经血管束 5mm 以上。研究发现，局灶 HIFU 治疗后 9 ~ 12 个月时，IIEF 可以恢复到中位基线水平[164]。不同治疗方式下勃起功能障碍的发生率不同，冷冻治疗为 0 ~ 42%[4, 66, 75, 77]，HIFU 治疗为 11% ~ 45%[101, 105]。根据现有临床试验的数据，激光消融对性功能的影响较小，且术后可以基本恢复至基线[119, 120]。光动力治疗也会对患者的性功能造成影响，术后恢复所需的时间较长。但有研究者发现，对部分勃起功能障碍的患者进行治疗，大部分患者可获得明显改善[139]。不可逆电穿孔对性功能的影响不大，术后有 76% ~ 94% 的患者可以保持勃起功能[147, 149]。

近距离放射治疗和其他新兴治疗方式的勃起功能障碍的发生率尚无充分的临床数据。Barret 等比较了三组分别接受冷冻治疗、HIFU 或光动力治疗的患者，发现组间术后的 IIEF 评分没有显著差异[73]。局灶治疗勃起功能障碍的发生率与根治性治疗（前列腺切除术 26% ～ 100%，放射治疗 8% ～ 85% 和全腺近距离放射治疗 14% ～ 61%）相比较低[164, 165]。总而言之，局灶治疗对性功能的保护优于根治性治疗。

（二）排尿功能

相关研究主要报告了患者术后无尿垫状态和尿漏的发生率。据研究报道，冷冻疗法和 HIFU 治疗后患者无尿垫状态的比例在 85% ～ 100%[66, 73, 75, 77-79, 83-85, 97-99, 101, 106, 108]，激光消融对排尿功能的影响较小，患者消融前后的排尿功能无明显差异[119, 120]。其余治疗方式的临床证据有限，但总体上，前列腺癌局灶治疗对排尿功能的影响明显小于根治性治疗。目前已采用国际前列腺症状评分（IPSS）等客观评价标准来量化治疗后的下尿路症状。据报道，在冷冻治疗[73, 78]、HIFU[101, 104, 106] 和光动力治疗[52, 128, 129]6 个月后，IPSS 平均减少 3 ～ 8 分（总分为 35 分）。Barret 等在 12 个月的随访评估中比较冷冻疗法、HIFU 和光动力治疗的结果时，发现无尿垫率或 IPSS 评分无明显差异[73]。总之，与根治性全腺治疗相比，局灶治疗可以更好地保留尿控和排尿功能。

（三）成本 - 效益比

目前还没有正式的研究来评估前列腺癌局灶治疗的成本 - 效益比。2015 年，Ramsay 等评估了前列腺癌全腺消融治疗的经济负担[166]。研究认为，假设再治疗率相同，与冷冻治疗和近距离放射治疗相比，HIFU 是成本 - 效益比最佳的治疗方式[166]。由于目前研究的样本量较小，无法对局灶治疗进行亚组分析。对成本 - 效益比的研究需要考虑诸多费用因素，包括术前检查、手术技术、住院时间、术后恢复、疾病监测和再治疗率等情况。随着局灶治疗技术的进步，相关设备的成本将会降低，进而降低治疗成本。微创的手术方法可减少住院时间、输血率和其他相关住院程序和检测。另外，局灶治疗也可能产生相当多的额外费用，因为患者需要更严格的随访监测、使用相对昂贵的成像方式、需要对复发或难治性疾病进行再治疗。进行进一步的成本 - 效益分析将是至关重要的。

四、局灶治疗联合免疫治疗

（一）前列腺癌免疫学特征

肿瘤免疫学特征决定了其对免疫治疗的潜在治疗反应。从免疫学角度来看，肿瘤可以分为两种不同的免疫类型："热"和"冷"[167-169]。"热"肿瘤被认为是免疫丰富的，因此它对免疫治疗很敏感。相比之下，"冷"肿瘤被认为是免疫缺乏的，通常对免疫治疗有耐药性。前列腺癌的免疫学特征通常表现为"冷"肿瘤。在局部环境中，细胞外机制如 T 细胞浸润减少、$CD8^+$ T 细胞功能失调、炎症免疫细胞趋化性降低、肿瘤相关抗原缺乏、$FOXP3^{[+]}$ 调节性 T 细胞增加、M2 肿瘤相关巨噬细胞增加等是前列腺癌免疫微环境的特征[170, 171]。在细胞内水平，前列腺癌表现为低突变负荷、慢性 IFN1 通路激活、完整的 DNA 损伤反应过程、MHC- I 表达下调或缺失，以及 PTEN 蛋白缺失[170, 171]。这些特征支持了前列腺癌可以被归类为"冷"肿瘤，并可以解释为什么前列腺癌对目前主流免疫治疗没有明确治疗反应。

（二）消融治疗的免疫效应

HIFU 和冷冻消融术已经证明在治疗区中心具有明显的肿瘤细胞杀伤作用，但杀伤效应在消融术的外围明显减弱[172, 173]。对于冷冻消融，由于可见冰球边界与消融有效区域边界之间存在不匹配，因此冰球应适当地延伸到治疗病灶的范围之外[174]。为了使整个目标病灶达到冰点以下温度，冰球的边缘必须在目标病灶边缘周围有 5 ～ 8mm 的边缘，这被临床研究所证实[175]。一项研究利用 3D 组织工程肿瘤模型（前列腺 PC-3 和肾脏 786-O 肿瘤细胞系）评估了冷冻手术设备性能。消融后 1h 和 24h 的肿瘤样本对比显示，冰球覆盖区域边缘的肿瘤细胞活力恢复更明显[176]。这一发现强调了目标病灶周围足够的边缘对于肿瘤细胞完全破坏的重要性。对于局限性前列腺癌，特别是考虑联合免疫治疗时，消融边缘不足可能会导致肿瘤细胞的残留，有疾病复发的风险，并影响消融肿瘤组织的免疫原性。在消融边缘的肿瘤细胞可能会阻碍肿瘤相关抗原的释放，而肿瘤相关抗原的释放对于冷冻消融后抗肿瘤免疫反应至关重要。这种可能性强调了在整个目标病灶中达到冰点以下温度的重要性，通过增强消融肿瘤的免疫原性，促进免疫治疗的协同作用[177, 178]。冷冻消融术成熟的、固有的细胞杀伤方法包括免疫刺激[179]。20世纪 70 年代首次报道了冷冻治疗诱导免疫原性死亡的第一个证据，前列腺癌低温破坏可以诱导循环中的抗肿瘤抗体和细胞毒性淋巴细胞浸润至肿瘤区域[180, 181]。在免疫"冷"肿瘤中，冷冻消融的免疫效应包括在解冻后坏死肿瘤细胞释放的肿瘤抗原，这些抗原作为共刺激信号激活冷冻消融的免疫原性死亡通路，支持 T 细胞的产生和适应性抗肿瘤免疫应答[182]。冷冻消融释放的原生肿瘤抗原未被热消融变性，因此有可能产生适应性免疫反应以产生全身效应，特别是当冷冻消融联合肿瘤内免疫治疗[182]。冷冻消融诱导免疫原性死亡的其他例子已经在不同的小鼠模型中得到证实。冷冻消融 B16F10 小鼠黑色素瘤和 4T1 乳腺癌小鼠模型显示，冷冻消融诱导 CD4+ T 细胞 Th1 显性分化，弱化 Treg 细胞功能，下调 Treg 细胞的抑制功能，促进长期抗肿瘤免疫保护，防止远处转移的发生[183]。

肿瘤局部使用 HIFU 治疗已证明在治疗后具有免疫激活作用[184]。HIFU 治疗后类似于冷冻消融治疗后的反应，会产生系统性炎症反应，CRP、IL-6、IL-10 和 TNF 均升高，并促进免疫细胞募集[184, 185]。HIFU 处理后肿瘤会形成有效消融"杀伤区"（所有组织都有效坏死）和亚致死"边界区"[184]。在亚致死边界区，温度不足以杀死所有细胞，但会引发强烈的免疫原性炎症反应（巨噬细胞、中性粒细胞和淋巴细胞的涌入），从而增强肿瘤免疫原性[184, 186]。HIFU 在亚致死边界区触发强烈的免疫原性反应对于局部前列腺癌的免疫治疗至关重要。HIFU 结合免疫疗法可以利用 HIFU 的免疫调节作用来改善肿瘤控制。免疫疗法通过激活免疫系统，进一步破坏边界区域任何存活的肿瘤细胞。然而，一些免疫疗法甚至对成功消融整个目标病灶的患者也有益处。基于免疫检查点（如靶向 PD1、PD-L1、CTLA4 等）的免疫治疗专门用于刺激对肿瘤特异性抗原的适应性免疫反应，这些抗原在消融过程中得以释放[187, 188]。对前列腺癌肿瘤特异性抗原的适应性免疫反应可以刺激免疫系统产生全身效应，作用于前列腺以外的区域，并可以增强免疫系统的监视作用，以减缓、防止前列腺癌扩散。这种假说对多灶性前列腺癌患者（低危灶性前列腺癌未积极治疗）和高危前列腺癌患者（正在行前列腺消融术但已患有微转移性或少转移性前列腺癌）均有潜在的益处。

（三）消融联合系统性免疫治疗

一些临床前和临床证据研究了免疫治

疗联合局灶治疗对于前列腺癌的综合疗效。在前列腺癌特异性模型中，两项基于小鼠前列腺癌模型的研究评估了冷冻消融联合免疫治疗的效果。在小鼠转移性前列腺癌的可移植 TRAMP C2 肿瘤模型中，CTLA4阻断联合冷冻消融可有效阻断原发肿瘤转移扩散产生继发肿瘤，而单独使用冷冻消融或单独使用 CTLA4 阻断治疗更容易扩散转移[189]。对联合治疗组继发肿瘤的分析显示，CD4+ 和 CD8+T 细胞高度浸润，这突出了协同免疫调节作用，可增强抗肿瘤免疫。另一项临床前研究评估了冷冻消融和免疫检查点抑制剂（抗 CTLA4）在小鼠前列腺癌模型中的协同作用，联合治疗在延缓远处肿瘤生长和降低死亡率方面比单独冷冻消融更有效[190]。此外，在接受雄激素剥夺疗法以及抗 CTLA4 和冷冻消融治疗的小鼠中，肿瘤移植物每毫克肿瘤淋巴细胞浸润率比对照小鼠高 19 倍。通过联合冷冻消融和抗 CTLA4 治疗，在前列腺癌小鼠模型中观察到预防继发性肿瘤发展和增强淋巴细胞浸润的协同作用，强调了这种联合方法在增强转移性前列腺癌患者的抗肿瘤免疫和改善疾病控制方面的潜在临床疗效，需要在进一步的临床试验中进行研究。

一项单中心临床试验评估了全腺体冷冻消融、ADT 和帕博利珠单抗联合用于治疗激素敏感的转移性前列腺癌[191]。全腺体冷冻消融联合 ADT 和全身帕博利珠单抗耐受良好，无安全性问题，局部疾病治疗有效。在治疗 1 年时，42% 的患者（12 人中有 5人）的 PSA 水平低于 0.6ng/ml，无进展生存期的中位持续时间为 14 个月，到开始全身治疗的中位时间为 17.5 个月。观察到持续的生化反应，以及有效的局部疾病治疗和耐受性良好的安全性，表明全腺体冷冻消融、ADT 和全身免疫治疗的组合可能是一种有希望的治疗前列腺癌的策略，可能延缓疾病进展，延长开始全腺体治疗或全身治疗的时间，从而潜在地改善这些患者的生活质量和临床结局。

（四）消融联合肿瘤内免疫治疗

肿瘤内给药免疫治疗（intratumoural administration of immunotherapy，IT-IO）可以克服全身给药的局限性，提高靶向性并减少脱靶不良反应。不同形式的肿瘤内免疫治疗剂（包括溶瘤病毒、细胞因子治疗，如 IL-2 和 TLR9 激动剂）仍然可以诱导全身改变，如全身细胞因子释放、发热和潜在的体外效应[192, 193]。这种给药方法可以设计多种联合疗法来克服抗 PD1 或抗 PD-L1单一疗法的耐药性，诱导患者的长期反应，也可以适用于所有患者[192]。此外，这种给药方法可以通过增加肿瘤内的浓度和减少全身剂量来改善肿瘤内免疫治疗药物的直接可用性。理想情况下，如果 IT-IO 诱导适应抗肿瘤免疫反应，治疗的肿瘤可以作为自体肿瘤疫苗[192]。

联合 IT-IO 和局灶消融治疗具有潜在的协同益处，包括可能减少脱靶毒性作用、减少药物剂量、改善 T 细胞启动和促进多克隆免疫反应。另一个结果是全身效应，其中远处肿瘤部位也对原发部位的治疗有反应。当消融治疗与 IT-IO 联合使用时，会进一步增强全身免疫反应。针对前列腺癌，有两个试验对其进行了评估。在一项纳入转移性前列腺癌患者的 Ⅱ 期临床试验（NCT04090775）中，评估了前列腺冷冻消融联合 IT-IO（使用 PD1 受体抑制剂抗体 nivolumab、抗 CTLA4 抗体 ipilimumab和环磷酰胺）治疗 4 周后低剂量口服环磷酰胺引发的系统性抗肿瘤免疫反应的潜力。该研究纳入 12 例患者，尚未发表结果。另一项 Ⅰ 期临床试验（NCT02423928）纳入18 例转移性前列腺癌患者，他们接受前列腺冷冻消融联合 IT-IO（使用自体未成熟树突状细胞），随后进行免疫调节（所有 18 例患者使用低剂量环磷酰胺，6 例患者使用抗 CTLA4 抗体 ipilimumab，3 例患者使用 PD1 抗体 pembrolizumab）[194]。该方案安全且患者耐受性良好，6/18 例参与者（33%）获得了长期（＞46 周）临床获益，这些参与者的研究结果提示系统性抗肿瘤免疫反应。重要的是，迄今为止在此背景下进行的有限研究都是针对转移性前列腺癌，而不是局限性前列腺癌。研究一致认为免疫治疗在癌症疾病进展中的时间可能影响其总体有效性。一些证据表明，在前列腺癌早期使用免疫治疗可能会改善对免疫治疗的反应[195]。因此，结合 IT-IO 和消融治疗临床局限性前列腺癌可能会提供特别的希望。这些疗法提供了令人期待的可能性，但它们也带来了一系列挑战，如全身细胞因子释放、发热和理论上不利的免疫反应的风险。

（五）展望

IT-IO 和局灶治疗的结合为推进局限性前列腺癌的治疗提供了一种前沿方向。然而，这种概念上的协同作用在其临床探索中仍处于初期阶段，需要充分认识其安全性、有效性和潜在的临床效果。这些探索性努力的一个关键方面取决于对癌症分期的精确描述，特别是针对中危、未接受治疗的前列腺癌和可能的复发病例。这种分层对于制订治疗策略和随后的临床结果评估至关重要，特别是选择最佳指标来确定无生化生存期、无转移生存期和总生存期的临床效果。

五、总结

在局限性前列腺癌的治疗中，局灶治疗的作用显得愈发重要，但有两个问题亟待解决：①随着局灶治疗手术量的增加以及随访时间的增长，必须制订标准化的治疗后随访策略，以获得更多、更可靠的临床数据；②需要更丰富的临床数据来证实前列腺癌局灶治疗的确切作用和对患者术后功能的影响。目前的专家共识认为，局灶治疗可能成为根治性治疗的替代方案，拥有足够随访时间的随机对照临床研究可以明确局灶治疗的肿瘤学意义。由于各种研究中的治疗、管理和随访方案的差异，对不同的治疗方式进行比较的难度较大。前瞻性临床试验可以为比较不同治疗方式的肿瘤学结局、并发症发生率和功能学结局提供关键信息。

临床上可选择的前列腺癌局灶治疗方案越来越多，在选择治疗方法前必须考虑几个问题。首先，鉴于不同局灶治疗方法的特点，特定疗法在特定区域的应用可能会受到限制。其次，目前仍缺乏比较各种治疗方式的可靠数据，临床医师应从现有的肿瘤学和功能结果的数据中得出结论，结合当地的技术选择治疗方式。最后，临床医师必须考虑每种治疗方式的成本，结合患者的个体特点选择最合适的治疗方式。目前，很少有国家和保险机构批准对局灶治疗进行报销，因此使用局灶治疗可能会给患者带来昂贵的费用。

尽管缺乏长期的随访数据，局灶治疗仍是针对局限性前列腺癌的一类非常有前景的治疗方式。其副作用较小，是无法耐受全麻手术患者的另一种选择。目前的观点支持在低肿瘤负荷、部分中危和选择性的低危前列腺癌患者中使用局灶治疗。短期研究概述了冷冻消融、HIFU、激光消融、光动力治疗和不可逆电穿孔等治疗方式的有效性和安全性。各种局灶治疗方法的临床试验仍在进行中，需要进一步研究来制定更加标准化的治疗方案，并分析其长期肿瘤学结局和对患者生活质量的影响。此外，局灶治疗方式带来的经济负担也是临床工作中需要考虑的重要因素。

参考文献

[1] Thomsen FB, Brasso K, Klotz LH, et al. Active surveillance for clinically localized prostate cancer-a systematic review. J Surg Oncol, 2014 Jun, 109(8):830-835.

[2] Klotz L, Vesprini D, Sethukavalan P, et al. Long-term follow-up of a large active surveillance cohort of patients with prostate cancer. J Clin Oncol, 2015 Jan 20, 33(3):272-277.

[3] Bokhorst LP, Valdagni R, Rannikko A, et al. A decade of active surveillance in the PRIAS study: An update and evaluation of the criteria used to recommend a switch to active treatment. Eur Urol, 2016, 70(6): 954-960.

[4] Tosoian JJ, Mamawalam M, Epstein JI, et al. Active surveillance of grade group 1 prostate cancer: long-term outcomes from a large prospective cohort. Eur Urol, 2020, 77(6): 675-682.

[5] Ficarra V, Sooriakumaran P, Novara G, et al. Systematic review of methods for reporting combined outcomes after radical prostatectomy and proposal of a novel system: The survival, continence, and potency (SCP) classification. Eur Urol, 2012, 61(3): 541-548.

[6] Novara G, Ficarra V, Rosen RC, et al. Systematic review and meta-analysis of perioperative outcomes and complications after robot-assisted radical prostatectomy. Eur Urol, 2012, 62(3): 431-452.

[7] Matta R, Chapple CR, Fisch M, et al. Pelvic complications after prostate cancer radiation therapy and their management: An international collaborative narrative review. Eur Urol, 2019, 75(3): 464-476.

[8] Wallis CJD, Glaser A, H JC, et al. Survival and complications following surgery and radiation for localized prostate cancer: An international collaborative review. Eur Urol, 2018, 73(1): 11-20.

[9] 中国临床肿瘤学会 (CSCO) 前列腺癌诊疗指南. 北京：人民卫生出版社, 2021,8.

[10] Lindner U, Trachtenberg J, Lawrentschuk, N. Focal therapy in prostate cancer: modalities, findings and future considerations. Nat. Rev. Urol, 2010, 7:562-571.

[11] Ahmed HU. Will focal therapy become a standard of care for men with localized prostate cancer? Nat. Clin. Pract, Oncol, 2007, 4:632-642.

[12] Donaldson IA. Focal therapy: patients, interventions, and outcomes—a report from a consensus meeting. Eur. Urol, 2015, 67:771-777.

[13] Villers A, McNeal JE, Freiha FS, et al. Multiple cancers in the prostate. Morphologic features of clinically recognized versus incidental tumors. Cancer, 1992, 70:2313-2318.

[14] Wise AM, Stamey TA, McNeal JE, et al. Morphologic and clinical significance of multifocal prostate cancers in radical prostatectomy specimens. Urology, 2002, 60:264-269.

[15] Djavan B. Predictability and significance of multifocal prostate cancer in the radical prostatectomy specimen. Tech Urol, 1999, 5:139-142.

[16] Mouraviev V. Prostate cancer laterality as a rationale of focal ablative therapy for the treatment of clinically localized prostate cancer. Cancer, 2007, 110: 906-910.

[17] Tareen B. Appropriate candidates for hemiablative focal therapy are infrequently encountered among men selected for radical prostatectomy in contemporary cohort. Urology, 2009, 73: 351-354, discussion 354-355.

[18] Liu W. Copy number analysis indicates monoclonal origin of lethal metastatic prostate cancer. Nature Med, 2009, 15:559-565.

[19] Ahmed HU. The index lesion and the origin of prostate cancer. N. Engl. J. Med, 2009, 361: 1704-1706.

[20] Algaba F, Montironi R. Impact of prostate cancer multifocality on its biology and treatment. J. Endourol, 2010, 24:799-804.

[21] Lin D. Development of metastatic and nonmetastatic tumor lines from a patient's prostate cancer specimen-identification of a small subpopulation with metastatic potential in the primary tumor. Prostate, 2010, 70:1636-1644.

[22] Stamey TA. Localized prostate cancer. Relationship of tumor volume to clinical significance for treatment of prostate cancer. Cancer, 1993, 71:933-938.

[23] Wolters T. A critical analysis of the tumor volume threshold for clinically insignificant prostate cancer using a data set of a randomized screening trial. J. Urol, 2011, 185:121-125.

[24] Ohori M. Is focal therapy reasonable in patients

with early stage prostate cancer (CaP)—an analysis of radical prostatectomy (RP) specimens. J. Urol. (Suppl.), 2006, 175, 507 Abstr:1574.

[25] Matoso A, Epstein JI. Defining clinically significant prostate cancer on the basis of pathological findings. Histopathology, 2019 Jan, 74(1):135-145. doi: 10.1111/his.13712. PMID: 30565298.

[26] Rukstalis DB, Goldknopf JL, Crowley EM, et al. Prostate cryoablation: a scientific rationale for future modifications. Urology, 2002, 60 (2 Suppl. 1):19-25.

[27] Klotz L. Active surveillance and focal therapy for lowintermediate risk prostate cancer. Translat. Androl, 2015, Urol. 4:342-354.

[28] Ahmed HU. The index lesion and the origin of prostate cancer. The New England Journal of Medicine, 2009, 361(17): 1704-1706.

[29] Liu W, Laitinen S, Khan S, et al. Copy number analysis indicates monoclonal origin of lethal metastatic prostate cancer. Nat Med, 2009, 15(5): 559-565.

[30] Eggener SE. Focal therapy for localized prostate cancer: a critical appraisal of rationale and modalities. J. Urol, 2007, 178:2260-2267.

[31] Valerio M. The role of focal therapy in the management of localised prostate cancer: a systematic review. Eur. Urol, 2014, 66:732-751.

[32] Mohler JL. Prostate cancer, version 3.2012: featured updates to the NCCN guidelines. J. Natl. Compr. Canc. Netw, 2012, 10:1081-1087.

[33] Oken MM. Toxicity and response criteria of the Eastern Cooperative Oncology Group. Am. J. Clin. Oncol, 1982, 5:649-655.

[34] Lee DJ, Ahmed HU, Moore CM, et al. Multiparametric magnetic resonance imaging in the management and diagnosis of prostate cancer: current applications and strategies. Current Urology Reports, 2014, 15(3).

[35] Gupta RT, Kauffman CR, Polascik TJ, et al. The state of prostate MRI in 2013. Oncology-new York, 2013, 27(4):262-270.

[36] Felker ER, Raman SS, Lu DSK, et al. Utility of multiparametric MRI for predicting residual clinically significant prostate cancer after focal laser ablation. American Journal of Roentgenology, 2019, 213(6):1253.

[37] Ahmed HU, El-Shater Bosaily A, Brown LC, et al. Diagnostic accuracy of multi-parametric MRI and TRUS biopsy in prostate cancer (PROMIS): a paired validating confirmatory study. The Lancet, 2017, 389(10071):815-822.

[38] Rouvière O, Puech P, Renard-Penna R, et al. Use of prostate systematic and targeted biopsy on the basis of multiparametric MRI in biopsy-naive patients (MRI-FIRST): a prospective, multicentre, paired diagnostic study. The Lancet Oncology, 2019, 20(1):100-109.

[39] De Visschere P J L, Naesens L, Libbrecht L, et al. What kind of prostate cancers do we miss on multiparametric magnetic resonance imaging?. European Radiology, 2016, 26(4):1098-1107.

[40] Fütterer JJ, Briganti A, De Visschere P, et al. Can clinically significant prostate cancer be detected with multiparametric magnetic resonance imaging? a systematic review of the literature. European Urology, 2015, 68(6):1045-1053.

[41] Vos EK, Lagemaat MW, Barentsz JO, et al. Image quality and cancer visibility of T2-weighted magnetic resonance imaging of the prostate at 7 Tesla. European Radiology, 2014, 24(8):1950-1958.

[42] Durand M, Bessede T, Treacy PJ, et al. Ex-vivo experimental 7 Tesla high resolution magnetic resonance imaging of localized prostate cancer. European Urology Open Science, 2020, 19:e585-e586.

[43] Thompson I. Guideline for the management of clinically localized prostate cancer: 2007 update. J. Urol, 2007, 177:2106-2131.

[44] Mian BM. Role of prostate biopsy schemes in accurate prediction of Gleason scores. Urology, 2006, 67:379-383.

[45] Polascik TJ. Pathologic stage T2a and T2b prostate cancer in the recent prostate-specific antigen era: implications for unilateral ablative therapy. Prostate, 2008, 68:1380-1386.

[46] Katelaris NC. Current role of multiparametric magnetic resonance imaging in the management of prostate cancer. Korean J. Urol, 2015, 56:337-345.

[47] Crawford ED. Clinical-pathologic correlation between transperineal mapping biopsies of the prostate and three-dimensional reconstruction of prostatectomy specimens. Prostate, 2013, 73:778-787.

[48] Moore CM. Image-guided prostate biopsy using

magnetic resonance imaging-derived targets: a systematic review. Eur. Urol, 2013, 63:125-140.

[49] Singh PB. Prostate cancer tumour features on template prostate-mapping biopsies: implications for focal therapy. Eur. Urol, 2014, 66:12-19.

[50] Hu Y. MR to ultrasound registration for imageguided prostate interventions. Med. Image Anal, 2012, 16:687-703.

[51] Cornud F. Tumor target volume for focal therapy of prostate cancer-does multiparametric magnetic resonance imaging allow for a reliable estimation? J. Urol, 2014, 191:1272-1279.

[52] Lindner U, Lawrentschuk N, Trachtenberg J. Image guidance for focal therapy of prostate cancer. World J. Urol, 2010, 28:727-734.

[53] Roach M. Defining biochemical failure following radiotherapy with or without hormonal therapy in men with clinically localized prostate cancer: recommendations of the RTOG-ASTRO Phoenix consensus conference. Int. J. Radiat. Oncol. Biol. Phys, 2006, 65:965-974.

[54] Nguyen PL. Updated results of magnetic resonance imaging guided partial prostate brachytherapy for favorable risk prostate cancer: implications for focal therapy. J. Urol, 2012, 188:1151-1156.

[55] Postema AW. Standardization of definitions in focal therapy of prostate cancer: report from a Delphi consensus project. World J. Urol.

[56] Madersbacher S, Pedevilla M, Vingers L, et al. Effect of high-intensity focused ultrasound on human prostate cancer in vivo. Cancer Res, 1995, 55:3346-3351.

[57] Chopra R. MR imaging-controlled transurethral ultrasound therapy for conformal treatment of prostate tissue: initial feasibility in humans. Radiology, 2012, 265:303-313.

[58] Lindner U. Focal laser ablation for prostate cancer followed by radical prostatectomy: validation of focal therapy and imaging accuracy. Eur. Urol, 2010, 57:1111-1114.

[59] Valerio, M. et al. Initial assessment of safety and clinical feasibility of irreversible electroporation in the focal treatment of prostate cancer. Prostate Cancer Prostatic Dis, 2014, 17:343-347.

[60] van den Bos W. The correlation between the electrode configuration and histopathology of irreversible electroporation ablations in prostate cancer patients. World J. Urol, 2016, 34: 657-664.

[61] Zlotta AR. Percutaneous transperineal radiofrequency ablation of prostate tumour: safety, feasibility and pathological effects on human prostate cancer. Br. J. Urol, 1998, 81: 265-275.

[62] Lindner U. Image guided photothermal focal therapy for localized prostate cancer: phase I trial. J. Urol, 2009, 182:1371-1377.

[63] Gage AA, Baust J. Mechanisms of tissue injury in cryosurgery. Cryobiology, 1998, 37(3):171-186.

[64] Arnott J. On the Treatment of cancer by the regulated application of an anesthetic temperature. J. Churchill, 32-54.

[65] Marshall S, Taneja S. Focal therapy for prostate cancer: the current status. Prostate Int, 2015, 3:35-41.

[66] Ward JF, Jones JS. Focal cryotherapy for localized prostate cancer: a report from the national Cryo On-Line Database (COLD) Registry. BJU Int, 2012, 109:1648-1654.

[67] Ritch CR, Katz AE. Prostate cryotherapy: current status. Curr. Opin. Urol, 2009, 19:177-181.

[68] Gowardhan B, Greene D. Cryotherapy for the prostate: an in vitro and clinical study of two new developments; advanced cryoneedles and a temperature monitoring system. BJU Int, 2007, 100:295-302.

[69] Steed J, Saliken JC, Donnelly BJ, et al. Correlation between thermosensor temperature and transrectal ultrasonography during prostate cryoablation. Can. Associ. Radiol. J, 1997, 48:186-190.

[70] Silverman SG. MR imaging-guided percutaneous cryotherapy of liver tumors: initial experience. Radiology, 2000, 217:657-664.

[71] Overduin CG. T1-weighted MR image contrast around a cryoablation iceball: a phantom study and initial comparison with in vivo findings. Med. Phys, 2014, 41:112301.

[72] Tacke J. Imaging of interstitial cryotherapy — an in vitro comparison of ultrasound, computed tomography, and magnetic resonance imaging. Cryobiology, 1999, 38:250-259.

[73] Barret E. Morbidity of focal therapy in the

treatment of localized prostate cancer Eur. Urol, 2013, 63:618-622.

[74] Barqawi AB. Targeted focal therapy for the management of organ confined prostate cancer. J. Urol, 2014, 192:749-753.

[75] Ellis DS, Manny TB Jr, Rewcastle JC. Focal cryosurgery followed by penile rehabilitation as primary treatment for localized prostate cancer: initial results. Urology, 2007, 70:9-15.

[76] Lambert EH, Bolte K, Masson P, et al. Focal cryosurgery: encouraging health outcomes for unifocal prostate cancer. Urology, 2007, 69:1117-1120.

[77] Onik G, Vaughan D, Lotenfoe R, et al. The "male lumpectomy": focal therapy for prostate cancer using cryoablation results in 48 patients with at least 2-year follow-up. Urol. Oncol, 2008, 26:500-505.

[78] Truesdale MD. An evaluation of patient selection criteria on predicting progression-free survival after primary focal unilateral nerve-sparing cryoablation for prostate cancer: recommendations for follow up. Cancer J, 2010, 16:544-549.

[79] Bahn D. Focal cryotherapy for clinically unilateral, low-intermediate risk prostate cancer in 73 men with a median follow-up of 3.7 years. Eur. Urol, 2012, 62:55-63.

[80] Durand M. et al. Focal cryoablation: a treatment option for unilateral low-risk prostate cancer. BJU Int, 2014, 113:56-64.

[81] Mouraviev V, Johansen TE, Polascik TJ. Contemporary results of focal therapy for prostate cancer using cryoablation. J. Endourol, 2010, 24:827-834.

[82] Chuang R, Kinnaird A, Kwan L, et al. Hemigland cryoablation of clinically significant prostate cancer: intermediate-term followup via magnetic resonance imaging guided biopsy. Journal of Urology, 2020, 204(5):941-949.

[83] Tan W P, Chang A, Sze C, et al. Oncological and functional outcomes of patients undergoing individualized partial gland cryoablation of the prostate: a single-institution experience. Journal of Endourology, 2021.

[84] Mercader C, Musquera M, Franco A, et al. Primary cryotherapy for localized prostate cancer treatment. Aging Male, 2020:1-7.

[85] Oishi M, Gill I S, Tafuri A, et al. Hemigland cryoablation of localized low, intermediate and high risk prostate cancer: oncologic and functional outcomes at 5 years. Journal of Urology, 2019, 202(6):1188-1198.

[86] Barqawi A, Pessoa R R, Al-Musawi M, et al. The impact of performing a 3D mapping biopsy prior to primary cryotherapy for the treatment of prostate cancer. Urology, 2020, 144:171-176.

[87] Guo X, Liu S, Wang M, et al. Comparing the oncological outcomes of cryoablation vs. radical prostatectomy in low-intermediate risk localized prostate cancer. Frontiers in Oncology, 2020, 10.

[88] Shah TT. Focal cryotherapy of localized prostate cancer: a systematic review of the literature. Expert Rev. Anticancer Ther, 2014, 14: 1337-1347.

[89] Shah TT, Peters M, Miah S, et al. Assessment of return to baseline urinary and sexual function following primary focal cryotherapy for non-metastatic prostate cancer. European Urology Focus, 2021, 7(2):301-308.

[90] Lynn JG, Zwemer RL, Chick AJ. The biological application of focused ultrasonic waves. Science, 1942, 96:119-120.

[91] Copelan A, Hartman J, Chehab M, et al. M. High-intensity focused ultrasound: current status for image-guided therapy. Seminars Intervent. Radiol, 2015, 32:398-415.

[92] Barkin J. High intensity focused ultrasound (HIFU). Canadian Journal of Urology, 2011, 18(2):5634-5643.

[93] Hoogenboom M. Mechanical high-intensity focused ultrasound destruction of soft tissue: working mechanisms and physiologic effects. Ultrasound Med. Biol, 2015, 41:1500-1517.

[94] Hectors SJ, Jacobs I, Moonen CT, et al. MRI methods for the evaluation of high intensity focused ultrasound tumor treatment: current status and future needs. Magn. Reson. Med, 2016, 75:302-317.

[95] Napoli A. Real-time magnetic resonance-guided high-intensity focused ultrasound focal therapy for localised prostate cancer: preliminary experience. Eur. Urol, 2013, 63:395-398.

[96] Lukka H. High-intensity focused ultrasound for prostate cancer: a systematic review. Clin. On-

col, 2011 , 23:117-127.

[97] Guillaumier S, Peters M, Arya M, et al. A multi-centre study of 5-year outcomes following focal therapy in treating clinically significant nonmetastatic prostate cancer. European Urology, 2018, 74(4):422-429.

[98] Nahar B, Bhat A, Reis I M, et al. Prospective evaluation of focal high-intensity focused ultrasound (HIFU) for patients with localized prostate cancer. The Journal of Urology, 2020:101015J-101097J.

[99] Ghai S, Finelli A, Corr K, et al. MRI-guided focused ultrasound ablation for localized intermediate-risk prostate cancer: early results of a phase Ⅱ trial. Radiology, 2021, 298(3):695-703.

[100] Albisinni S, Aoun F, Bellucci S, et al. Comparing high-intensity focal ultrasound hemiablation to robotic radical prostatectomy in the management of unilateral prostate cancer: a matched-pair analysis. Journal of Endourology, 2017, 31(1):14-19.

[101] Ahmed HU. Focal therapy for localized prostate cancer: a phase I/II trial. J. Urol, 2011, 185:1246-1254.

[102] Beerlage HP, Thuroff S, Debruyne FM, et al. Transrectal highintensity focused ultrasound using the Ablatherm device in the treatment of localized prostate carcinoma. Urology, 1999, 54:273-277.

[103] Souchon R. Visualisation of HIFU lesions using elastography of the human prostate in vivo: preliminary results. Ultrasound Med. Biol, 2003, 29:1007-1015.

[104] Muto S. Focal therapy with high-intensityfocused ultrasound in the treatment of localized prostate cancer. Jpn. J. Clin. Oncol, 2008, 38: 192-199.

[105] Murat FJ. 854 Focal therapy of prostate cancer (PCA) with HIFU: influence on erectile dysfunction (ED). Eur. Urol, 2009, Supplements 8: 334.

[106] El Fegoun A. Focal therapy with high-intensity focused ultrasound for prostate cancer in the elderly. A feasibility study with 10 years follow-up. Int. Braz. J. Urol, 2011, 37: 213-219.

[107] Tay KJ. Initial experience with MRgFUS focal therapy for low-risk prostate cancer. J. En-dourol, 2011, 25: A99-A100.

[108] Dickinson L. A multi-centre prospective development study evaluating focal therapy using high intensity focused ultrasound for localised prostate cancer: the INDEX study. Contemp Clin Trials, 2013, 36:68-80.

[109] van Velthoven R. A prospective clinical trial of HIFU hemiablation for clinically localized prostate cancer. Prostate Cancer Prostatic Dis, 2016, 19:79-83.

[110] Van Velthoven R. Primary zonal high intensity focused ultrasound for prostate cancer: results of a prospective phase iia feasibility study. Prostate Cancer, 2014:756189.

[111] Feijoo ER. Focal high-intensity focused ultrasound targeted hemiablation for unilateral prostate cancer: a prospective evaluation of oncologic and functional outcomes. Eur Urol, 2016, 69:214-220.

[112] de Almeida RVS, Silvino JRC, Kalil JR, et al. Early Effects of High-intensity Focused Ultrasound (HIFU) Treatment for Prostate Cancer on Fecal Continence and Anorectal Physiology. Urology, 2021 Feb, 148:211-216.

[113] Colin P, Mordon S, Nevoux P, et al. Focal laser ablation of prostate cancer: definition, needs, and future. Advances in Urology, 2012:1-10.

[114] Wenger H, Yousuf A, Oto A, et al. Laser ablation as focal therapy for prostate cancer. Curr. Opin. Urol, 2014, 24:236-240.

[115] Eymerit-Morin C. Histopathology of prostate tissue after vascular-targeted photodynamic therapy for localized prostate cancer. Virchows Arch. 463, 547-552.

[116] Raz O. Real-time magnetic resonance imaging-guided focal laser therapy in patients with low-risk prostate cancer. Eur. Urol, 2010, 58: 173-177.

[117] Schwarzmaier HJ. MR-guided laser-induced interstitial thermotherapy of recurrent glioblastoma multiforme: preliminary results in 16 patients. Eur. J. Radiol, 2006, 59:208-215.

[118] Streitparth F. MR-guided laser ablation of osteoid osteoma in an open high-field system (1.0T). Cardiovasc. Intervent. Radiol, 2009, 32:320-325.

[119] Walser E, Nance A, Ynalvez L, et al. Focal laser ablation of prostate cancer: results in 120

patients with low-to intermediate-risk disease. Journal of Vascular and Interventional Radiology, 2019, 30(3):401-409.

[120] Al Hakeem Y, Raz O, Gacs Z, et al. Magnetic resonance image-guided focal laser ablation in clinically localized prostate cancer: safety and efficacy. ANZ Journal of surgery, 2019, 86175 (12):1610-1614.

[121] Zheng X, Jin K, Qiu S, et al. Focal laser ablation versus radical prostatectomy for localized prostate cancer: survival outcomes from a matched cohort. Clinical Genitourinary Cancer, 2019, 17(6):464-469.

[122] Zhou X, Jin K, Qiu S, et al. Comparative effectiveness of radiotherapy versus focal laser ablation in patients with low and intermediate risk localized rrostate cancer. Scientific Reports, 2020, 10(1):464.

[123] Natarajan S, Jones T A, Priester AM, et al. Focal laser ablation of prostate cancer: feasibility of magnetic resonance imaging-ultrasound fusion for guidance. Journal of Urology, 2017, 198(4):839.

[124] Ahdoot M, Lebastchi A H, Turkbey B, et al. Contemporary treatments in prostate cancer focal therapy. Curr Opin Oncol, 2019, 31(3):200-206.

[125] Polnikorn N, Timpatanapong P. Photochemotherapy of psoriasis. A review of mechanism and report of successful, treatment in pustular psoriasis. J. Med. Assoc. Thai, 1977, 60:510-515.

[126] Luksiene Z. Photodynamic therapy: mechanism of action and ways to improve the efficiency of treatment. Medicina (Kaunas, Lithuania), 2003, 39(12):1137-1150.

[127] Xu DD, Leong MML, Wong F, et al. Photonamic therapy on prostate cancer cells involve mitochondria membrane proteins. Photodiagnosis and Photodynamic Therapy, 2020, 31:101933.

[128] Azzouzi AR, Lebdai S, Benzaghou F, et al. Vascular-targeted photodynamic therapy with TOOKAD Soluble in localized prostate cancer: standardization of the procedure. World J. Urol, 2015, 33:937-944.

[129] Azzouzi AR. TOOKAD soluble focal therapy: pooled analysis of three phase II studies

[130] Windahl T, Andersson SO, Lofgren L. Photodynamic therapy of localised prostatic cancer. Lancet, 1990, 336:1139.

[131] Trachtenberg J. Vascular-targeted photodynamic therapy (padoporfin, WST09) for recurrent prostate cancer after failure of external beam radiotherapy: a study of escalating light doses. BJU Int, 2008, 102:556-562.

[132] Davidson SR. Treatment planning and dose analysis for interstitial photodynamic therapy of prostate cancer. Phys. Med. Biol, 2009, 54:2293-2313.

[133] Huang Z. Magnetic resonance imaging correlated with the histopathological effect of Pd-bacteriopheophorbide (Tookad) photodynamic therapy on the normal canine prostate gland. Lasers Surg. Med, 2006, 38:672-681.

[134] Azzouzi AR. TOOKAD® soluble vasculartargeted photodynamic (VTP) therapy: determination of optimal treatment conditions and assessment of effects in patients with localised prostate cancer. BJU Int, 2013, 112: 766-774.

[135] Flegar L, Buerk B, Proschmann R, et al. Vascular-targeted photodynamic therapy in unilateral low-risk prostate cancer in germany: 2-yr single-centre experience in a real-world setting compared with radical prostatectomy. European Urology Focus, 2021.

[136] Gill I S, Azzouzi A, Emberton M, et al. Randomized trial of partial gland ablation with vascular targeted phototherapy versus active surveillance for low risk prostate cancer: extended followup and analyses of effectiveness. Journal of Urology, 2018, 200(4):786-793.

[137] Tracey A, Noguiera L, Alvim R, et al. LBA02-04 interim results: a phase 2b trial of padeliporfin (Wst11) vascular-targeted photodynamic therapy as partial-gland ablation for men with intermediate-risk prostate cancer. The Journal of Urology, 2020, 203(Supplement 4).

[138] Lebdai S. Feasibility, safety, and efficacy of salvage radical prostatectomy after Tookad® soluble focal treatment for localized prostate cancer. World J. Urol, 2015, 33:965-971.

[139] Chelly S, Maulaz P, Bigot P, et al. Erectile

function after WST11 vascular-targeted photo-dynamic therapy for low-risk prostate cancer treatment. Asian J Androl, 2020, 22(5):454-458.

[140] Kiełbik A, Szlasa W, Saczko J, et al. Electroporation-based treatments in urology. Cancers, 2020, 12(8):2208.

[141] Valerio M, Ahmed H U, Emberton M. Focal therapy of prostate cancer using irreversible electroporation. Techniques in Vascular and Interventional Radiology, 2015, 18(3):147-152.

[142] Tsivian M, Polascik T J. Bilateral focal ablation of prostate tissue using low-energy direct current (LEDC): a preclinical canine study. BJU International, 2013, 112(4):526-530.

[143] Rubinsky J, Onik G, Mikus P, et al. Optimal parameters for the destruction of prostate cancer using irreversible electroporation. J. Urol, 2008, 180:2668-2674.

[144] Niessen C. Percutaneous irreversible electroporation (IRE) of prostate cancer: contrastenhanced ultrasound (CEUS) findings. Clin. Hemorheol. Microcirc, 2015, 61:135-141.

[145] Valerio M. A prospective development study investigating focal irreversible electroporation in men with localised prostate cancer: Nanoknife Electroporation Ablation Trial (NEAT). Contemporary Clin. Trials, 2014, 39:57-65.

[146] Ting F. Focal irreversible electroporation for prostate cancer: functional outcomes and short-term oncological control. Prostate Cancer Prostatic Dis. 2016, 19:46-52.

[147] Blazevski A, Scheltema M J, Yuen B, et al. Oncological and quality-of-life outcomes following focal irreversible electroporation as primary treatment for localised prostate cancer: a biopsy-monitored prospective cohort. European Urology Oncology, 2020, 3(3):283-290.

[148] Collettini F, Enders J, Stephan C, et al. Image-guided irreversible electroporation of localized prostate cancer: functional and oncologic outcomes. Radiology, 2019, 292(1):250-257.

[149] Blazevski A, Amin A, Scheltema M J, et al. Focal ablation of apical prostate cancer lesions with irreversible electroporation (IRE). World Journal of Urology, 2020.

[150] Guenther E, Klein N, Zapf S, et al. Prostate cancer treatment with Irreversible Electroporation (IRE): Safety, efficacy and clinical experience in 471 treatments. PLOS ONE, 2019, 14(4):e215093.

[151] O'Neill C H, Martin R C G. Cardiac synchronization and arrhythmia during irreversible electroporation. Journal of Surgical Oncology, 2020, 122(3):407-411.

[152] Crook J, Lukka H, Klotz L, et al. Systematic overview of the evidence for brachytherapy in clinically localized prostate cancer. CMAJ, 2001, 164, 975-981.

[153] Crook JM, Potters L, Stock R, et al. Critical organ dosimetry in permanent seed prostate brachytherapy: defining the organs at risk. Brachytherapy, 2005:186-194.

[154] Chao MW, et al. Brachytherapy: state-of-the-art radiotherapy in prostate cancer. BJU Int, 2015, 116, (Suppl. 3) 80-88.

[155] Tareen BG, Godoy G, Taneja SS. Focal therapy: a new paradigm for the treatment of prostate cancer. Rev. Urol, 2009, 11:203-212.

[156] Al-Qaisieh B. Dosimetry modeling for focal lowdose-rate prostate brachytherapy. Int. J. Radiat. Oncol. Biol. Phys, 2015, 92:787-793.

[157] Cosset JM. Focal brachytherapy for selected low-risk prostate cancers: a pilot study. Brachytherapy 12, 2013:331-337.

[158] Hu B, Hu B, Chen L, et al. Contrastenhanced ultrasonography evaluation of radiofrequency ablation of the prostate: a canine model. J. Endourol, 2010, 24:89-93.

[159] Richstone L. Ablation of bull prostate using a novel bipolar radiofrequency ablation probe. J. Endourol, 2009, 23:11-16.

[160] Orczyk C, Barratt D, Brew-Graves C, et al. Prostate radiofrequency focal Ablation (ProRAFT) trial: a prospective development study evaluating a bipolar radiofrequency device to treat prostate cancer. J Urol, 2021 Apr, 205(4):1090-1099.

[161] Lepor H, Llukani E, Sperling D, et al. Complications, recovery, and early functional outcomes and oncologic control following in-bore focal laser ablation of prostate cancer. Eur. Urol, 2015, 68:924-926.

[162] Oto A. MR imaging-guided focal laser ablation

for prostate cancer: phase I trial. Radiology, 2013, 267:932-940.

[163] Moore CM. Determination of optimal drug dose and light dose index to achieve minimally invasive focal ablation of localised prostate cancer using WST11-vascular-targeted photodynamic (VTP) therapy. BJU Int, 2015 116:888-896.

[164] Yap T. The effects of focal therapy for prostate cancer on sexual function: a combined analysis of three prospective trials. Eur. Urol, 2015, 69:844-851.

[165] Burnett AL. Erectile function outcome reporting after clinically localized prostate cancer treatment. J. Urol, 2007, 178: 597-601.

[166] Ramsay CR. Ablative therapy for people with localised prostate cancer: a systematic review and economic evaluation. Health Technol. Assess, 2015, 19:1-490.

[167] Lebastchi AH. Standardized nomenclature and surveillance methodologies after focal therapy and partial gland ablation for localized prostate cancer: an international multidisciplinary consensus. Eur Urol, 2020, 78:371-378.

[168] Nair SS, Weil R, Dovey Z, et al. The tumor microenvironment and immunotherapy in prostate and bladder cancer. Urol. Clin. North. Am, 2020, 47:e17-e54.

[169] Bonaventura P. Cold tumors: a therapeutic challenge for immunotherapy. Front.Immunol, 2019, 10: 168.

[170] Vitkin N, Nersesian S, Siemens DR, et al. The tumor immune contexture of prostate cancer. Front. Immunol, 2019, 10:603.

[171] Patel D, McKay R, Parsons JK. Immunotherapy for localized prostate cancer: the next frontier? Urol. Clin. North. Am, 2020, 47, 443-456.

[172] Le Nobin Julien. Image guided focal therapy for magnetic resonance imaging visible prostate cancer: defining a 3-dimensional treatment margin based on magnetic resonance imaging histology co-registration analysis. J. Urol, 2015, 194:364-370.

[173] Overduin CG, Jenniskens SFM, Sedelaar JPM, et al. Percutaneous MR-guided focal cryoablation for recurrent prostate cancer following radiation therapy: retrospective analysis of ice-ball margins and outcomes. Eur. Radiol, 2017, 27:4828-4836.

[174] Mahnken AH, König AM, Figiel JH. Current technique and application of percutaneous cryotherapy. Rofo, 2018, 190:836-846.

[175] De Marini P. Percutaneous MR-guided whole-gland prostate cancer cryoablation: safety considerations and oncologic results in 30 consecutive patients. Br. J. Radiol, 2019, 92:20180965.

[176] Baust JM. Assessment of cryosurgical device performance using a 3D tissue-engineered cancer model. Technol. Cancer Res. Treat, 2017, 16: 900-909.

[177] Aarts BM. Cryoablation and immunotherapy: an overview of evidence on its synergy. Insights Imaging, 2019, 10:53.

[178] Wu Y. Cryoablation reshapes the immune microenvironment in the distal tumor and enhances the anti-tumor immunity. Front. Immunol, 2022, 13:930461.

[179] Baust JG. Re-purposing cryoablation: a combinatorial 'therapy' for the destruction of tissue. Prostate Cancer Prostatic Dis, 2015, 18: 87-95.

[180] Ablin RJ, Gonder MJ, Soanes WA. Elution of cell-bound anti-prostatic epithelial antibodies after multiple cryotherapy of carcinoma of the prostate. Cryobiology, 1974, 11: 218-221.

[181] Alblin RJ, Soanes WA, Gonder MJ. Prospects for cryo-immunotherapy in cases of metastasizing carcinoma of the prostate. Cryobiology, 19718:271-279.

[182] Yakkala C, Denys A, Kandalaft L, et al. Cryoablation and immunotherapy of cancer. Curr. Opin. Biotechnol, 2020, 65:60-64.

[183] Lou Y. Downregulated TNF-α levels after cryo-thermal therapy drive Tregs fragility to promote long-term antitumor immunity. Int. J. Mol. Sci, 2021, 22:9951.

[184] Finley DS. Ultrasound-based combination therapy: potential in urologic cancer. Expert. Rev. Anticancer. Ther, 2011, 11:107-113.

[185] Li L.-Y. Prospective comparison of five mediators of the systemic response after high-intensity focused ultrasound and targeted cryoablation for localized prostate cancer. BJU Int, 2009, 104:1063-1067.

[186] Mitragotri S, Kost J. Low-frequency sonophoresis: a review. Adv. Drug Deliv Rev, 2004, 56:589-601.

[187] Gupta SL, Basu S, Soni V, et al. Immunotherapy: an alternative promising therapeutic approach against cancers. Mol. Biol. Rep, 2022, 49: 9903-9913.

[188] Chauvin JM, Zarour HM. TIGIT in cancer immunotherapy. J. Immunother. Cancer, 2020, 8: e000957.

[189] Waitz R. Potent induction of tumor immunity by combining tumor cryoablation with anti-CTLA-4 therapy. Cancer Res, 2012, 72: 430-439.

[190] Benzon B. Combining immune check-point blockade and cryoablation in an immunocompetent hormone sensitive murine model of prostate cancer. Prostate Cancer Prostatic Dis, 2018, 21:126-136.

[191] Ross AE. A pilot trial of pembrolizumab plus prostatic cryotherapy for men with newly diagnosed oligometastatic hormone-sensitive prostate cancer. Prostate Cancer Prostatic Dis, 2020, 23:184-193.

[192] Marabelle A, Tselikas L, de Baere T, et al. Intratumoral immunotherapy: using the tumor as the remedy. Ann. Oncol, 2017, 28: xii33-xii43.

[193] Brody JD. In situ vaccination with a TLR9 agonist induces systemic lymphoma regression: a phase I/II study. J Clin Oncol, 2010, 28:4324-4332.

[194] Thomsen LCV. A prospective phase I trial of dendritic cell-based cryoimmunotherapy in metastatic castration-resistant prostate cancer. J. Clin. Oncol, 2020, 38:3029-3029.

[195] King A. Could immunotherapy finally break through in prostate cancer? Nature, 2022: S42-S44.

第9章　局灶治疗术后随访和复发评估

前列腺癌局灶治疗术后针对患者进行定期标准化的监测随访与复发评估非常关键，本章将介绍局灶治疗的随访策略、术后复发的判断标准，以及针对局灶治疗术后复发病灶的挽救性治疗策略等。

一、局灶治疗术后随访策略

局灶治疗的术后随访主要涵盖三方面内容，即肿瘤控制、手术相关并发症和功能学恢复，后者包括患者的性功能和尿控功能等内容。2020 年的一项专家共识[1]及 2016 年的一项 Delphi 共识[2]阐述了前列腺癌局灶治疗术后随访方案，一些早期临床研究[3, 4]亦提出了各有差异的随访方案。下面将进行综合阐述。

1. PSA 监测　共识[1]指出，PSA 监测是术后随访的首选生物标志物，应当纳入术后随访规范。该共识建议，前列腺癌局灶治疗术后 3 个月内应首次复查血清总前列腺特异性抗原 (t-PSA)，随后的 1 年内每 3 个月复查一次，1 年后每 6 个月复查一次。

2. 影像学检查　共识[1]认为，多参数磁共振成像 (mpMRI) 应作为术后复查影像学的首选。术后 6 个月内应首次复查 mpMRI，1 年后再次复查 mpMRI。此外，在出现触发因素如临床可疑、患者较年轻、PSA 的遗传倾向性升高和直肠指检异常时，也应复查 mpMRI。

3. 前列腺穿刺活检　前列腺癌局灶治疗术后，共识[1]首选 MRI 引导的靶向穿刺活检，同时也应对未治疗区域进行系统穿刺活检。首次复查靶向治疗区域的穿刺活检应在局灶治疗术后第 1 年内进行，以判断是否出现治疗失败（即治疗区域内复发）。此后，只有在出现触发因素时再进行活检。当影像学出现可疑异常时，也应进行穿刺活检。此外，对全腺体的系统穿刺活检也应在术后 6 ~ 12 个月进行，从而评估治疗区域外病灶。若在治疗区域外发现临床有意义前列腺癌，则说明术前选择的治疗区域可能是错误的。

4. 功能学随访　在前列腺癌局灶治疗术后 3 ~ 6 个月应首次评估患者的功能学结果[1]。若患者无须使用尿垫控制漏尿，则认为尿控功能恢复令人满意。对于性功能的恢复未达成共识，但 72% 的专家一致认为患者的勃起功能较基线水平无变化属满意范畴。生活质量 (QoL) 调查通常基于标准化的问卷。多项研究[3-5]对功能学评估进行了量化，使用包括国际前列腺症状评分 (IPSS)、前列腺癌临床综合扩展指数量表 (EPIC-CP)、勃起功能评分量表 (IIEF-5)、男性性健康量表 (SHIM) 等评估患者术前及术后的功能学评分。排尿功能的显著恶化的推荐定义为 IPSS 增加 5 分，术后 1 年时的 IIEF-5 评分 21 分为评估勃起功能是否正常的分界值[2]。共识[2]认为，应该将局灶治疗术后功能学成功定义为术后 1

年时尿控、勃起功能和生活质量的维持。

5. 手术相关并发症　有研究[4]采用 Clavien-Dindo 评分或 CTCEA 评分对手术相关并发症进行评分，Clavien-Dindo 3a 或 CTCEA 3 级并发症以上被认为是严重并发症。短期并发症的定义为在术后 90 天内发生的并发症。常见的手术相关并发症包括尿路感染、附睾炎、尿道直肠瘘、直肠出血等。有研究[6]使用了 UCLA-EPIC 问卷的肠道症状部分对肠功能进行描述。对于局灶治疗术后肠毒性的定义，专家组认为排便频率的改变、直肠瘘的形成以及粪便中血液和有害成分的增加共同构成了肠毒性的特征。对于粪便中黏液的出现或增加是否应该纳入其中，并未形成共识[2]。建议在随访过程中对并发症进行记录。

二、局灶治疗术后复发

关于局灶治疗术后复发的讨论较少，各临床研究对术后复发的定义也略有差异。部分文献[1]采用了"治疗失败"的概念，并提出了区域内（in-field）治疗失败、区域外（out-of-field）治疗失败等相关概念。亦有文献[2]将治疗失败的原因分为三类：①消融失败，指未能完全破坏预期治疗区域内的前列腺腺体，在治疗区域内检测到残余肿瘤即可认定消融失败；②靶向失败，指局灶治疗能量未能准确输送至肿瘤区域；③选择患者失败，指将局灶治疗应用于不符合适应证的患者。术后短期内发现转移或局部进展即可认定为选择患者失败。以下将从 PSA 水平、影像学特征和病理特征三个方面进行讨论。

1. PSA 水平　目前，局灶治疗术后生化复发的概念并不明确。目前评估局灶治疗后疗效的有关文献使用了前列腺癌放射治疗中使用的定义，包括美国放射肿瘤学会（ASTRO）标准和 Phoenix 标准，而

这些标准用于局灶治疗还没有经过验证。有研究[7]使用了 ASTRO 定义，即 PSA 连续三次高于最低值。Durand 等[8]则采用了 Phoenix 标准，即 PSA >术后最低值 2ng/ml。Lambert 等[9]描述了两种情形，符合其中任何一种即被认为是生化复发：PSA >术后最低值 2ng/ml 或 PSA 最低值未降至治疗前水平的 50% 以下。Nguyen 等[10]提出生化复发的判定应同时满足两点：PSA >术后最低值 2ng/ml 和 PSA 速率（PSA 年增长量）超过 0.75ng/ml。

2. 影像学特征　共识[1]认为，治疗区域术后的磁共振 DCE 序列中的早期对比增强提示治疗失败。此外，亦有一些特征提示治疗失败，如：① T2 序列中治疗区域呈低信号；② ADC 序列中治疗区域呈低信号伴高 b 值（b ≥ 1400s/mm²）DWI 序列高信号。

3. 病理特征　关于临床有意义肿瘤的定义，共识[2]认为 Gleason 评分 ≥ 7 分的病灶均为临床有意义，无论肿瘤大小。肿瘤最大直径 2 ～ 3mm、Gleason 评分 6 分的病灶，可以认为是临床无意义的。共识[11]认为，治疗区域内残留 Gleason 评分 6 分肿瘤且肿瘤直径 ≤ 3mm，治疗后 1 年减少的肿瘤负担在可接受范围内，则不需要进一步治疗；治疗区域残留 Gleason 评分 7 分的病灶则认为治疗失败。若基于靶向穿刺活检或系统穿刺活检的所有已确定的 Gleason 评分 7 分病灶均已被全部去除，则可认定治疗成功[1]。Ellis 等[12]通过临床研究认为仅有在治疗区域内发现肿瘤或发生肿瘤转移时才认为是局灶治疗失败。Azzouzi 等[13]将治疗区域内随访活检阴性定义为治疗成功。Dickinson 等[6]用两种方式定义治疗成功：①术后 3 年进行模板穿刺活检，治疗区域内无任何肿瘤，且治疗区域外无任何临床有意义肿瘤；②术后 3 年进行模

板穿刺活检,治疗区域内外均无临床有意义肿瘤。

三、局灶治疗术后复发的挽救性治疗

当前列腺癌局灶治疗患者在确诊为术后复发时,可选择再次接受局灶治疗,或接受雄激素剥脱治疗(ADT)、根治性切除术(RP)、根治性放射治疗(RT)等其他治疗方法。共识[11]认为,20% 的再次局灶治疗率可以接受,但随后又转向全腺体治疗,则认为局灶治疗失败。

1. 治疗区域内失败的处理 共识[1]认为,可以根据临床判断和对再治疗成功的期望值,再次行局灶治疗(采用相同或不同的治疗方式)。若患者可以从全腺体治疗中获益,亦可行根治性切除术或放射治疗。若复发病灶为 Gleason 评分 6 分的肿瘤,亦可按医疗机构的主动监测相关流程进行随访。

2. 治疗区域外失败的处理 如前文所述,治疗区域外失败有时被称作选择失败,因为这些病灶可能在手术之前就已经存在,但 MRI 不可见,从而在术前评估时遗漏了这些病灶。亦有可能是新产生的病灶,或是按主动监测流程监测的已知病灶发生了进展。共识[1]认为,若治疗方法合适,亦能再次行局灶治疗。但由于这些病灶在 MRI 上不可见,靶向治疗可能存在困难,根治手术或放射治疗或更适合。

四、总结

前列腺癌局灶治疗的临床研究方兴未艾,多种治疗方式的临床试验也在开展当中。因此,对局灶治疗患者进行规范化的术后随访,有助于产生可靠的临床数据,也有助于进行各医学中心的临床研究之间的对比。共识[1]建议的术后随访计划方案见表9-1。

表 9-1 共识建议的局灶治疗患者术后随访方案

初次随访时间点（术后 / 月）		术后年随访计划				
		0 ～ 1 年	1 ～ 2 年	2 ～ 3 年	3 ～ 4 年	4 ～ 5 年
PSA	3 个月	每 3 个月	每 6 个月	每 6 个月	每 6 个月	每 6 个月
影像检查	6 个月	1 次（第 6 个月时）	1 次（首次复查 12 个月后）	每 12 个月或出现触发因素（trigger factor）时		
穿刺活检						
系统穿刺	6 ～ 12 个月	1 次（第 6 ～ 12 月时）	初次复查阴性：按主动监测随访流程；出现触发因素时复查			
靶向穿刺	6 ～ 12 个月	1 次（第 6 ～ 12 月时）	初次复查阴性：按主动监测随访流程；出现触发因素时复查			
功能学随访	3 ～ 6 个月	1 次（第 3 ～ 6 月时）	持续随访直至稳定或达到基线水平			

参考文献

[1] Lebastchi AH, George AK, PolasciK TJ, et al. Standardized nomenclature and surveillance methodologies after focal therapy and partial gland ablation for localized prostate cancer: an international multidisciplinary consensus. European Urology, 2020, 78(3): 371-378.

[2] Postema AW, De Reijke TM, Ukimur AO, et al. Standardization of definitions in focal therapy of prostate cancer: report from a Delphi consensus project. World Journal of Urology, 2016, 34(10): 1373-1382.

[3] Guillaumier S, Peters M, Arya M, et al. A multicentre study of 5-year outcomes following focal therapy in treating clinically significant nonmetastatic prostate cancer. European Urology, 2018, 74(4): 422-429.

[4] Shah TT, Peters M, Eldred-Evans D, et al. Early-medium-term outcomes of primary focal cryotherapy to treat nonmetastatic clinically significant prostate cancer from a prospective multicentre registry. European Urology, 2019, 76(1): 98-105.

[5] Tan WP, Chang A, Sze C, et al. Oncological and functional outcomes of patients undergoing individualized partial gland cryoablation of the prostate: a single-institution experience. Journal of Endourology, 2021, 35(9): 1290-1299.

[6] Dickinson L, Ahmed HU, Kirkham AP, et al. A multi-centre prospective development study evaluating focal therapy using high intensity focused ultrasound for localised prostate cancer: The INDEX study. Contemporary Clinical Trials, 2013, 36(1): 68-80.

[7] Muto S, Yoshii T, Saito K, et al. Focal therapy with high-intensity-focused ultrasound in the treatment of localized prostate cancer. Japanese Journal of Clinical Oncology, 2008, 38(3): 192-199.

[8] Durand M, Barret E, Galiano M, et al. Focal cryoablation: a treatment option for unilateral low-risk prostate cancer. BJU International, 2013, 113(1): 56-64.

[9] Lambert EH, Bolte K, Masson P, et al. Focal cryosurgery: encouraging health outcomes for unifocal prostate cancer. Urology, 2007, 69(6): 1117-1120.

[10] Nguyen PL, Chen M-H, Zhang Y, et al. Updated results of magnetic resonance imaging guided partial prostate brachytherapy for favorable risk prostate cancer: implications for focal therapy. Journal of Urology, 2012, 188(4): 1151-1156.

[11] Donaldson IA, Alonzi R, Barratt D, et al. Focal therapy: patients, interventions, and outcomes-a report from a consensus meeting. European Urology, 2015, 67(4):771-777.

[12] Ellis DS, Manny TB, Rewcastle JC. Focal cryosurgery followed by penile rehabilitation as primary treatment for localized prostate cancer: initial results. Urology, 2007, 70(6): S9-S15.

[13] Azzouzi AR, Barret E, Moore CM, et al. TOOKAD®Soluble vascular-targeted photodynamic(VTP) therapy: determination of optimal treatment conditions and assessment of effects in patients with localised prostate cancer. BJU international, 2013, 112(6): 766-774.

南京鼓楼医院（南京大学医学院附属鼓楼医院）泌尿外科自 2006 年起在国内率先开展前列腺癌局灶治疗的临床工作和相关研究。科室现拥有 MyLabTwice 超声诊断仪、Echolaer X4 激光消融系统、Celon Lab Power 射频消融系统，以及 Mona Lisa 前列腺穿刺机器人等共同组成的前列腺癌局灶治疗平台，先后开展冷冻消融、激光消融、射频消融及近距离粒子放射治疗数百例。笔者团队的一项针对接受了局灶治疗的患者的回顾性研究提示，术后肿瘤未复发率达到 93.2%，自主尿控率达到 97.7%。

1. 前列腺局灶治疗体位摆放及局部麻醉见图 10-1。

2. 前列腺癌局灶消融治疗模式见图 10-2。

3. 术前 MPI-TRUS 影像融合见图 10-3。

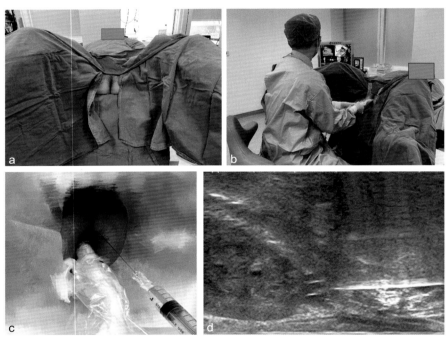

图 10-1　前列腺局灶治疗体位摆放及局部麻醉。a. 患者呈截石位；b. 术前 MRI-TRUS 影像融合；c、d. 经直肠超声（TRUS）引导下局部麻醉，浸润至前列腺包膜层

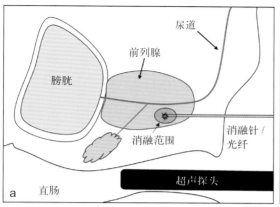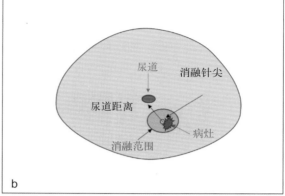

图 10-2　前列腺癌局灶消融治疗模式图。a. 矢状面；b. 横截面。开始消融前，测量消融针头 / 光纤探头与尿道及直肠间的距离，评估消融范围

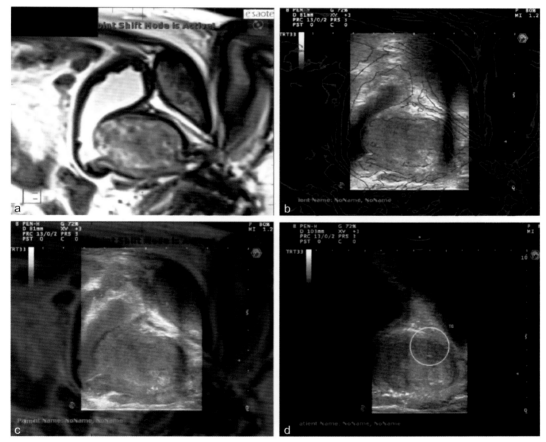

图 10-3　术前 MRI-TRUS 影像融合。术前 MRI（a）、TRUS（b）及融合图像（c），蓝圈提示病灶位置（d）

一、激光消融治疗案例（图 10-4 ～图 10-10）

以下为南京鼓楼医院泌尿外科前列腺癌诊疗中心激光消融案例 1 ～案例 7：

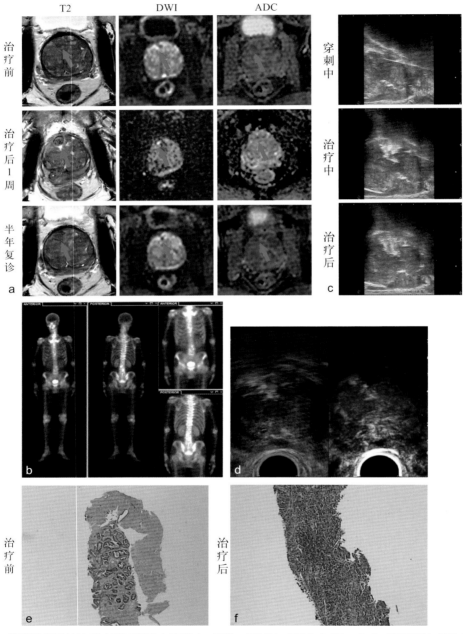

图 10-4　前列腺癌局灶治疗（激光消融）案例 1。男性，79 岁，PSA 6.35ng/ml，穿刺活检病理 Gleason 评分 3+3=6/10 分。a. 前列腺多参数磁共振成像显示右侧移行带前缘病灶，PI-RADS 3 分，治疗后 6 个月无明显病灶显示；b. 术前 ECT- 骨扫描图像未见骨转移征象；c. 多参数磁共振 - 超声影像融合引导下对病灶进行激光消融治疗；d. 激光消融后超声造影显示肿瘤区域毁损完全，无明显造影剂摄取；e、f. 激光消融治疗前后前列腺穿刺组织病理，e. 显示不典型腺体（免疫组化证实 Gleason 评分 3+3=6/10 分），f. 显示治疗后的穿刺活检病理提示是广泛炎症表现，未见肿瘤细胞

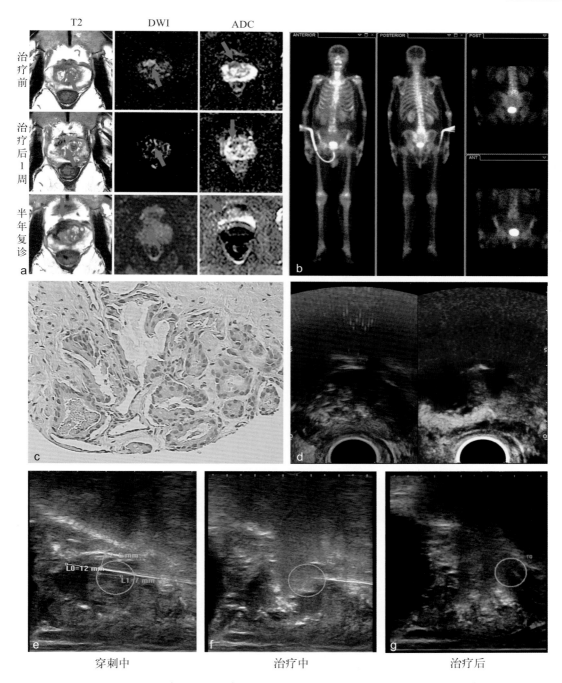

图 10-5　前列腺癌局灶治疗（激光消融）案例 2。男性，82 岁，PSA 11.47ng/ml，穿刺 Gleason 评分 3+3=6/10 分。a. 前列腺多参数磁共振成像显示右侧移行带前缘病灶，PI-RADS 4 分，治疗半年后多参数磁共振成像显示病灶损坏完全；b. 术前 ECT- 骨扫描图像未见骨转移征象；c. 术前穿刺活检组织病理，Gleason 评分 3+3=6/10 分；d. 激光消融后超声造影显示肿瘤毁损完全，无明显造影剂摄取；e ～ g. 多参数磁共振 - 超声影像融合引导下激光消融

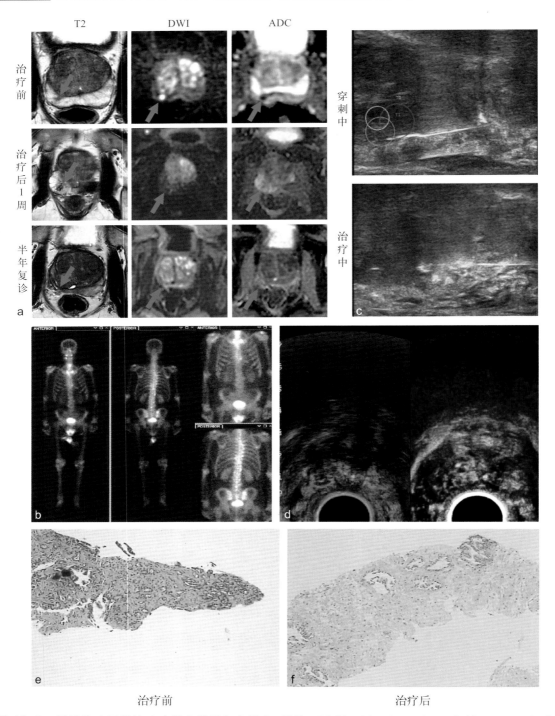

图 10-6 前列腺癌局灶治疗（激光消融）案例 3。男性，79 岁，PSA 8.5ng/ml，穿刺 Gleason 评分 4+3=7/10 分。a. 前列腺多参数磁共振成像显示右侧外周带病灶，PI-RADS 4 分，治疗后 6 个月无明显病灶显示；b. 术前 ECT- 骨扫描图像无明显骨转移征象；c. 多参数磁共振 - 超声影像融合引导下激光消融局灶治疗；d. 激光消融治疗后超声造影显示肿瘤毁损完全，无明显造影剂摄取；e、f. 激光消融前后前列腺穿刺组织病理，e. 治疗前肿瘤 Gleason 评分 4+3=7/10 分，f. 1 年后重复穿刺显示良性前列腺组织

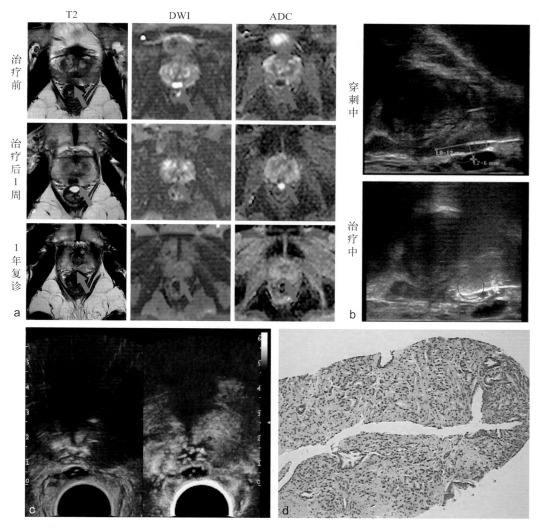

图 10-7　前列腺癌局灶治疗（激光消融）案例 4。男性，54 岁，PSA 6.39ng/ml，穿刺 Gleason 评分 3+4=7/10 分。a. 前列腺多参数磁共振成像显示外周带病灶，PI-RADS 4 分，治疗后 1 年复查无明显病灶显示；b. 多参数磁共振 – 超声影像融合引导下激光消融治疗；c. 激光消融治疗后超声造影显示肿瘤毁损完全，无明显造影剂摄取；d. 术前前列腺穿刺活检组织病理，Gleason 评分 3+4=7/10 分

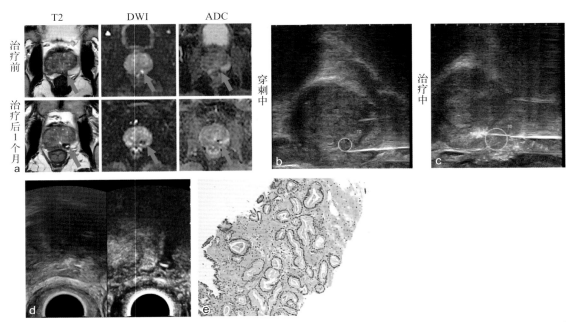

图 10-8　前列腺癌局灶治疗（激光消融）案例 5。男性，65 岁，PSA 6.94ng/ml，穿刺病理 Gleason 评分 3+3=6/10 分。a. 前列腺多参数磁共振成像显示左侧外周带病灶，PI-RADS 4 分，局灶治疗后 1 个月复查多参数磁共振成像提示无明显病灶显示；b、c. 多参数磁共振 - 超声影像融合引导下激光消融治疗；d. 激光消融治疗后超声造影显示肿瘤毁损完全，无明显造影剂摄取；e. 术前穿刺活检组织病理，Gleason 评分 3+3=6/10 分

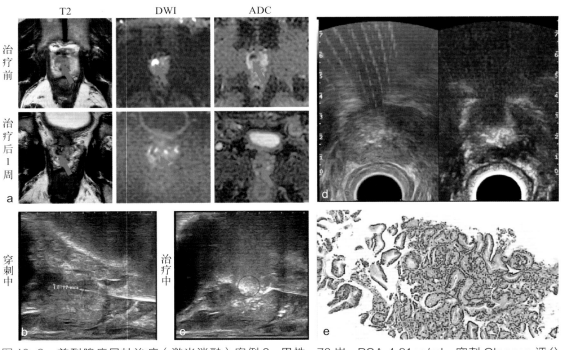

图 10-9　前列腺癌局灶治疗（激光消融）案例 6。男性，70 岁，PSA 4.81ng/ml，穿刺 Gleason 评分 3+3=6/10 分。a. 前列腺多参数磁共振成像显示右侧移行带病灶，PI-RADS 4 分，治疗后 1 周复查无明显病灶显示；b、c. 多参数磁共振 - 超声影像融合引导下激光消融；d. 激光消融后超声造影显示肿瘤毁损完全，无明显造影剂摄取；e. 术前穿刺活检组织病理，Gleason 评分 3+3=6/10 分

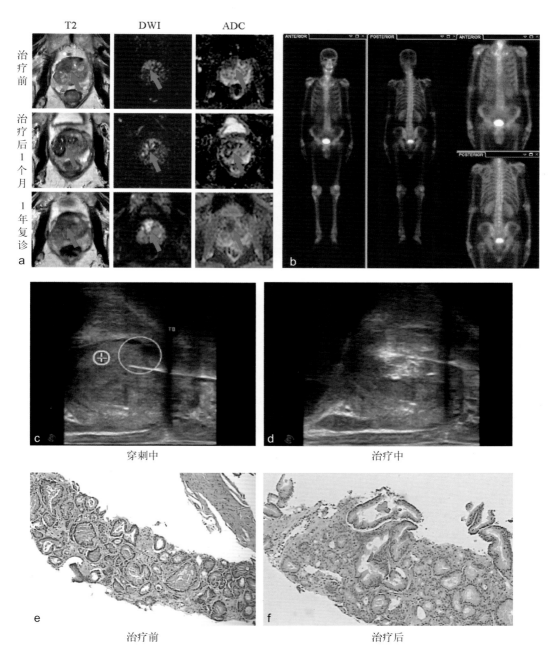

图 10-10 前列腺癌局灶治疗（激光消融）案例 7。男性，79 岁，PSA 16.7ng/ml，穿刺 Gleason 评分 3+3=6/10 分。a. 前列腺多参数磁共振成像显示右侧移行带前缘病灶，PI-RADS 5 分，治疗后 1 个病灶区炎性表现，1 年后复查提示病灶复发；b. 术前 ECT- 骨扫描图像无明显骨转移征象；c、d. 多参数磁共振 - 超声影像融合引导下激光消融治疗前列腺癌；e、f. 激光消融治疗前后前列腺穿刺组织病理，治疗前穿刺活检病理 Gleason 评分 3+3=6/10 分，治疗 1 年后前列腺穿刺活检组织病理 Gleason 评分 3+3=6/10 分

二、射频消融治疗案例（图 10-11 ～图 10-15）

以下为南京鼓楼医院泌尿外科前列腺癌诊疗中心射频消融治疗案例 1 ～案例 5。

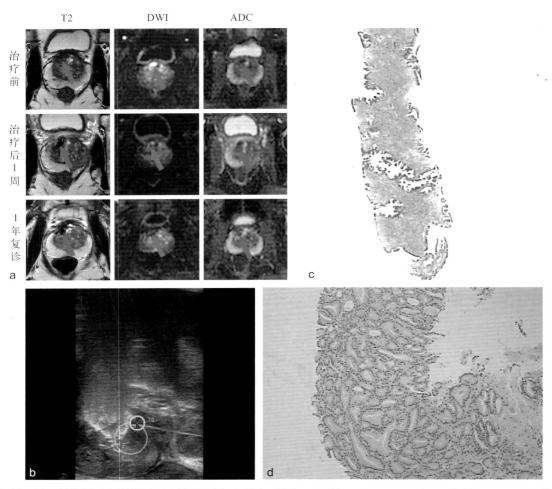

图 10-11　前列腺癌局灶治疗（射频消融）案例 1。男性，72 岁，PSA 15.9ng/ml，穿刺 Gleason 评分 3+3=6/10 分。a. 前列腺多参数磁共振成像显示右侧移行带前缘病灶，PI-RADS 4 分，治疗后 1 年复查无明显病灶显示；b. 多参数磁共振 - 超声影像融合引导下射频消融治疗前列腺癌；c. 术前穿刺活检组织病理，Gleason 评分 3+3=6/10 分；d.1 年后复查前列腺穿刺活检组织病理，示良性前列腺组织

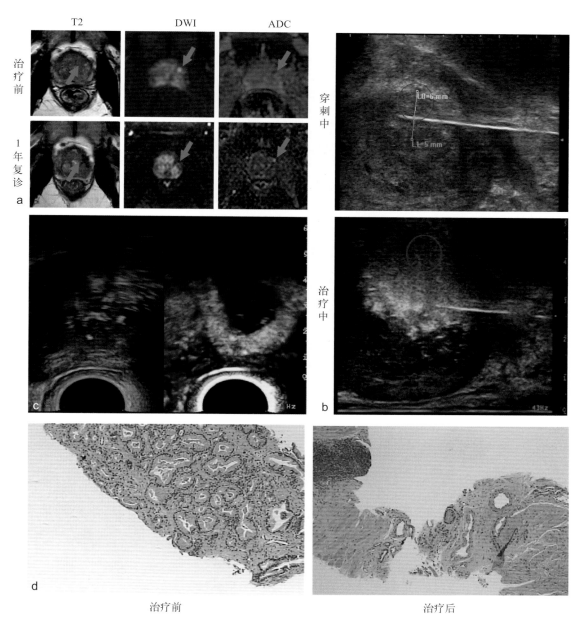

图 10-12　前列腺癌局灶治疗（射频消融）案例 2。男性，67 岁，PSA 8.43ng/ml，穿刺活检病理 Gleason 评分 3+3=6/10 分。a. 前列腺多参数磁共振成像显示左侧移行带前缘病灶，PI-RADS 3 分，治疗后 1 年复查无明显病灶显示；b. 多参数磁共振－超声影像融合引导下射频消融治疗前列腺癌；c. 射频消融后超声造影显示肿瘤毁损完全，肿瘤区域无明显造影剂摄取；d. 左侧术前穿刺组织病理，Gleason 评分 3+3=6/10 分；右侧为术后 1 年复查前列腺穿刺组织病理，局灶区域见异形小腺体，免疫组化确诊前列腺癌 Gleason 评分 3+3=6/10 分

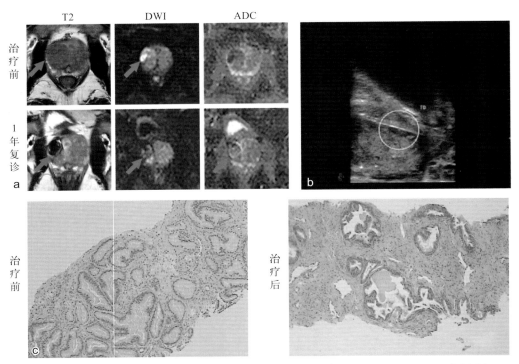

图 10-13 前列腺癌局灶治疗（射频消融）案例 3。男性，75 岁，PSA 15.4ng/ml，穿刺 Gleason 评分 3+3=6/10 分。a. 前列腺多参数磁共振成像显示右侧移行带病灶，PI-RADS 4 分，治疗后 1 年复查前列腺磁共振提示无明显病灶显示；b. 多参数磁共振 - 超声影像融合引导下射频消融治疗前列腺癌；c. 左侧术前穿刺组织病理，Gleason 评分 3+3=6/10 分；右侧为术后 1 年复查前列腺穿刺组织病理，良性前列腺组织

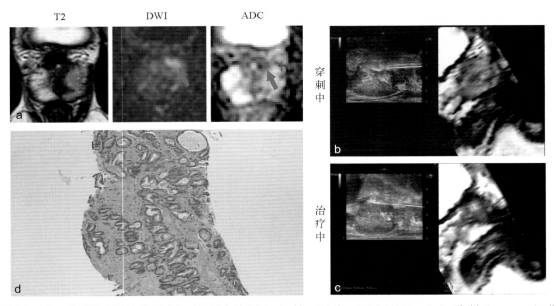

图 10-14 前列腺癌局灶治疗（射频消融）案例 4。男性，54 岁，PSA 7.73ng/ml，穿刺 Gleason 评分 3+3=6/10 分。a. mpMRI 显示左侧移行带前缘病灶，PI-RADS 4 分；b、c. 多参数磁共振 - 超声影像融合引导下射频消融治疗前列腺癌；d. 术前穿刺活检组织病理，Gleason 评分 3+3=6/10 分。目前随访 PSA 无明显复发

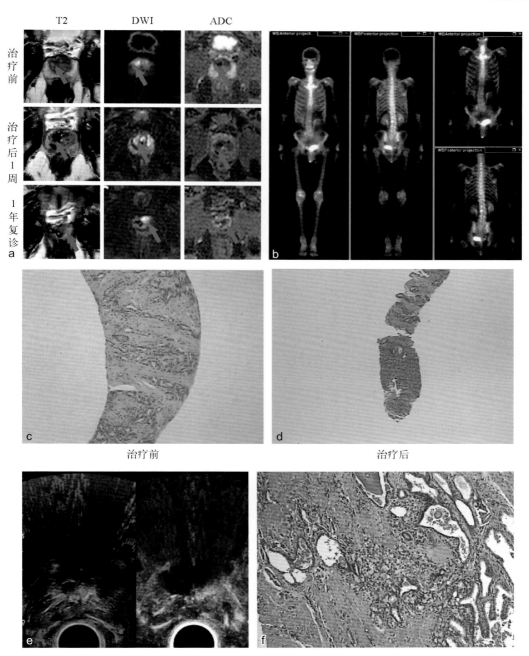

图 10-15　前列腺癌局灶治疗（射频消融）案例 5。男性，72 岁，PSA 6.24ng/ml，穿刺 Gleason 评分 3+3=6/10 分。a. mpMRI 显示右侧移行带前缘病灶，PI-RADS 4 分，治疗后 1 年复查移行带有病灶显示；b. 术前 ECT- 骨扫描图像无明显骨转移征象；c、d. 术前穿刺活检组织病理，Gleason 评分 3+3=6/10 分；治疗后 1 年后复查前列腺穿刺活检组织病理，Gleason 评分 3+4=7/10 分；e.射频消融后超声造影显示肿瘤毁损完全，无明显造影剂摄取；f. 进一步行机器人辅助腹腔镜下根治性前列腺切除术，Gleason 评分 3+4=7/10 分

三、近距离粒子放射治疗案例（图 10-16～图 10-21）

以下为南京鼓楼医院泌尿外科前列腺癌诊疗中心射频消融治疗案例 1～案例 6。

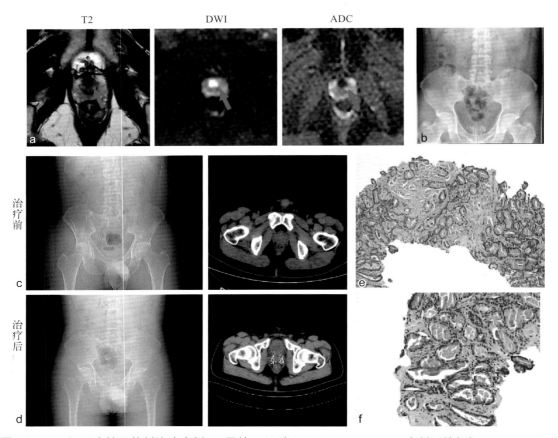

图 10-16　近距离粒子放射治疗案例 1。男性，46 岁，PSA 4.22ng/ml，穿刺活检组织 Gleason 评分 3+3=6/10 分。a. mpMRI 显示移行带病灶，PI-RADS 4 分；b. 近距离 ^{125}I 粒子放射治疗术后即刻复查 X 线片，前列腺内粒子分布均匀，无前列腺外粒子脱落；c、d. 近距离粒子放射治疗前及 3 个月后复查 X 线片及腹部 CT；e、f. 术前穿刺活检组织病理，Gleason 评分 3+3=6/10 分。患者术后复查 PSA 逐步下降，术后 2 年复查 PSA 0.536ng/ml

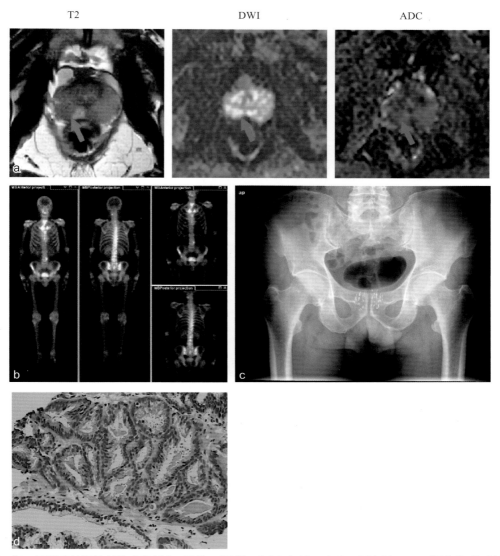

图 10-17　近距离粒子放射治疗案例 2。男性，65 岁，PSA 3.16ng/ml，穿刺 Gleason 评分 3+3=6/10 分。a.mpMRI 显示右侧外周带病灶，PI-RADS 3 分；b. 术前 ECT- 骨扫描图像无明显骨转移征象；c. 近距离 ^{125}I 粒子放射治疗后复查腹部 X 线片，前列腺内粒子分布均匀，无前列腺外粒子脱落；d. 术前前列腺穿刺组织病理，Gleason 评分 3+3=6/10 分

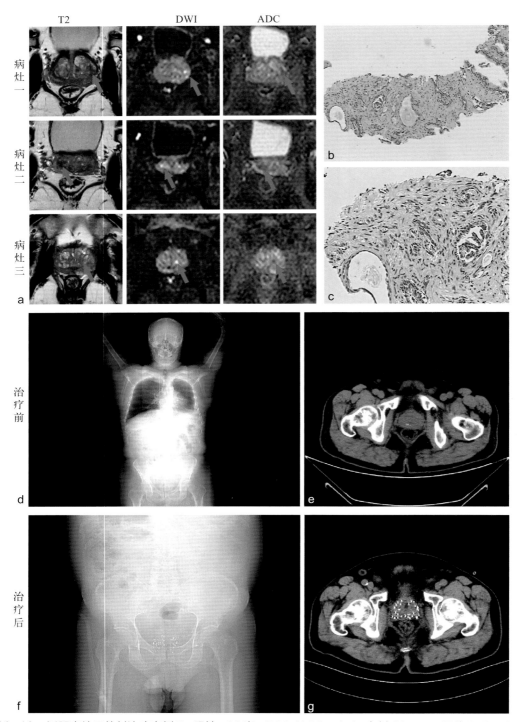

图 10-18　近距离粒子放射治疗案例 3。男性，68 岁，PSA 11.32ng/ml，穿刺 Gleason 评分 3+3=6/10 分。a. mpMRI 显示多灶性病灶，PI-RADS 3 分；b、c. 术前前列腺穿刺组织病理，Gleason 评分 3+3=6/10 分；d、e. 近距离粒子放射治疗前腹部 X 线片和腹部 CT 检查；f、g. 近距离 [125]I 粒子放射治疗后腹部 X 线片和腹部 CT 检查，前列腺内粒子分布均匀，无前列腺外粒子脱落。患者术后复查 PSA 逐步下降，术后 20 个月复查 PSA < 0.006ng/ml

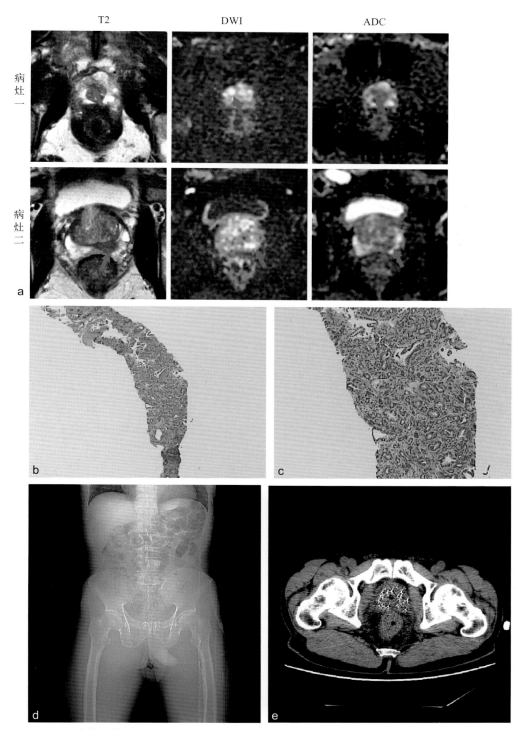

图 10-19 近距离粒子放射治疗案例 4。男性，82 岁，PSA 11.2ng/ml，穿刺 Gleason 评分 3+3=6/10 分。a. mpMRI 显示多灶性病灶，PI-RADS 4 分；b、c. 术前前列腺穿刺活检组织病理，Gleason 评分 3+3=6/10 分；d、e. 近距离 125I 粒子放射治疗后腹部 X 线片和腹部 CT 检查，前列腺内粒子分布均匀，无前列腺外粒子脱落

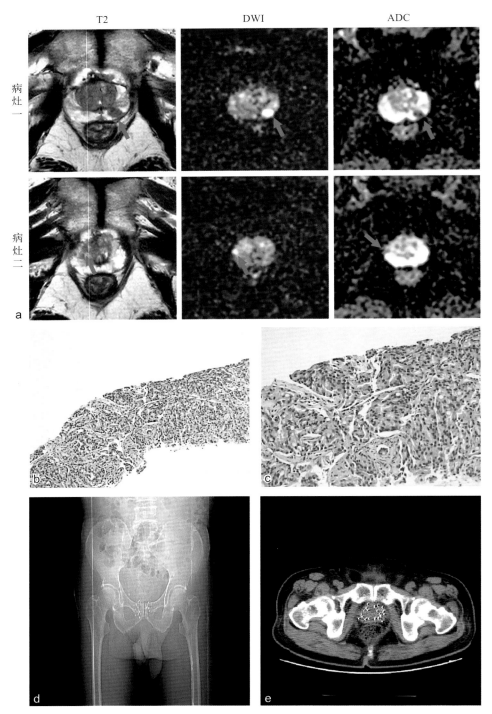

图 10-20　近距离粒子放射治疗案例 5。男性，73 岁，PSA 16.7ng/ml，穿刺活检组织病理 Gleason 评分 4+4=8/10 分，基础疾病较多无法接受手术治疗。a.mpMRI 显示多灶性病灶，PI-RADS 4 分；b、c. 术前穿刺活检组织病理，Gleason 评分 4+4=8/10 分；d、e. 近距离 125I 粒子放射治疗后腹部 X 线片和腹部 CT 检查，前列腺内粒子分布均匀，无前列腺外粒子脱落

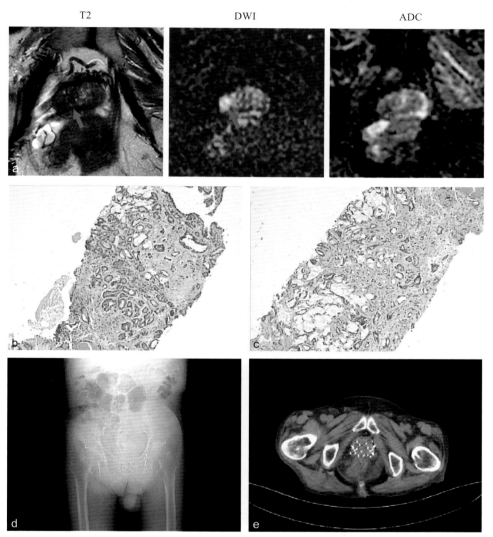

T2　　　　　　　　DWI　　　　　　　　ADC

图 10-21　近距离粒子放射治疗案例 6。男性，68 岁，PSA 11.9ng/ml，穿刺 Gleason 评分 3+4=7/10 分，基础疾病较多无法接受手术治疗。a. mpMRI 显示右侧外周带病灶，PI-RADS 5 分；b、c. 术前穿刺组织病理，Gleason 评分 3+4=7/10 分；d、e. 近距离 [125]I 粒子放射治疗后腹部 X 线片和腹部 CT 检查，前列腺内粒子分布均匀，无前列腺外粒子脱落

四、冷冻消融治疗案例（图 10-22）

以下为南京鼓楼医院泌尿外科前列腺癌诊疗中心冷冻消融治疗案例。

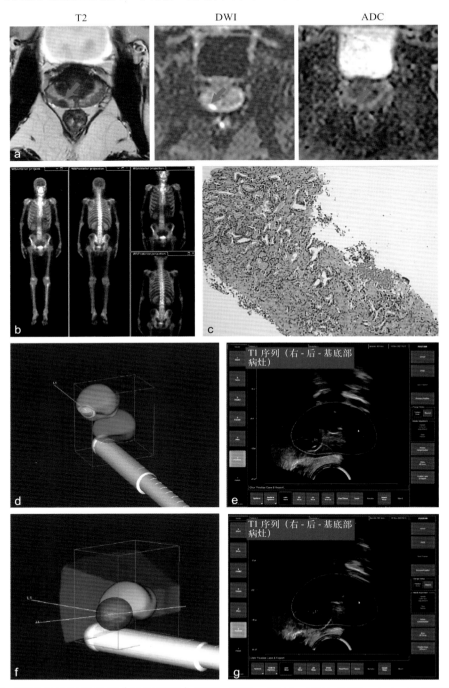

图 10-22　前列腺癌局灶治疗（冷冻消融）案例。男性，65 岁，PSA 3.26ng/ml，穿刺活检组织病理 Gleason 评分 3+4=7/10 分。a. mpMRI 显示右侧外周带病灶，PI-RADS 4 分；b. 术前 ECT- 骨扫描图像无明显骨转移征象；c. 术前穿刺组织病理，Gleason 评分 3+4=7/10 分；d ～ g. 多参数磁共振 - 超声影像融合引导下冷冻消融过程截图